母婴保健技术考核辅导用书

产前筛查、产前诊断与遗传咨询

主　编　何年安　章生龙

编写人员（按姓氏拼音排序）

何年安　何小燕　胡春梅　李　喆

李红苗　梁梅云　刘丽萍　罗志群

汪　林　杨冬妹　张　琼　章生龙

中国科学技术大学出版社

内 容 简 介

本书填补了目前我国母婴保健技术考核无合适专用教材的空缺,旨在帮助读者快速掌握母婴保健技术考核相关基础知识、基本理论与技能,从而顺利通过母婴保健技术资质相关考核。本书共分五章,主要介绍医学遗传学与遗传咨询,产前筛查、产前诊断与孕期用药,介入性产前诊断取样技术与实验室检查,产前超声诊断,母婴保健相关法律法规和技术规范等。每一章都配有自测题,并附全部试题答案。

本书尤其适合母婴保健技术(产前超声)资格考试的备考人员(书末附两套模拟试题),也适合广大从事产前筛查、产前诊断与遗传咨询工作的其他一线人员使用。

图书在版编目(CIP)数据

产前筛查、产前诊断与遗传咨询/何年安,章生龙主编. —合肥:中国科学技术大学出版社,2020.11(2024.10 重印)

ISBN 978-7-312-05020-6

Ⅰ.产⋯ Ⅱ.①何⋯ ②章⋯ Ⅲ.①妊娠诊断—资格考试—自学参考资料 ②遗传咨询—资格考试—自学参考资料 Ⅳ.①R714.15 ②R394

中国版本图书馆 CIP 数据核字(2020)第 138087 号

产前筛查、产前诊断与遗传咨询

CHANQIAN SHAICHA CHANQIAN ZHENDUAN YU YICHUAN ZIXUN

出版 中国科学技术大学出版社

安徽省合肥市金寨路 96 号,230026

http://press.ustc.edu.cn

https://zgkxjsdxcbs.tmall.com

印刷 合肥华苑印刷包装有限公司

发行 中国科学技术大学出版社

经销 全国新华书店

开本 787 mm×1092 mm   1/16

印张 16.5

字数 422 千

版次 2020 年 11 月第 1 版

印次 2024 年 10 月第 3 次印刷

定价 66.00 元

序

  医疗机构从事母婴保健工作的从业人员,依照国家法规,上岗之前必须接受相关专业培训和卫生行政部门的考核,全面掌握产前诊断的相关知识。我从事超声产前筛查与诊断工作几十年来,一直同时从事母婴保健技术考核的培训与指导工作,在多学科合作培训时,总觉得缺少一本专门针对母婴保健技术相关知识进行系统梳理与总结的教材。听闻中国科学技术大学附属第一医院超声科何年安博士团队编写的一本母婴保健技术考核辅导用书——《产前筛查、产前诊断与遗传咨询》即将面世,我欣慰不已。

  两位主任率领科室工作人员倾注了大量心血,在广泛查阅文献资料的基础上,详细阐述了产前筛查、产前诊断与遗传咨询的概念、技术原理、方法意义与相关的法律法规。该书内容全面、翔实,重点突出,易于阅读,且各章配有自测题,能更好地帮助大家牢固掌握书中的重点内容。此外,该书在附录部分提供了大量的测量数据的正常与参考值表格,方便大家工作时查询。

  相信该书必将成为产前诊断医师入门的首选读物,有利于母婴保健技术受训学员快速掌握相关知识并顺利取得母婴保健技术资质。该书对广大从事妇幼保健工作的一线人员,尤其是对基层的工作人员亦有很好的指导作用。作为培训参考用书,该书的出版也必将促进母婴保健工作更加规范化与高质量地开展。

姜　凡

安徽医科大学第二附属医院

2020 年 8 月

前　　言

　　本书旨在帮助广大一线产前筛查、产前诊断与遗传咨询的工作人员掌握母婴保健技术考核项目的基础知识、基本理论与技能,是基于编者多年从事辅导培训工作的经验编写而成的。

　　本书共五章内容,第一章为"医学遗传学与遗传咨询",旨在让相关工作人员掌握一些与产前筛查与诊断相关的重要遗传学知识;第二章为"产前筛查、产前诊断与孕期用药",目的是让大家对产前筛查与诊断有一个整体认识,此外,对孕期用药知识有所掌握;第三章为"介入性产前诊断取样技术与实验室检查",这对大家熟悉实验室检查的原理、方法和结果具有重要作用;第四章为"产前超声诊断",重点内容包括早孕期和中孕期超声筛查、胎儿常见的畸形超声表现、胎儿异常的超声软指标及其临床意义、多普勒超声在胎儿超声检查中的应用等,此外还对中国医师协会超声医师分会组织编写的《中国产科超声检查指南》中规范化的分级产科超声检查进行了介绍;第五章为"母婴保健相关法律法规和技术规范",主要介绍《中华人民共和国母婴保健法》、《中华人民共和国母婴保健法实施办法》和 2002 年原卫生部颁布的《产前诊断技术管理办法》与相关配套文件(卫基妇发〔2002〕307 号),旨在帮助大家对母婴保健相关法律法规有一个较为全面和系统的认识,使相关工作人员能更好地履行依法行医的职责。各章的最后均附有我们精心收集和编写的自测题及其参考答案,同时,我们还整理了两套母婴保健技术(产前超声)资格考试模拟试题,供大家在学习过程中自测使用。

　　编写的过程也是我们深入学习的过程,在此期间我们阅读并参考了许多相关书籍和期刊,正是有了这些文献作者的学术成果,我们才能顺利将相关知识进行梳理和总结,在此对他们深表感谢。由于编者水平有限,加上编写时间仓促,书中难免存在一些不足甚至错误之处,欢迎广大读者和同行在百忙之中给予批评指正,并敬请将宝贵意见反馈到邮箱 henianan71@qq.com 中,以便本书再版时订正,在此先表谢意。

何年安　章生龙

中国科学技术大学附属第一医院

(安徽省立医院)

2020 年 7 月 10 日

目　　录

第一章 医学遗传学与遗传咨询

第一节 医学遗传学基础知识

一、基因

带有遗传信息的 DNA 片段称为基因(gene),基因是控制生物性状的基本遗传单位。细胞中遗传物质存在的形式主要为染色体上携带遗传物质 DNA(基因)。

二、染色体

染色体(chromosome)是真核细胞在进行有丝分裂或减数分裂时 DNA 存在的特定形式。每条染色体都有一个叫做着丝粒的收缩点,它将染色体分成两个部分,即"臂":短臂为"p 臂";长臂为"q 臂"。着丝粒在每条染色体上的位置为染色体提供了特有的形状,可用于帮助描述特定基因的位置。

(一)染色体核型

一个体细胞中的全部染色体,按其大小、形态特征(着丝粒的位置)顺序排列所构成的图像就称为核型。在完全正常的情况下,一个体细胞的核型一般可代表该个体的核型。

(二)核型分析

将待测细胞的核型进行染色体数目、形态特性的分析,确定其是否与正常核型完全一致,称为核型分析。核型分析可帮助诊断由染色体异常引起的遗传病。人类正常女性的核型书写格式为 46,XX;正常男性的核型书写格式为 46,XY。

通常只有在细胞分裂中期(所有染色体以其浓缩形式在细胞中心排列),染色体才能在光学显微镜下可见。在此之前,每个染色体已被复制一次(S 阶段),原来的染色体和其拷贝染色体互称姐妹染色体,两个染色体通过着丝粒连接。如果着丝粒位于染色体的中间,则产生 X 形的染色体结构;如果着丝粒位于其中一个末端附近,则产生双臂的染色体结构。X 形结构的染色体称为中期染色体。在这种高度浓缩的形式下,染色体最容易被区分和研究,易被碱性染料(例如甲紫和醋酸洋红)着色,由此而得名。

人类的 23 对染色体,根据大小递减的次序和着丝粒的位置可分为 7 组(A~G,见图 1.1.1):

A组:1~3 三对染色体,容易辨识。1 号最大,有中央着丝粒,长臂近端有时有次缢痕;2 号有亚中着丝粒;3 号略小,有中央着丝粒。

B组:4,5 两对染色体,都较大,而且都具有亚中着丝粒,短臂较短,彼此不易区分。

C组:6~12 七对及 X 染色体,中等大小,都具有亚中着丝粒,彼此不易区分。以下几个特征有助于识别本组中的各对染色体:① 9 号的长臂上有时有次缢痕;② 6,7,8,11 号的短臂较长,而 9,10,12 号的短臂较短;③ X 染色体的大小介于 6 号和 7 号之间。女性的体细胞中有两条 X 染色体,所以 C 组染色体一共有 16 条(8 对);男性的体细胞中只有一条 X 染色体,所以 C 组染色体一共有 15 条(7 对半)。

D组:13~15 三对染色体,中等大小,而且都具有近端着丝粒,短臂末端可能都有随体,因此彼此不易区分。

E组:16~18 三对染色体,16 号有中央着丝粒,长臂上有时有次缢痕,容易识别;17 号和 18 号都具有亚中着丝粒,但 18 号的短臂较短,因此彼此可以区分。

F组:19,20 两对染色体,体积小,而且都具有中央着丝粒,因此彼此不易区分。

G组:21,22 两对和 Y 染色体,均为核型中最小的染色体,有近端着丝粒,21 号和 22 号长臂的两条染色单体常呈分叉状,短臂末端可能有随体;Y 染色体只存在于男性的体细胞中,体积略大,短臂末端无随体,长臂的两条染色单体常常平行伸展,有时有次缢痕。

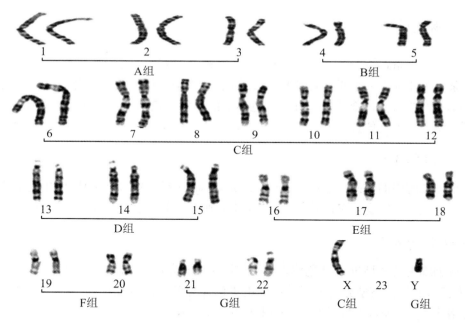

图 1.1.1　人类染色体核型分析示意图

人类体细胞的染色体成对分布,含有两个染色体组,称为二倍体。性细胞如精子、卵子等是单倍体,其染色体数目只有体细胞的一半。减数分裂过程中的染色体重组和随后的有性繁殖在遗传多样性中发挥着重要作用。人类细胞的染色体有 23 对,经过减数分裂可能形成 $2^{23} = 8388608$ 种染色体组合的不同生殖细胞。如果染色体不稳定而发生畸变,则可引起流产、死胎以及多种发育异常综合征,如多发畸形、智力低下和生长发育迟缓等,这种畸变可发生在减数分裂、受精卵发育或体细胞发育过程中。

染色体有种属特异性,随生物种类、细胞类型及发育阶段的不同,其数量、大小和形态会存在差异。人是哺乳动物,含 23 对(46 条)染色体,其中 22 对为常染色体,1 对为性染色体,性染色体与性别有直接关系。女性体细胞中有 2 条性染色体,其大小、形态和结构相同,核型为 46,XX;男性性染色体由 1 条 X 染色体和 1 条形态较小的 Y 染色体构成,核型为 46,XY。已知 X 染色体上有 357 种基因,而 Y 染色体上只有 26 种基因,可见 Y 染色体携带的基因远比 X 染色体少。Y 染色体上有一种睾丸决定因子,对个体男性化起决定性作用。在卵子与精子形成的过程中,性染色体分离,女性只产生一种含有同型 X 染色体的卵子;男性则产生两种染色体数目相等的精子,一种含 X 染色体,另一种含 Y 染色体。受精后胚胎的性别取决于卵子是与 X 型精子还是与 Y 型精子结合,产生这两种精子的概率均为 50%,因此人群中男女比例基本相等。

女性卵巢内初级卵母细胞在出生后停顿在第一次减数分裂前期(停留时间为 12～50 年不等)。不同于精子在青春期后由精原细胞发育而成,卵子因长期受内外因素(如辐射、药物、激素变化及卵母细胞本身的变化)的影响,在减数分裂过程中染色体可能会不分离,从而产生染色体数目异常的卵子,这种卵子与正常精子结合后,就会产生染色体数目异常的后代。因此高龄孕妇容易生出 21-三体等染色体异常综合征患儿。

第二节　人类遗传病的类型

遗传性疾病是指生殖细胞或受精卵的遗传物质发生了改变所引起的疾病。人类遗传性疾病可分为 6 种类型:① 单基因遗传病;② 多基因遗传病;③ 染色体疾病;④ 基因组疾病;⑤ 线粒体遗传病;⑥ 体细胞遗传病。

一、遗传学三大基本定律

遗传学三大基本定律是由孟德尔、摩尔根提出来的,分别是基因分离定律、基因自由组合定律和基因的连锁与交换定律。

1. 基因分离定律

基因分离定律又称孟德尔第一定律。在杂合子细胞中,位于一对同源染色体上的等位基因具有一定的独立性;当细胞进行减数分裂时,等位基因会随着同源染色体的分离而分开,分别进入两个配子中,独立地随配子遗传给后代。

基因分离定律是遗传学中最基本的一个定律。它从本质上阐明了控制生物性状的遗传物质是以自成单位的基因存在的。基因作为遗传单位在体细胞中是成对的,它在遗传上具有高度的独立性,因此在减数分裂的配子形成过程中,成对的基因在杂种细胞中能够彼此互不干扰,独立分离,并通过基因重组在子代继续表现各自的作用。这一定律从理论上说明了生物界由于杂交和分离所表现出的变异的普遍性。两个杂合子(以 A 代表显性性状,以 a 代表隐性性状)交配,根据基因分离定律,子代表型出现的概率之比为 AA:Aa:aa=1:2:1(见图 1.2.1)。

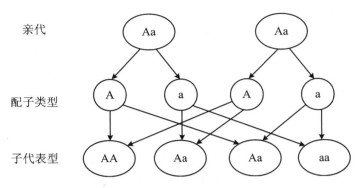

图 1.2.1　基因分离定律图解

2. 基因自由组合定律

基因自由组合定律又称孟德尔第二定律或独立分配定律,其在基因分离定律的基础上进一步揭示了多对基因间自由组合的关系,解释了不同基因的独立分配是自然界生物发生变异的重要原因之一。按照自由组合定律,在显性作用完全的条件下,亲本间有 2 对基因差异时,F2 有 $2^2 = 4$ 种表现型;亲本间有 4 对基因差异时,F2 有 $2^4 = 16$ 种表现型。设两个亲本有 20 对基因差异,且这些基因都是独立遗传的,那么 F2 将有 $2^{20} = 1048576$ 种不同的表现型。这个规律说明,通过杂交造成的基因重组是生物界多样性的重要原因之一。现代生物学对此解释为:当具有两对(或更多对)相对性状的亲本进行杂交,在子一代产生配子时,在等位基因分离的同时,非同源染色体上的非等位基因表现为自由组合。

3. 基因的连锁与交换定律

基因的连锁与交换定律是继孟德尔的两条遗传定律之后遗传学的第三个基本定律,由美国的生物学家与遗传学家摩尔根于 1909 年发现。在生殖细胞形成的过程中,位于同一染色体上的基因是连锁在一起、作为一个单位进行传递的,称为连锁律。在生殖细胞形成时,一对同源染色体上的不同对等位基因之间可以发生交换,称为交换律或互换律。基因的连锁与交换定律表明:原来为同一亲本所具有的两个性状在 F2 中常常有联系在一起遗传的倾向,这种现象称为连锁遗传。连锁遗传定律的发现,证实了染色体是控制性状遗传的基因的载体。通过交换的测定进一步证明了基因在染色体上具有一定的距离和顺序,呈直线形排列。这为遗传学的发展奠定了坚实的基础。

二、单基因遗传病

单基因遗传病是由单个位点或者等位基因变异引起的疾病,也称孟德尔遗传病或单基因病。其中包括符合经典孟德尔遗传方式的常染色体显性遗传病、常染色体隐性遗传病、X连锁显性遗传病、X 连锁隐性遗传病和 Y 连锁遗传病,以及基因组印记、遗传早现、单亲二倍体、假常染色体显性遗传等其他单基因遗传方式。

到目前为止,约有 3000 个单基因病的致病基因已被鉴定,占整个基因组的 6% 左右。单基因病的遗传性状或遗传疾病在人群中的个体变异分为 2 个或 3 个不同群,且不同群之间有显著差异,明显地表现为有病、正常或表型正常携带者。这种遗传性状称为质量性状(qualitative character),它主要取决于遗传因素,而环境因素的作用相对很小。据统计,只有不到 1% 的单基因遗传病有治疗方法,因此单基因遗传病患者应争取早期诊断、治疗,做好出生缺陷的三级预防。

（一）常染色体显性遗传病

致病基因位于常染色体上,且在等位基因呈杂合子时,即可表现出遗传性状或致病,这种遗传方式称为常染色体显性遗传(autosomal dominant inheritance,AD)。

人类的致病基因是由正常基因突变而来的,频率很低,常染色体显性致病基因在人群中的频率为 0.001~0.01。大多数常染色体显性遗传病患者为杂合子(Aa),而纯合型患者(AA)少见。当杂合子患者(Aa)与正常人(aa)婚配后,其孕育的子女中将有 50% 患病,而另外 50% 为正常人,即每次生育胎儿的患病风险率均为 50%(见图 1.2.2)。

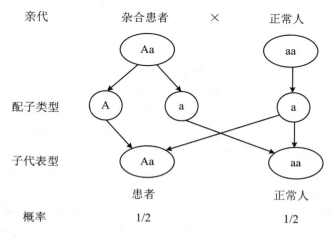

图 1.2.2　常染色体显性遗传病杂合子患者与正常人婚配图解

杂合子患者(Aa)之间婚配时,每次生育胎儿的患病风险率均为 75%,即在前述婚配类型家庭的子女中将有 3/4 患病,1/4 为正常人(见图 1.2.3)。

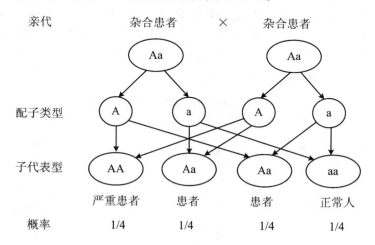

图 1.2.3　常染色体显性遗传病杂合子患者间婚配图解

常染色体显性遗传病的遗传特点如下:

(1) 由于致病基因位于常染色体上,与性别无关,因此男女患病的机会相等。

(2) 致病基因在杂合状态下即可致病。

（3）若患者的双亲中有一个患者，则患者的同胞有 1/2 的可能性为患者。

（4）无病患的个体的后代不会患此病。

（5）在系谱中，疾病连续相传，无间断现象。

（6）相当一部分散发病例起因于新产生的突变，疾病的适合度（fitness）越低，来源于新突变的比例越高。

临床常见的常染色体显性遗传病有：家族性多发性结肠息肉病、神经纤维瘤病、成人多囊肾、家族性高胆固醇血症、亨廷顿（Huntington）舞蹈症、强直性肌营养不良、遗传性神经性耳聋、先天性球形红细胞增多症、先天性白内障、迟发性成骨发育不全、软骨发育不全、并指（趾）与多指（趾）、遗传性共济失调、青壮年秃发、遗传性结肠癌、遗传性乳腺癌、耳硬化症、血管性血友病（von Willebrand disease）、多发性骨软骨瘤、结节性硬化。

不完全显性：有时杂合子（Aa）的表现型较纯合子轻，这种遗传方式称为不完全显性（incomplete dominance）或半显性（semi-dominance），也称中间型遗传（intermediate inheritance）。这里，杂合子（Aa）中的显性基因 A 和隐性基因 a 都得到了一定程度的表达。β-地中海贫血可作为不完全显性遗传的实例，致病基因为 βO，基因型为 βOβO 的纯合子病情严重，基因型为 βOβA 的杂合子病情较轻，而正常基因 βA 纯合子基因型为 βAβA 者无症状。从临床症状轻重来看，杂合子 βOβA 的病情界于纯合子 βOβO 与正常之间。

不外显或外显不全：由突变新产生显性致病基因的情况很少见，频率仅为 $10^{-6} \sim 10^{-5}$/代。在少数情况下，具有显性致病基因的个体表型正常，但这一个体仍可将这一突变基因传递下去，称为不外显或外显不全遗传。

共显性：如果在常染色体的一对等位基因之间没有显性和隐性的关系，在杂合状态时分别独立地形成各自的基因产物，则在表型上两种基因都能表达，称为共显性，如 ABO 血型的遗传为共显性遗传。人类的 ABO 血型取决于一组复等位基因，位点在 9 号染色体长臂 3 区 4 带（9q34）上。在此位点上，由 I^A、I^B 和 i 三种基因组成复等位基因。I^A 和 I^B 对 i 为显性，I^A 和 I^B 为共显性。I^A 决定红细胞表面有抗原 A，基因型 $I^A I^A$ 或 $I^A i$ 的个体为 A 型血；I^B 决定红细胞表面有抗原 B，基因型 $I^B I^B$ 或 $I^B i$ 的个体为 B 型血；基因型 $I^A I^B$ 的个体为 AB 型血；i 不能形成抗原 A 和抗原 B，但基因型 ii 可决定 H 物质的产生，这样的个体为 O 型血（见表 1.2.1）。所以，根据孟德尔遗传定律，已知双亲血型，就可推测出子女可能出现的血型和不可能出现的血型，这在法医学的亲子鉴定上有重要意义（见表 1.2.2）。

表 1.2.1　ABO 血型系统基因型和表型

基因型	红细胞抗原		表型
	抗原 A	抗原 B	
$I^A I^A$ 或 $I^A i$	有	无	A
$I^B I^B$ 或 $I^B i$	无	有	B
$I^A I^B$	有	有	AB
ii	无	无	O

表 1.2.2　亲代和子代血型的遗传关系

亲代血型	子代可能出现的血型	子代不可能出现的血型
A×A,A×O	A,O	B,AB
A×B	A,B,AB,O	—
A×AB 或 B×AB	A,B,AB	O
B×B 或 B×O	B,O	A,AB
AB×O	A,B	AB,O
AB×AB	A,B,AB	O
O×O	O	A,B,AB

（二）常染色体隐性遗传病

致病基因位于常染色体上,基因性状是隐性的,其等位基因呈纯合子方可发病,这种遗传方式称为常染色体隐性遗传(autosomal recessive inheritance,AR)。此种遗传病患者的父母双方均为致病基因携带者,多见于近亲婚配者的子女。

隐性致病基因的频率较低,估计为 0.001~0.01。设隐性致病基因(a)的频率 $q=0.01$,则与之相对的正常显性基因(A)的频率 $P=1-0.01=0.99$。人群中具有纯合显性基因型(AA)的正常人频率应为 $P^2=0.98$;杂合子携带者(Aa)的频率应为 $2Pq=0.0198$,即 1/50;纯合隐性基因型(aa)患者的频率应为 $q^2=0.0001$,即 1/10000。由此可见,常染色体隐性遗传病在人群中的频率远远低于携带者的频率,隐性致病基因大部分存在于携带者群体里。所以临床上的常染色体隐性遗传病患儿,多为双亲携带者(Aa×Aa)婚后所生。

两个杂合子(Aa)婚配后,其后代有 3/4 为正常人,1/4 为隐性遗传病患者,即每次生育都有 1/4 的概率生出隐性遗传病患儿(见图 1.2.4)。

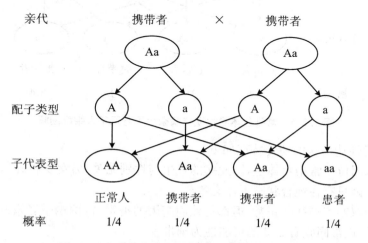

图 1.2.4　常染色体隐性遗传病杂合子婚配图解

如果杂合子(Aa)与保持生育能力的纯合子患者(aa)婚配,这种婚配以近亲婚配多见,则子代将有 50% 为患者,另 50% 为携带者(见图 1.2.5),且男女发病概率相等。此时,这个家系连续两代出现患者,这种情况类似于常染色体显性遗传。将这种子遗传模式称为类显性遗传,它通常不易与常染色体显性遗传相区分。

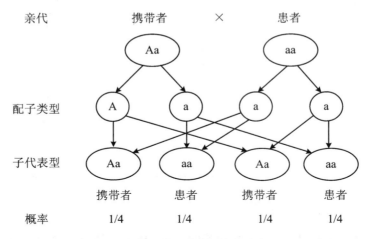

图 1.2.5　常染色体隐性遗传病患者与杂合子婚配图解

如果杂合子(Aa)与正常人(AA)婚配(人群中大多数为这种婚配),子代将有 50% 为完全正常人,另 50% 为携带者(见图 1.2.6)。如果患者纯合子(aa)之间婚配,则其所生后代都是致病基因纯合子患者,这种婚配较少见。

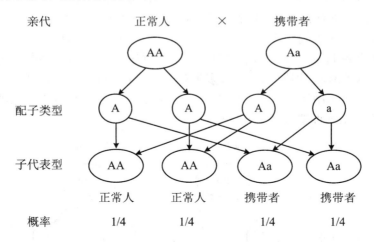

图 1.2.6　常染色体隐性遗传病杂合子与正常人婚配图解

常染色体隐性遗传病的遗传特点如下:

(1) 由于基因位于常染色体上,因此病的发生与性别无关,男女发病概率相等。

(2) 致病基因只有在纯合状态下才会致病。

(3) 患者的双亲表型往往正常,但都是致病基因的携带者,两携带者婚配生出患儿的概率是 1/4,患儿的正常同胞有 2/3 的可能性为携带者。

(4) 近亲婚配时,子女中隐性遗传病的发病率要比非近亲婚配者高得多,这是由于他们来自共同的祖先,往往具有某种共同的基因。

(5) 系谱中患者的分布是散在的,通常看不到连续遗传现象,有时系谱中甚至只有先症者一个患者。

所谓近亲婚配是指在3～4代内拥有共同祖先的个体之间的婚配。他们之间可能会从共同祖先那里遗传某一基因,因此近亲之间可能共同具有某些基因,他们基因相同的可能性较一般人高得多。亲属之间具有相同基因的概率见表1.2.3,以表兄妹为例,他们所具有的基因有1/8的可能性是相同的。

表 1.2.3　亲属之间相同基因的概率

亲属关系	举　　　例	相同基因概率
一级	父母与子女,同胞兄妹	1/2
二级	叔伯、姨姑与甥侄,(外)祖父母与(外)孙子女	1/4
三级	堂(表)兄妹,曾祖父母与曾孙子女	1/8

如果隐性致病基因(a)的频率为0.01,则携带者(Aa)的频率为1/50。两个携带者随机婚配,生出隐性遗传病患者的危险率是 $1/50 \times 1/50 \times 1/4 = 1/10000$;而表兄妹婚配时,生出隐性遗传病患者的危险率是 $1/50 \times 1/8 \times 1/4 = 1/1600$。可见表亲婚配生出患儿的风险是随机婚配的6倍还多。如果隐性致病基因的频率为0.001,则表亲婚配时,生出隐性遗传病患儿的风险约是随机婚配的60倍。

临床常见的常染色体隐性遗传病有:先天性耳聋、苯丙酮尿症(phenylketonuria,PKU)、白化症(albinism)Ⅰ型、黏多糖贮积症Ⅰ型、β-珠蛋白生成障碍性贫血、先天性再生障碍性贫血、肾上腺生殖系统综合征、隐性智力障碍、脊柱肌萎缩症、囊性纤维化病、镰状红细胞贫血、尿黑酸尿症(alcaptonuria)、婴儿黑蒙性白痴、同型胱氨酸尿症、丙酮酸激酶缺乏症、先天性葡萄糖半乳糖吸收不良症、半乳糖血症(galactosemia)、肝豆状核变性、高雪氏病、体位性(直)蛋白尿。

(三)X连锁显性遗传病

性连锁遗传病的致病基因位于性染色体上,携带在X染色体上的基因称为X连锁。显性致病基因位于X染色体上,随X染色体一起遗传,这种遗传方式称为X连锁显性遗传(X-linked dominant inheritance,XD)。女性体细胞2条X染色体中任何一条上有此致病基因(X^bX^B 或 X^BX^b)都会患病;男性体细胞中只有1条X染色体,故具有致病基因(X^BY)才会发病。所以在人群中,女性的发病率较男性高。但女性多为杂合子发病,因此病情一般轻于男性。X连锁显性遗传的两种常见婚配方式如图1.2.7和图1.2.8所示。

X连锁显性遗传病的遗传特点如下:

(1)女性发病率高于男性,发病比例约为3∶1,但女性患者的病情较轻。

(2)患者的双亲之中必有一方是发病者,且呈垂直性传递,每代都会出现患者。

(3)男性患者的女儿都发病,儿子均正常;女性患者的子代中,男女都有50%的概率发病。

(4)男性患者的表型较一致,而女性患者的表型变化范围较大。

(5)系谱中常可看到连续传递现象,这一点与常染色体显性遗传一致。

X连锁显性遗传病病种较少,临床上常见的有:低磷酸盐血症(抗维生素D佝偻病)、遗传性肾炎、Albright遗传性骨营养不良(假性甲状旁腺功能减退症)、口面指综合征Ⅰ型、局部皮肤发育不全症、色素失调症等。

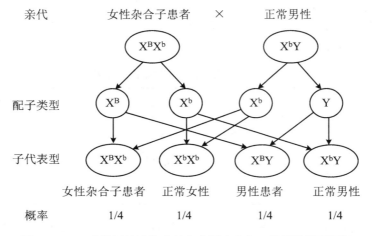

图 1.2.7 X 连锁显性遗传女性杂合子患者与正常男性婚配图解

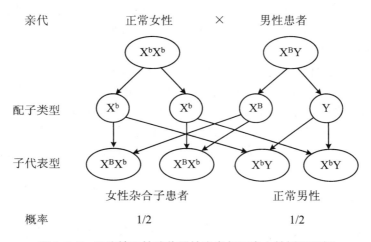

图 1.2.8 X 连锁显性遗传男性患者与正常女性婚配图解

（四）X 连锁隐性遗传病

隐性致病基因位于 X 染色体上，随 X 染色体一起遗传，这种隐性的遗传方式称为 X 连锁隐性遗传（X-linked recessive inheritance，XR）。

由于隐性致病基因位于 X 染色体上，因此男女发病率有显著差异。如甲型血友病致病基因位于 X 染色体上，用 X^a 代表。以 X^A 代表相应的正常基因。Y 染色体上缺少同源片段，故男性患者为 X^aY，男性正常者为 X^AY，女性正常者为 X^AX^A，女性表型正常携带者为 X^AX^a。已知甲型血友病的基因在群体中的频率是 0.07，即 $q=0.07$，则男性的发病率为 0.07，女性的发病率为 $0.07^2=0.0049$。可见男性甲型血友病患者 X^aY 与正常女性 X^AX^A 婚配，后代中男性均正常，女性均是携带者（见图 1.2.9）。这表明男性患者的致病基因只传女儿不传儿子。女性携带者 X^AX^a 与正常男性 X^AY 婚配，子代中男性将有 50% 的概率患病，女性虽都不患病，但有 50% 的概率为携带者。这说明男性患者的致病基因由母亲遗传而来（见图 1.2.10）。女性携带者 X^AX^a 与男性甲型血友病患者 X^aY 婚配，子代中男性将有 1/2 患病,1/2 为正常人,女性将有 1/2 患病,1/2 为携带者(见图 1.2.11)。

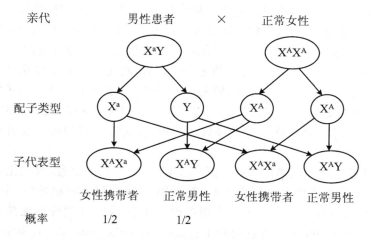

图 1.2.9 X 连锁隐性遗传病男性患者与正常女性婚配图解

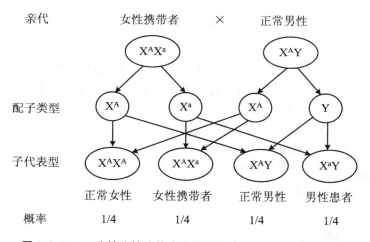

图 1.2.10 X 连锁隐性遗传病女性携带者与正常男性婚配图解

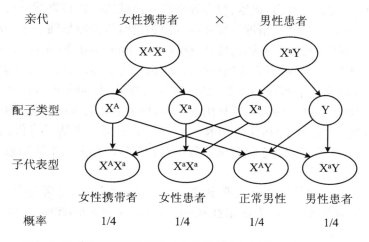

图 1.2.11 X 连锁隐性遗传病女性携带者与男性患者婚配图解

X连锁隐性遗传病的遗传特点如下：

（1）遗传与性别有关，男性患者远多于女性患者，表现在系谱中往往只有男性患者。

（2）女性一般多为携带者，隔代出现患者。双亲无病时，儿子可能发病，女儿不会发病。儿子的致病基因由母亲遗传而来，将来只能将致病基因随X染色体传给女儿，不会传给儿子，故称交叉遗传。儿子如果发病，母亲肯定是携带者，女儿也有1/2的可能性为携带者。

（3）由于交叉遗传，患者的亲兄弟、姨表兄弟、外甥、外孙等也有1/2的患病风险。

（4）女性患者的父亲一定也是患者，母亲一定是携带者。本病表现通常在男性中比较一致且充分表达，由于受随机性X染色体失活的影响，女性患者的表现范围较宽，且一般较轻微。

临床常见的X连锁隐性遗传病有：血友病（甲、乙型）、红绿色盲、眼白化病、X连锁鱼鳞病、肾性尿崩症、X连锁无丙种球蛋白血症、葡萄糖-6-磷酸脱氢酶缺乏症、中性白细胞减少症、遗传性甲状旁腺低功（Fabry病）、黏多糖贮积症Ⅱ型、家族性遗传性视神经萎缩、假肥大性肌营养不良（也称Duchenne型肌营养不良症，Duchenne muscular dystrophy，DMD）、贝克肌营养不良（Becker muscular dystrophy，BMD）、高氨血症Ⅱ型（鸟氨酸甲酰基转移酶缺乏症）等。

（五）Y连锁遗传病

如果决定某种性状或疾病的基因位于Y染色体上，那么这种性状（基因）的遗传方式称为Y连锁遗传（Y-linked inheritance）。其特点为父子传递，如外耳道多毛症。

对于典型的单基因遗传病：

（1）若是常染色体遗传病，则男女没有差别。

（2）若是性连锁遗传，则男女有差别。

（3）若是显性遗传病，则代代相传。

（4）若是隐性遗传病，则隔代遗传。

三、多基因遗传病

一些遗传性状（如人的身高、血压、智力等）或遗传性疾病（如唇裂、腭裂、先天性心脏病、高血压、动脉粥样硬化、糖尿病、精神分裂症等），控制它们的遗传基础不是一对基因，而是若干对基因，称为多基因遗传。多基因遗传病（polygenic inherited disease）的遗传基础是多个致病基因或者易感基因与环境因素协同调控，发病机制复杂，且人种间存在差异。若干对基因作用积累之后，形成一个明显的表型效应，称为累加效应（additive effect）。在微效基因（minor gene）①中可能存在一些起主要作用的基因，称为主基因（major gene），它对了解多基因遗传疾病的发生、诊断、治疗和预防均有十分重要的意义。多基因遗传病有一定的家族史，但没有单基因病中所见到的系谱特征。曾生育过多基因相关出生缺陷患儿的夫妇，其再发风险为3%～5%。

多基因遗传性状或遗传疾病在人群中的个性变异是连续的，呈常态分布。这种不同个性之间的变异只有量的差异，称为数量性状（quantitative character）。所以，多基因遗传除

---

① 各对基因遗传作用呈共显性，每对基因的作用是微小的，故称微效基因。

受多基因控制外,还受环境因素的影响。

多基因遗传病是在环境作用下受多对基因控制的遗传病。各对微效基因的作用累积起来,再加上环境因素的影响达到一定的阈值就会导致发病。遗传因素和环境因素共同作用,决定个体患病可能性的大小,称为易患性(liability)。在多基因遗传病中易患性高低受遗传和环境因素双重影响,其中遗传因素所产生的影响程度称为遗传度(heritability)。通常遗传度高达60%以上,表明遗传因素在决定易患性变异上有主要作用;遗传度低于50%,表明环境因素在决定易患性变异上起主要作用。如精神分裂症属于多基因遗传病,其遗传度为80%,所以精神病多有家族遗传倾向;消化性胃溃疡的遗传度为37%,子代中的易患性受环境因素影响较大,当环境因素不良时,才容易发病。

多基因遗传病的遗传特点如下:

(1) 多基因遗传病的易患性属于数量性状,在人群中易患性的变异是连续的,呈常态分布。在群体中大部分个体的易患性都接近平均值,易患性较高和较低的个体很少。

(2) 多基因遗传病的亲属发病率与群体发病率有关。

(3) 血缘亲属关系越近,发病率越高。如唇裂的发病率,一级亲属为4%,二级亲属为0.9%,三级亲属为0.4%,而一般群体为0.1%。

(4) 在同一家庭中患同一种多基因遗传病的人数越多,再发风险就越高。如一对外表正常的夫妇生了一个唇裂患儿后,再次生育患儿的风险为4%;如果生育了第二个唇裂患儿,则第三胎再发风险高达16%。

(5) 病情越严重,子女再发风险越高。如仅有一侧唇裂的患者,其同胞的再发风险为2.5%;两侧唇裂并发腭裂的患者,其同胞的再发风险为5.7%。

(6) 多基因遗传病的发病率随种族及性别不同而不同。如黄种人唇裂的发病率约为黑种人的4倍,且男性发病率高于女性。

常见的多基因遗传病有:唇裂和(或)腭裂、先天性髋关节脱位、先天性幽门狭窄、先天性畸形足、脊柱裂、无脑儿、脑积水、先天性巨结肠、精神分裂症、糖尿病、原发性高血压、冠状动脉硬化性心脏病、消化性胃溃疡、哮喘、强直性脊柱炎等。

四、染色体疾病

染色体疾病(chromosomal disease)可发生在生殖细胞成熟过程的减数分裂过程中、受精卵的发育过程中或人的体细胞内。如果在减数分裂过程中发生了染色体异常的情况,形成异常的精子或卵细胞,受精后就会发育成不正常的个体,有时甚至导致流产或死胎。染色体病的发生率:流产胚胎占50%,死产婴占10%,新生儿死亡占10%,新生活婴占0.7%,一般人群占0.5%。染色体病变是导致新生儿出生缺陷最多的一类遗传学疾病,包括染色体数目异常和结构异常两大类。

染色体数目异常包括整倍体(如三倍体等)、非整倍体(如21-三体、18-三体、13-三体综合征等;47,XXX综合征和45,X综合征等)和嵌合体;染色体结构异常包括染色体部分缺失、重复、插入、易位、倒位、环状以及等臂染色体等。

临床上根据染色体的不同又分为常染色体疾病和性染色体疾病。目前对先天性染色体疾病尚无有效的治疗方法,因此应争取早期诊断,达到优生优育的目的。

（一）染色体数目异常

染色体数目多于或少于46条的，称为染色体数目异常，包括整倍体、非整倍体和嵌合体。

1. 整倍体

整倍体（euploid）是指染色体的数目变化是单倍体（n）的整数倍，即以n为基数，整倍地增加或减少。

产生机理：① 双雄受精；② 双雌受精（第二极体未被排出）。

2. 非整倍体

正常人类细胞为二倍体，含有46条染色体。在减数分裂过程中，只有个别染色体发生了不分离，使体细胞的染色体数目增加或减少1～2条，结果导致染色体数目不是23的整倍数，即称为非整倍体（aneuploidy）。任何不成倍增加或减少的染色体异常个体统称为非整倍体。

非整倍体类型包括：

（1）单体型：$2n-1$，即染色体减少一条，X，21，22号丢失常见，特纳综合征（先天性卵巢发育不全）是典型的单体型非整倍体（45，X）。

（2）三体型：$2n+1$，即染色体增加一条，以21-三体综合征（Down综合征），核型为47，XX（或XY），+21；18-三体综合征（Edward综合征），核型为47，XX（或XY），+18；13-三体综合征（Patau综合征），核型为47，XX（或XY），+13较为常见。性染色体三体型有47，XXX；47，XXY（克氏综合征，即先天性睾丸发育不全症）；47，XYY。

（3）多体型：仅见于性染色体，如48，XXXX和49，XXXYY。

3. 嵌合体

嵌合体（mosaicism）是指在同一个体的体细胞中含有2种或2种以上核型。嵌合体通常是由于受精卵在早期卵裂期发生某一染色体的姐妹染色单体不分离，或染色体丢失而形成的。如46，XX或47，XX，+21；45，X或46，XY或47，XYY等。

产生机理：① 受精卵卵裂染色体不分离；② 受精卵卵裂染色体丢失。

（二）染色体结构异常

造成染色体结构异常的根本原因是由于某种原因引起染色体断裂。这些原因包括电离辐射、化学因素、生物因素、遗传因素、母亲年龄。染色体断裂后又重接，可形成缺失、重复、易位、倒位、环状染色体及等臂染色体等畸变。染色体结构畸变只有在显带染色体上才能准确识别断裂后的重组方式。

1. 缺失

缺失（deletion）是指染色体片段的丢失，它会使位于这个片段的遗传物质也随之丢失。缺失分为末端缺失和中间缺失两种。末端缺失是染色体一次断裂的结果，如猫叫综合征就是一条5号染色体短臂末端缺失造成的；而中间缺失是染色体臂内发生二次断裂丢失中间断片的结果。

2. 重复

重复（duplication）是指一条染色体上某一片段增加了一份以上的现象。

3. 插入

插入（insertion）是指一条染色体的某一中间片段插入同一条或另一条染色体中，分正位插入和倒位插入两种。

4. 易位

易位(translocation)是指两条染色体同时发生一次断裂并重接,形成两条结构重排的染色体。当3条或3条以上染色体同时发生一次断裂并变位重接,形成具有结构重排的染色体时,称为复杂易位。常见的易位类型包括相互易位、整臂易位和插入易位。两条或多条染色体同时发生断裂,断片交换位置后重接,形成两条或多条衍生染色体叫相互易位。当相互易位仅涉及位置的改变而不造成染色体片段的增减时,称为平衡易位。而两条近端着丝粒染色体间通过着丝粒融合或短臂断裂所形成的易位叫罗伯逊易位(Robertsonian translocation)。

5. 倒位

某一染色体同时两处发生断裂,其中间两节段倒转180°与两端节段重接称为倒位(inversion)。其断裂发生在同一臂,则形成臂内倒位(paracentric inversion);发生在两臂之间,则形成臂间倒位(pericentric inversion)。

6. 环状染色体

某一染色体两臂末端发生断裂,末端片断丢失,带有着丝粒的染色体节段的长、短臂的断端相连接,即形成环状染色体(ring chromosome)。环状染色体本身的行为和结构的不稳定性,会导致致死性增高的非整倍体细胞不断产生。这些患者的表型异常,没有特定的缺失综合征的表现,有一两种或没有畸形,有轻度至中度的智力障碍和严重的生长障碍。

7. 双着丝粒染色体

双着丝粒染色体(dicentric chromosome)是指两条染色体分别发生一次断裂后,两个具有着丝粒的染色体断端相连接,形成一条具有双着丝粒的染色体。在各种类型的染色体重排中,双着丝粒染色体是一种非稳定性染色体畸变,它常在有丝分裂的子细胞之间形成染色体桥而导致细胞死亡,或引起染色体再断裂,产生新的重组染色体,因此其不可能稳定遗传。

8. 等臂染色体

等臂染色体(isochromosome)是在细胞有丝分裂中期由着丝粒分裂异常所致,正常情况下,连接两个姐妹染色单体的着丝粒进行纵裂,会形成两条具有长、短臂的染色体,若着丝粒进行横裂,则形成两条等臂染色体。

(三)常染色体综合征

1. 三体综合征

三体综合征(trisomy syndrome)是某一对染色体多了1条而引起的染色体病。临床上较常见的染色体三体综合征有21-三体、18-三体、13-三体综合征。

(1) 21-三体综合征

21-三体综合征(21-trisomy syndrome)又称先天愚型,是最常见、最早能诊断的染色体病,也是导致先天性中度智力障碍最常见的遗传学原因。新生儿的发生率为1/800~1/600。早在1866年,英国医生 Langdon Down 首次对此病做过临床描述,所以又称唐氏综合征(Down's syndrome,DS)。

主要临床表现:① 特殊面容,包括扁平枕部、短头畸形、面部扁平、鼻梁低平、眼距宽、外眦上斜、内眦赘皮、低耳位、耳轮有角且重叠以及张口吐舌等。② 智力障碍,患者智商(IQ)通常为30~60。③ 生长发育迟缓和肌张力减退,包括出生体重偏低,肌张力低下,身材矮小、短颈,颈背皮肤松垂,手短且宽、通贯掌、小指弯曲以及有特征性的皮肤纹理(十指尺箕、掌远轴三射线等）。④ 至少 1/3 的患者伴发先天性心脏缺陷。十二指肠闭锁和气管食管瘘等伴发症也较其他疾病常见。患白血病的风险是正常人群的 15 倍。

21-三体综合征患者按核型可分为四种类型，即标准型、易位型、嵌合型、部分 21-三体型。

① 标准型：患者核型为 47,XX,＋21 或 47,XY,＋21。其中约 90％是由母源 21 号染色体减数分裂不分离所致，通常发生在减数分裂Ⅰ期。约 10％是由父源 21 号染色体减数分裂不分离所致，通常发生在减数分裂Ⅱ期。此型发生率随母亲年龄增大而增高。

② 易位型：约占 4.8％，主要为罗伯逊易位。具有 46 条染色体，但其中一条 D,G 组染色体（通常为 14 号或 22 号染色体）短臂上连接着 21 号染色体。大量人群调查显示，母亲为携带者时，其后代有 10％～15％患病，父亲为携带者时，其后代患病的风险更低。

③ 嵌合型：体内既有正常核型的细胞，也有 21-三体核型的细胞。嵌合体型 DS 患者的表型比典型 DS 患者要轻，但患者表型差异较大，其可能是由在早期胚胎发育中三体型细胞所占的比例不同所致。

④ 部分 21-三体型：21 号染色体长臂某一区带有三个拷贝。由部分 21-三体引起的 DS 较为罕见。

（2）18-三体综合征

18-三体综合征（18-trisomy syndrome）是次于先天愚型的第二种常见染色体三体综合征。其发生率为 1/7000～1/3500，其中 80％为女性患儿。95％的 18-三体胚胎会自发性流产；能出生的患儿大多也会于出生后不久死亡，平均生存期为 70 天，90％于一岁内死亡。18-三体综合征的发生风险与孕妇年龄有关，孕妇年龄越大风险越高。

主要临床表现：① 智力障碍、生长发育迟缓、胸骨短、严重的心脏畸形以及肌张力亢进等。颅面部畸形包括小颌畸形、枕部突出、小耳以及低位耳等。② 双手呈特征性的握拳状，第 3 和第 4 指紧贴手掌，第 2 和第 5 指叠压其上，手指弓形纹过多、通贯掌、指甲发育不良以及摇椅足等。③ 目前平均妊娠 42 周，常少胎动，羊水过多，小胎盘及单一脐动脉。

核型分类：① 标准型占 80％，核型为 47,XX（或 XY），＋18；② 嵌合型占 10％，核型为 47,XX（或 XY），＋18 或 46,XX（或 XY）。

（3）13-三体综合征

13-三体综合征（13-trisomy syndrome）的发生率为 1/20000～1/25000，通常女性多于男性。其发病风险随母亲的年龄增大而升高。

主要临床表现：① 患儿常有严重的中枢神经系统畸形，如无嗅脑畸形、前脑无裂畸形以及视神经发育不良等。② 颅面部的畸形，包括小头畸形、骨缝增宽、前额倾斜、顶骨和枕骨区头皮缺陷、小眼畸形、虹膜缺损、耳轮畸形、耳位低、唇裂或腭裂等。③ 双手呈特征性的握拳状，轴后多指/趾，通贯掌以及摇椅足等。④ 内脏畸形，包括先天性心脏病（主要为室间隔缺损、动脉导管未闭或房间隔缺失）、泌尿生殖道畸形、男性隐睾症、女性双角子宫和卵巢发育不全、多囊肾等。⑤ 约 50％的患儿出生后一个月内死亡，平均生存期为 130 天。

核型分类：① 标准型占 80％，核型为 47,XX（或 XY），＋13；② 罗氏易位型约占 20％；③ 嵌合型少见。

2. 常染色体部分单体综合征

（1）5P 部分单体综合征

5P 部分单体综合征（5P partial syndrome）又称猫叫综合征，发生率为 1/50000，性别比为女：男＝6：5，是部分缺失综合征中最常见的类型。

主要临床表现：哭声尖弱，类似猫叫。宫内生长迟缓、低体重、小头。婴儿期脸部不对称，眼距宽、外眼角下斜、内眦赘皮、斜视、耳低位、下颌小。先天性心脏病、肾畸形。极度的智力障碍（IQ≤20），大部分患者可活到儿童期，少数成年者带有严重智力障碍。大部分能行走，但具有严重的语言障碍。

（2）18P部分单体综合征

18P部分单体综合征（18P partial syndrome）的性别比为女：男＝3：2。

主要临床表现：多数为新发生的突变。出生时低体重、生长迟缓、小个子。眼距宽、眼睑下垂、斜视、招风耳、耳位低、短颈。女性具颈蹼，后发际低。有从轻度到严重的智力发育障碍、癫痫、偏瘫及耳聋。一般寿命正常。

（四）性染色体综合征

1. 特纳综合征

特纳综合征（Turner's syndrome）又称先天性卵巢发育不全、性腺发育不全，是最常见的性染色体异常，1938年由Turner最早发现，其发生率为1/5000（女新生儿）。95％～98％的这种胚胎会发生自然流产。在活产病例中，55％以上的核型为45，X，其中约3/4是父亲性染色体丢失。

主要临床表现：低出生体重、短颈、蹼颈、肘外翻、后发际低。身材矮小、幼稚型生殖器、原发闭经、不育、伴有不同程度的智力落后。

2. 超X综合征

超X综合征患者核型比正常女性多1个或几个X染色体。患者核型多数为47，XXX，少数核型为46，XX/47，XXX嵌合体，也有48，XXXX；49，XXXXX及与正常细胞的嵌合体。在女性新生儿中，X-三体综合征的发病率为1/1000。在女性精神病患者中，发病率较高，为4/10000。其临床异常特征随X染色体数目增加而加重，一般源自新的突变。

主要临床表现：生殖器官发育程度低，月经异常，生育能力低下或不孕，智力低下甚至精神异常。患者身材矮小、圆脸、眼距宽、脸裂上斜、内眦赘皮、斜视、塌鼻梁、耳低位、耳郭发育不良，但也有智力、生育能力及各方面完全正常者。多数寿命正常。患X-三体综合征的孕妇，建议在早孕期做羊水染色体核型分析，以防止患有X染色体数目异常的胎儿出生。有X-三体综合征生育史的病人，再次妊娠时应做产前诊断。

3. 克氏综合征

克氏综合征（Klinefelter's syndrome）又称先天性睾丸发育不全症，此类患者的核型80％为47，XXY，此外还有47，XXY/46，XY；47，XXY/46，XY/45，X等，其发生率为1/1000～2/1000（男婴），表现不育的男子约1/10具有这种异常核型。克氏综合征是引起男性生殖功能低下的最常见疾病。

主要临床表现：身材高大，表型为男性，到青春期后表现出睾丸小、精子缺乏、阴茎短小、不育等。具有无喉结、无胡须、阴毛分布呈女性型、皮肤较细嫩、乳房过度发育等女性化症状，有的患者还表现出不同程度的智力和精神障碍。一般能活到成年。

4. 超Y综合征

超Y综合征最常见的核型为47，XYY，是一种常见的染色体疾病，男新生儿的发病率为1/1000。由于其表型基本正常，没有特殊的临床表现，多数病人都未能在童年甚至成年期得到诊断。除了 47,XYY 核型外,还有较少见的 48,XYYY;49,XYYYY;47,XYY/46,XY 等核型。

主要临床表现:典型的患者在儿童期的临床表现并不突出,主要表现在成年后,包括身材特别高大、轻度不对称脸、轻度的斗胸或鸡胸、智力正常或智力发育轻度障碍、行为怪癖、暴力或犯罪倾向高于正常男性;第二性征和生育力正常,少数可见外生殖器发育不良。一般能成活到成年期。

由于多数超 Y 综合征患者是能生育的,因此建议此类患者的妻子在早或中孕期进行羊水或脐血染色体核型分析,以防止染色体病患儿的出生。

5. 脆性 X 染色体综合征

脆性 X 染色体是指 X 染色体长臂的 2 区 7 带(即 Xq27)处的染色体呈细丝样,从而导致其相连的末端呈随体样结构。这一细丝样部位容易导致染色体断裂或部分丢失,故称脆性部分。脆性 X 染色体是一种与一类非特异性 X 连锁智力低下密切相关的异常染色体,这类智力低下称为脆性 X 染色体综合征(fragile X chromosome syndrome,fra X),其发病率仅次于先天愚型。

主要临床表现:① 智力低下,除少数智力正常的男性携带者外,大多数男性患者表现为中度至重度的智力障碍;约有 30% 的女性携带者患病(IQ<85),大多数人表现为难以察觉的或轻度的智力障碍,但有严重智力障碍的女性患者亦有报道。② 语言障碍,患者的语言障碍程度与其相应的智力水平一致,表现为听力较差,少言语,吐字不清,口吃,记忆力也较差。③ 面容异常,除少数患者具有正常面容外,大部分人面容异常。常见的为宽额、长脸、嘴大唇厚、下颌大、下巴突出、耳朵大。④ 大睾丸,往往见于成年男性患者,部分患儿中也可见。大睾丸是本征的重要体征,约 80% 的男性患者有此特征。有的男病人具有 fra X,但无睾丸增大。相反,在没有 fra X 的 X 连锁智力低下病人中也可出现这一体征。因此,睾丸增大的患者并非都是脆性 X 染色体综合征。⑤ 行为异常,常见于患有 fra X 的儿童,且其异常行为分为两种截然不同的类型:一种表现为害羞、忧虑、性情孤僻,另一种则表现为表情欢快、好动、不安、注意力分散等。

五、基因组疾病

基因组疾病是由基因组 DNA 的异常重组而导致的微缺失与微重复或基因结构的彻底破坏而引起异常临床表型的一类疾病。其中,微缺失与微重复是指微小的(通常小于 5 Mb)、经传统细胞遗传学分析难以发现的染色体异常,由此导致的具有复杂临床表型的遗传性疾病,即染色体微缺失与微重复综合征。

六、线粒体遗传病

线粒体遗传病是由线粒体 DNA(mitochondria DNA,mtDNA)异常引起的遗传疾病。人类的 mtDNA 是闭环双链 DNA,长度为 16559 bp。线粒体是细胞质中独立的细胞器,也是细胞核外唯一含有 DNA 的细胞器,因此线粒体环 DNA 变异时引起线粒体遗传病属母系遗传(maternal inheritance),一般发病较晚。核基因组中也有与编码线粒体组分相关的基因(nDNA),这部分基因变异引起的线粒体异常疾病遵循单基因遗传病的遗传模式,大部分为隐性遗传模式,发病较早。帕金森病(Parkinson's disease)患者的线粒体基因组中检测到有

4977 bp 长的一段 DNA 缺失,缺失区域从 *ATPase*8 基因延续到 *ND5* 基因,结果导致线粒体复合体 1 中 4 个亚单位功能失常,进而引起神经元中能量代谢障碍,导致脑黑质中多巴胺能神经元细胞的退行性变性。本症为晚年发病的运动失调症,主要症状为震颤、麻痹(又称震颤性麻痹),动作迟缓,动作常出现错误等。

七、体细胞遗传病

体细胞遗传病是指除生殖细胞外的体细胞内的基因发生变异,并由该变异的累加效应导致了疾病发生。该变异不会遗传给子代,最典型的病例是各种散发性癌症。

第三节 胎儿畸形的分类与致畸因素

胎儿先天畸形是指以形态结构异常为主要特征的出生缺陷,常伴有遗传物质异常,有些是因生殖细胞的遗传物质改变所致,可传给后代,并非全由遗传物质的改变所致。因此,先天畸形与遗传病概念之间既有区别,又有联系。

一、胎儿畸形的分类

胎儿先天性畸形种类繁多,根据畸形多少可分为单发畸形和多发畸形。根据严重程度可分为严重畸形和轻微畸形。前者如无脑儿、前脑无裂畸形、先天性心脏畸形等;后者如通贯掌、副乳头、并趾等。

对于遗传咨询,首先要关注按致病因素进行的畸形分类,主要是:① 遗传因素引起的先天畸形,包括单基因遗传、多基因遗传及染色体异常引起的先天畸形。② 环境因素引起的先天畸形,包括药物、环境化学物、微生物感染、电离辐射、母体疾病引起的先天畸形。③ 原因不明的先天畸形。其次,知晓畸形病程的 Rottem 分类(见表 1.3.1)对产前筛查、诊断及遗传咨询非常有用:① 第一类,由于胚胎原基发生异常,胎儿异常发生在早孕期,此类异常可以在早孕期的特定孕周内检查出来。② 第二类,胎儿异常是短暂的、一过性的,通常是由胎儿体内液体(如淋巴液、尿液和脑脊液等)不正常积聚和液体分布不均衡引起的。虽然这些异常不构成胎儿畸形,但这些异常的出现却预示着胎儿存在潜在的染色体异常或其他系统结构异常。③ 第三类,胎儿异常的发生时间不确定或具有潜在不稳定性。发生时间不确定的异常包括膈疝和脑积水。胎儿异常的不稳定性是指在最初诊断后异常消失,几天后异常又重新出现,比如脐膨出、巨膀胱、脑膨出。④ 第四类,迟发性异常,这种异常既可以在晚孕期影响部分器官,也可以在早孕期影响部分器官,但这种影响到晚孕期才表现出来。

表 1.3.1 胎儿异常分类

类别	特 点
第一类	在早孕期发生并持续存在的异常: 无脑儿、脊柱裂、前脑无裂畸形、联体畸形、独眼畸形、面裂、成骨发育不全Ⅱ型、右位心

类别	特　点
第二类	一过性(短暂)胎儿异常： NT 增厚、颈部水囊瘤、脉络丛囊肿、肾盂分离、肠系膜囊肿、肠道回声增强
第三类	发病时间可变或有潜在不稳定性的胎儿异常： 先天性膈疝、脑积水、畸形足、主动脉瓣狭窄、肺动脉瓣狭窄、法洛四联症、主动脉瓣狭窄、卵巢囊肿、房室传导阻滞、尿路梗阻、脐膨出、巨膀胱、脑膨出
第四类	迟发性胎儿异常： 胼胝体发育不全、无脑回畸形、脑穿通畸形、小头畸形、蛛网膜囊肿、十二指肠闭锁、空肠闭锁、肛门闭锁、胎儿肿瘤、心内膜纤维弹性组织增生症、扩张性心肌病、室壁瘤

二、致畸因素

人类的胚胎器官形成期是致畸敏感期，对致畸作用最敏感的胚胎发育阶段开始于受孕后第 18～20 天，高峰约在第 30 天，而第 55～60 天后敏感性迅速降低。

(一) 遗传因素

遗传物质的改变可引起子代的各种畸形，包括基因突变和染色体畸变，也可以由父系或母系遗传而来。部分遗传病要到一定年龄才发病，在胎儿期或婴儿出生时可不表现出形态上的异常；但大多在胎儿期及婴儿出生时即可表现出明显的结构畸形。单基因遗传病中，既有单个畸形，也有多个畸形；多基因遗传病中，通常仅表现为单个畸形；染色体病中，通常表现为多发畸形。遗传病与遗传因素导致的先天畸形既有联系，又有区别，但随着分子生物学的发展，已明确了许多遗传的基因缺陷和代谢缺陷。

(二) 环境因素

环境致畸因子包括生物性致畸因子、物理性致畸因子、药物致畸因子以及化学性致畸因子等。有些畸形可以完全或部分由环境致畸因子引起。环境致畸因子导致畸形发生的敏感性取决于孕体的遗传特性，致畸因子暴露的时间、强度，以及其与孕母遗传因素的相互作用。如果致畸因子暴露在三胚层分化之前(即胚前期)，胚胎将死亡或者完好无损，不出现畸形。胚胎对致畸因子的高敏感期是受精后的第 16～60 天，高峰期在 30 天左右。当环境致畸因子作用于此高敏期胚胎时，发生何种类型的畸形则取决于器官对致畸因子的敏感性。

1. 生物性致畸因子

生物性致畸因子主要有弓形体及病毒，其他如细菌、支原体、立克次体等多种微生物亦可引起胎儿畸形。病毒主要有风疹病毒、巨细胞病毒等，其他如单纯疱疹病毒、乙型肝炎病毒、人类免疫缺陷病毒(HIV)等亦可引起胎儿畸形。

TORCH 综合征：TORCH 由一组病原微生物英文名称的首字母组合而成，其中 T 指弓形体(toxoplasma，TOX)，O 指其他(others，如梅毒螺旋体、微小病毒 B19 等)，R 指风疹病毒(rubella virus，RV)，C 指巨细胞病毒(cytomegalovirus，CMV)，H 主要指单纯疱疹病毒

(herpes simplex virus,HSV)。TORCH 综合征指由 TORCH 感染所致的围产儿的症状和体征,如流产、死胎、早产、先天畸形等,即使幸存,也会遗留中枢神经系统等损害。孕妇感染后多无症状或症状轻微,但可垂直传播给胎儿,引起宫内感染。

(1) 弓形体

弓形体是一种寄生虫,弓形体病是由弓形体引起的一种人畜共患的寄生虫病。许多国家和地区的感染率为 20%～50%,高者在 80% 以上。孕妇感染弓形体,特别是初次感染,无论有无症状,均可通过胎盘将弓形体传给胎儿,从而直接影响胎儿发育,严重者致畸,甚至导致胎儿死亡。

弓形体感染导致的胎儿畸形常见的有:① 脑积水、脑钙化、无脑畸形、瘫痪、精神和智力障碍等;② 小眼、脉络膜视网膜炎等;③ 其他畸形,如心肌炎、肝脾大、水肿等。

(2) 风疹病毒

早期妊娠感染风疹病毒可引起胎儿多器官、多系统缺陷,临床上称为先天性风疹综合征。如果妊娠与风疹病毒感染同时发生,则有 20% 的胎儿死亡,30% 的新生儿即使出生也会很快死亡。如果妊娠前 3 个月母亲感染风疹病毒,约 16% 的胎儿在出生时有严重缺陷。

风疹病毒感染导致的胎儿畸形常见的有:① 室间隔缺损、肺动脉狭窄;② 先天性白内障、视网膜病、小眼和先天性青光眼;③ 耳聋;④ 宫内发育迟缓和出生时低体重;⑤ 肝脾大;⑥ 中枢神经系统异常,如颅内钙化灶、脑膜炎、脑炎、小头畸形、智力低下、精神性运动障碍等。

(3) 巨细胞病毒

巨细胞病毒主要通过母体血液经胎盘传播给胎儿,少数则是经母体宫颈逆行感染胎儿。早期妊娠感染者可引起胎儿较重的感染和先天畸形,晚期妊娠感染者则影响较轻。母亲体内的抗体能减轻胎儿的感染。

巨细胞病毒感染导致的胎儿畸形常见的有:① 各种先天性心脏病;② 消化系统畸形,如胆道闭锁、食管狭窄、巨结肠、肠管狭窄、腭裂等;③ 神经系统畸形,如小头畸形、脑积水、脑室旁钙化、大脑性瘫痪、小脑发育不全、耳聋等;④ 小眼、先天性白内障、视神经萎缩、脉络膜视网膜炎等;⑤ 其他畸形,如腹壁肌肉松弛、马蹄内翻足、先天性髋关节脱位、腹股沟疝、肺囊肿、肺发育不全、胸腺发育不全等。

2. 物理性致畸因子

目前已确定对人类有致畸作用的物理因子有电离辐射、机械因素及其他物理因素等。

(1) 电离辐射

电离辐射分为电磁辐射和粒子辐射。前者主要指 X 射线和 γ 射线,后者主要指 α 射线、β 射线、中子流、质子流等。它们共同的特点是:有很高的运动速度,能穿入物质;有很大的能量,能引起物质的原子发生电离或激发,从而引起细胞组织的损伤。

胚胎受电离辐射的影响程度取决于 3 个因素:① 辐射剂量;② 胚胎发育的阶段;③ 胚胎对辐射的敏感性。根据放射生物学的基本法则,细胞对放射线的敏感性与细胞增殖活动能力成正比,而与分化程度成反比。即胚胎早期比胚胎晚期敏感,分裂旺盛的细胞最敏感,代谢高的比代谢低的敏感,未成熟的比成熟的敏感。因此,根据照射剂量及受照射时胚胎的发育阶段不同,可引起胎儿宫内死亡、畸形、功能性障碍或先天性放射病。在妊娠头 2 个月受照射最易引发畸形,且畸形严重,而之后对射线的敏感性会降低。

由电离辐射引起的先天畸形常见的有:① 中枢神经系统畸形,如脑发育不全、颅骨发育不全、小头畸形、颅狭窄症、智力低下等；② 各种先天性心脏病；③ 消化系统畸形，如腭裂（伴或不伴唇裂）、先天性肛门闭锁、胆道闭锁；④ 骨骼及肢体畸形，如多指（趾）、并指（趾）、蹼指（趾）、先天性髋关节脱位、其他各种形式的骨异常等；⑤ 多感觉器官发育障碍，如外耳、耳道、眼睑、眼肌、虹膜等发育障碍，小眼，先天性白内障等；⑥ 器官不发育或有发育障碍，如肾不发育、输尿管及膀胱发育障碍等；⑦ 其他畸形，如隐睾、疝等。

（2）机械因素

机械因素是导致变形类畸形的主要原因，如羊水严重减少，胎儿受子宫的物理压迫患Potter综合征（1946年由Potter报道本征，主要特征为肾发育不全、结节性羊膜及手足畸形）。

（3）其他物理因素

微波辐射、温度过高或过低、噪声等对人类也可能有致畸作用。这些因素对人类的致畸作用尚不能肯定，有待进一步的研究证实，但在动物实验中已证实这些因素都可导致畸形。

3. 药物致畸因子

几乎所有的药物都能以不同的形式通过胎盘转运进入胎儿体内。经动物实验证明有致畸作用的药物虽为数不少，但已确认对人类胚胎有致畸作用的药物并不多。据报道，小儿先天畸形中因药物引起的只占5%～6%。

（1）抗生素

四环素类、氨基糖苷类、碘苷（疱疹净）、灰黄霉素、氯喹、乙氨嘧啶、甲苯达唑、甲硝唑等均可能有致畸作用，妊娠期间应禁止使用此类药物。

（2）镇静药

沙利度胺（反应停）可引起严重的"海豹肢"畸形，它是最先被发现具有明确致畸作用的药物，目前已禁用。

（3）其他药物

如抗癫痫药中的苯妥英钠是叶酸的拮抗药，可导致胎儿乙内酰脲综合征。抗精神病药物丙米嗪可导致骨骼畸形及唇裂；氟哌啶醇可引起胎儿肢体变短；碳酸锂可使胎儿发生先天性心脏畸形等。激素类药物中的肾上腺皮质激素可引起腭裂及脑积水等。

4. 化学性致畸因子

化学物质无处不在，据证实，工业生产过程及燃料燃烧过程排出的气体中，含有多种重金属的废气、废水、废渣，化工产品、化学溶剂中均有多种致畸物。如铅、汞及其化合物，镉，砷，硒，苯，二硫化碳，四氯化碳，多氯联苯，氯丁二烯，有机磷农药，有机氯农药及有机汞农药等，均有不同程度的致畸作用。

5. 其他致畸因子

除上述致畸因子外，孕妇自身的一些因素，如营养不良、缺氧、吸烟、酗酒、吸毒；某些疾病，如甲状腺功能亢进症、苯丙酮尿症、糖尿病等亦可能影响胎儿的正常发育。

（三）遗传与环境因素相互作用

在先天畸形的发生机制中，环境因素与遗传因素常常相互作用、共同引发先天畸形。单纯由环境因素或遗传因素引起的先天畸形只是少数，多数先天畸形都是遗传因素和环境因素共同作用的结果。一方面，环境致畸因子可以通过引起染色体畸变和基因突变改变胚胎的遗传构成从而导致胎儿畸形；另一方面，胚胎本身的遗传特性决定和影响着胚胎对环境致畸因子的易感程度。胚胎对环境致畸因子的易感性不同，因此在同一地区、同一自然环境下同时暴露在某一致畸因子下的孕妇,其所生婴儿有的出现了严重的先天畸形,有的畸形较轻微,有的则完全正常。例如,沙利度胺(反应停)是一种具有强烈致畸作用的药物,但并非在早期妊娠服用过该药的孕妇所生的婴儿100%都出现先天畸形。

有些由遗传因素决定的先天性代谢缺陷性疾病,可以通过改变出生后某些环境因素来减轻或避免先天异常的临床效应。如苯丙酮尿症早期发现后,在生后3个月内开始给予低苯丙氨酸饮食长期进行干预,可使长大后不出现(或仅出现轻微)智力低下表现。

在环境因素和遗传因素相互作用引起的各种先天畸形中,两种因素所起作用的大小各不相同,有些畸形是遗传因素所起作用大,有些畸形则是环境因素起主导作用。用来衡量遗传因素在某种畸形发生中起作用大小的指标,称作该畸形的遗传度。某一畸形的遗传度越高,说明遗传因素在这种畸形的发生中作用越大。相反,某一畸形的遗传度低,说明在这一畸形的发生中环境因素是主要的,遗传因素只起次要作用。

第四节　遗　传　咨　询

出生缺陷(birth defects)也称先天异常(congenital anomalies),是指婴儿出生前发生的身体结构、功能或代谢异常。出生缺陷可由染色体畸变、基因突变等遗传因素或环境因素引起,也可由这两种因素交互作用或其他不明原因所致,通常包括先天畸形(congenital malformation)、染色体异常、遗传代谢性疾病、功能异常(如盲、聋和智力障碍等)。先天性的解剖结构畸形可能在胎儿出生时即有临床表现,是目前出生缺陷监测的主要对象。先天性的生理功能及精神行为障碍,多于出生多年后才发病,很难被准确监测。

我国是出生缺陷高发国家,其发生率为4%~6%,它不仅是围生儿死亡的主要原因,也是婴幼儿发病与死亡的主要原因,还是成年严重致残的重要原因。出生缺陷的干预措施可根据干预的时间分为三个级别:一级预防指妊娠前干预,预防缺陷胚胎和胎儿的形成;二级预防指在妊娠期胎儿能够存活之前干预,阻止严重缺陷儿活产分娩;三级预防指胎儿娩出后干预,预防缺陷儿发病。理论上说,一级预防是最好的预防出生缺陷的方式,但由于目前能准确知道出生缺陷病因的很少,故能进行一级预防的出生缺陷还很有限。

一、遗传咨询的概念

根据原卫生部2002年颁布的《产前诊断技术管理办法》相关配套文件的附件4中的《遗传咨询技术规范》,遗传咨询(genetic counseling)是指取得了"母婴保健技术考核合格证书"从事产前诊断的临床医师,对咨询对象就所询问的先天性缺陷和遗传性疾病等情况的咨询。

广义的受孕前咨询包括婚前咨询和婚后孕前咨询。咨询内容不但包括遗传咨询,还包括遗传病以外的健康咨询,如健康生活方式咨询;为患某些疾病的夫妇评估该疾病对婚育的可能影响,提出处理意见等。其目的是通过受孕前咨询,实现一级干预来预防出生缺陷的发生。

遗传咨询是由从事医学遗传学的专业人员或咨询医师,就咨询对象提出的家庭中遗传性疾病的发病原因、遗传方式、诊断、预后、发病风险率、防治等问题予以解答,并对其婚育问题提出建议与指导。遗传咨询是在遗传学、细胞遗传学、分子生物学、分子遗传学迅猛发展的基础上,与临床医学紧密结合而建立起来的一门新兴学科,其目的是确定遗传性疾病患者和携带者,并对其生育患病后代的发生危险概率进行预测,决定应该采取的预防措施,从而减少遗传病儿出生,降低遗传性疾病发生率,提高人群遗传素质和人口质量,获取优生效果。

二、遗传咨询的对象

《产前诊断技术管理办法》相关配套文件对咨询对象做出了规范,包括:① 夫妇双方或家系成员患有某些遗传病或先天畸形者;② 曾生育过遗传病患儿的夫妇;③ 不明原因智力低下或先天畸形儿的父母;④ 不明原因的反复流产或有死胎、死产等情况的夫妇;⑤ 婚后多年不育的夫妇;⑥ 35 岁以上的高龄孕妇;⑦ 长期接触不良环境因素的育龄青年男女;⑧ 孕期接触不良环境因素以及患有某些慢性病的孕妇;⑨ 常规检查或常见遗传病筛查发现异常者;⑩ 其他需要咨询的情况。

三、遗传咨询的内容

遗传咨询是一项提供信息的服务,其内容包含下述 5 个方面:

(1)帮助咨询对象了解疾病的表型,即疾病的临床症状,如认知障碍、生理缺陷等。

(2)以通俗易懂的语言向咨询对象普及遗传病的机制,即由何种遗传物质异常导致疾病发生。

(3)提供疾病治疗方案信息,即针对该疾病所能采取的治疗手段及预后,使患者通过遗传诊断受益。此外还应提供疾病相关协助机构方面的信息。

(4)提供再发风险的咨询,即患者所患的遗传性疾病在家系亲属中再发生的风险率。在明确诊断的基础上判断其遗传方式,同时也应当考虑基因型和表型可能的差异,做出遗传风险的评估,说明子代再发风险。

(5)提供家庭再生育计划咨询,即告知患者及家庭下一胎生育时应采取的措施及生育方式上的可能选择,如自然受孕直接进行产前诊断或植入前胚胎遗传学诊断或接受捐精、供卵等。

四、遗传病诊断注意事项及对子代影响的评估

(一)遗传病诊断注意事项

1. 明确是否患有遗传病

遗传病的诊断要通过询问病史、患者的家庭调查、系谱分析,并结合相关的检查来进行。也可依靠收集详细的病史资料来了解夫妻双方三代直系血亲。直系血亲是指具有直接血缘关系的亲属,即生育自己和自己所生育的上下各代亲属,如父母与子女,祖父母、外祖父母与孙子女、外孙子女等。旁系血亲是指直系血亲以外,在血统上和自己同出于一源的亲属,如同父异母或同母异父的兄弟姐妹。若咨询者为近亲结婚,要正确估计其对遗传病的影响,应进行必要的、系统的体格检查和实验室检查来做明确诊断。

2. 弄清遗传病与先天性疾病、家族性疾病的关系

遗传病是指个体生殖细胞或受精卵的遗传物发生突变,或突变引起的疾病,具有垂直传递和终生性特征。先天性疾病或称先天缺陷,是指个体出生后即表现出来的疾病,如先天梅毒、先天性白内障是先天性疾病而不是遗传性疾病,即伴有形态结构异常则为先天畸形。家族性疾病是指表现出家族聚集现象的疾病,即在一个家庭中有两个以上成员患相同疾病。

(二)遗传病对子代影响的评估

根据遗传病类型和遗传方式,可对遗传病患者子代再发风险率做出预测。至于宫内胚胎或胎儿接触致畸因素,则应根据致畸原的毒性、接触方式、剂量、持续时间以及胎龄等因素,综合分析其对胚胎、胎儿的影响再做出决定。

1. 常染色体显性遗传病

夫妻一方患病,子女预期危险率为1/2,建议不生第二胎。未发病的子女,其后代通常不发病,可以生第二胎。

2. 常染色体隐性遗传病

夫妻为携带者,生育过一患儿,再生育子女的预期危险率均为1/4,以不生第二胎为佳。夫妻一方患病,另一方正常,且非近亲结婚,其子女通常不发病,均为携带者;若另一方正常,但为近亲结婚,其子女的发病率明显增高。

3. X连锁显性遗传病

夫为患者,妻正常,其女儿均发病,儿子均正常,则只能允许生男胎。妻为患者,夫正常,其子女各有1/2的概率发病,但女儿症状较轻,不建议生第二胎。

4. X连锁隐性遗传病

妻为携带者,夫正常,其儿子预期危险率为1/2。夫为患者,其儿子通常不发病。妻为患者,夫正常,其儿子均发病,女儿均为携带者。所以,妻患病,保留女胎;夫患病,保留男胎;夫妻均患病,则子代均患病,不建议生育。

5. 多基因病

生第二胎应该做产前诊断,发现病儿应终止妊娠。

6. 染色体病

染色体病绝大多数由亲代的生殖细胞畸变所致,极少部分由夫妻一方染色体平衡易位携带者引起,此时的再发风险率应依照患者及其父母的核型分析来判断。举例:患儿为先天愚型儿,核型为47,+21,若双亲核型正常,则为新发生的畸变,与母亲年龄关系密切。因此,夫妻染色体正常,或夫妻之一为平衡易位携带者,允许生第二胎,但需做产前诊断,发现病儿应终止妊娠。

(三)近亲结婚评估

近亲结婚的双方有共同祖先,必定有血缘关系。从遗传学观点看,以表亲和比表亲还近的近亲结婚影响最大。五代以上曾有共同祖先的近亲结婚,对遗传的影响极小,与在群体中随机结婚对遗传的影响相似,我国《婚姻法》规定的"直系血亲和三代以内的旁系血亲禁止结婚"条款,有利于减少遗传性疾病的发病率,有利于落实优生政策。近亲结婚有害,因为它增加了父母双方相同的有害隐性基因传给下一代的机会,使其子女发生常染色体隐性遗传病的可能性显著增加。

临床上常以亲缘系数、近婚系数和性连锁基因的近婚系数来估计和判断近亲结婚对遗传病的影响程度。

1. 亲缘系数

如果拟测定两个个体间的亲缘关系,可以通过计算两个个体间的亲缘系数来测定,即计算两个个体在一条染色体位点(基因是成对存在的,它在染色体内呈直线排列,并有固定位置)上具有相同基因的概率。

例如,计算父子在同一条染色体上具有相同基因的概率。假设父亲的基因型为 A1A2,母亲的基因型为 A3A4,则儿子有 4 种基因型 A1A3,A1A4,A2A3,A2A4,可得父与子相同基因的概率均为 1/2。若父亲为 A1A2,儿子为 A1A3,则父与子在染色体同一位点上具有相同基因的概率为 1/2;若父亲为 A1A2,儿子为 A1A4,则父与子在染色体同一位点上具有相同基因的概率也为 1/2。当儿子为 A2A3,A2A4 时亦然,总的概率都为 $1/4 \times (4 \times 1/2) = 1/2$,即父子的亲缘系数为 1/2。

又如,计算兄妹在染色体同一位点上具有相同基因的概率。假设父亲的基因型为 A1A2,母亲的基因型为 A3A4,则兄妹均有 4 种基因型,即 A1A3,A1A4,A2A3,A2A4,兄妹的亲缘系数为 $1/16 \times (4 + 8 \times 1/2 + 4 \times 0) = 1/16 \times 8 = 1/2$。祖孙的亲缘系数为 $(1/2)^2 = 1/4$。叔侄的亲缘系数为 $2 \times (1/2)^3 = 1/4$。表兄妹的亲缘系数为 $2 \times (1/2)^4 = 1/8$。表叔侄的亲缘系数为 $2 \times (1/2)^5 = 1/16$。从表兄妹的亲缘系数为 $2 \times (1/2)^6 = 1/32$。可见一级亲缘系数为 1/2,二级为 1/4,三级为 1/8,四级为 1/16,五级为 1/32。必须指出,级与代不能等同,如从表兄妹为五级亲属,却是三代旁系血缘。

2. 近婚系数

有血缘关系的男女结婚,有可能从共同祖先那里获得相同的致病基因,并有可能将他们夫妻相同的致病基因传给其子女,使其子女获得的基因不仅是纯合的,还是等同的。子女获得近亲结婚父母的这样一对基因概率称近婚系数。近婚系数=1/2 亲缘系数。一级亲缘的近婚系数为 $1/2 \times 1/2 = 1/4$,二级为 $1/2 \times 1/4 = 1/8$,三级为 $1/2 \times 1/8 = 1/16$,四级为 $1/2 \times 1/16 = 1/32$,五级为 $1/2 \times 1/32 = 1/64$。

3. 性连锁基因的近婚系数

男女均有 22 对常染色体,对近亲结婚男女所生育的男孩与女孩均有影响,但对 X 染色体则不同,男孩仅有一条,女孩却有两条,且对男孩并无影响,故计算性连锁基因的近婚系数时,只计算女孩的近婚系数。男孩的 X 染色体均来自母亲,所以追查基因传递步骤时不计算男性,尤其是两个男性连接在一起,传递步骤则中断。

例如,姨表兄妹(夫妻双方母亲是姐妹,夫妻不同姓)结婚,其女儿的性连锁基因近婚系数为 $2 \times (1/2)^5 = 1/16$;舅表兄妹(夫妻双方父母为兄妹,夫妻不同姓)结婚,其女儿的性连锁基因近婚系数为 $2 \times (1/2)^4 = 1/8$;堂兄妹(夫妻双方父亲为兄弟,夫妻同姓)结婚和姑表兄妹(夫妻双方父母为姐弟,夫妻不同姓)结婚,其女儿的性连锁基因近婚系数均为 0。

4. 遗传性疾病与近亲结婚的关系

根据上述系数可预测有亲缘关系的父母生育染色体隐性遗传病的概率。以苯丙酮尿症为例,其群体发病率为 $1/50 \times 1/50 \times 1/4 = 1/10000$(群体中杂合体频率为 1/50,子代发病率为 1/4);若为舅表兄妹结婚,苯丙酮尿症儿的发病率为 $1/50 \times 1/8 \times 1/4 = 1/1600$,是非近亲结婚者的 6 倍多。

五、遗传咨询的分类

根据咨询主题和咨询对象的不同,遗传咨询主要有婚前咨询以及孕前、产前咨询。常见的问题有:① 夫妻一方有遗传病家族史,该病能否累及本人及其子女? ② 生育过畸形儿是否为遗传性疾病,能否影响下一代? ③ 夫妻一方已确诊有遗传病,询问治疗方法及效果。其他的遗传咨询有儿科相关遗传病咨询、肿瘤遗传咨询及其他专科咨询(如神经遗传病咨询、血液病咨询等)。

1. 婚前咨询

婚前咨询是指通过询问病史、调查家系、分析家谱,再结合全面的体格检查所见,对绝大多数的遗传缺陷进行确诊,并掌握其传递规律,推算出影响下一代优生的风险度,提出对结婚、生育的具体指导意见,从而减少甚至避免遗传病儿的出生。这是防止出生缺陷发生的第一站。

发现影响婚育的先天性畸形、遗传性疾病或感染性疾病时,要按暂缓结婚、可以结婚但禁止生育、限制生育和不能结婚 4 种情况处理。这种指令性规定带有强制性,应认真执行。

(1)暂缓结婚

可以矫正的生殖器畸形,在矫正之前暂缓结婚,待畸形矫正后再结婚。性传播性疾病需治愈后再结婚;急性传染病控制之前暂缓结婚。

(2)可以结婚但禁止生育

① 男女一方患严重常染色体显性遗传病,如强直性肌营养不良、先天性成骨不全等,目前尚无有效治疗方法,子女发病概率高,而且产前正确诊断困难,可以结婚,但不能生育。② 男女双方均患相同的严重常染色体隐性遗传病,如男女均患白化病,若致病基因相同,其子女发病概率接近 100%;再如,遗传性聋哑,属遗传性通婚,其子女发病概率也极高。③ 男女一方患严重的多基因遗传病,如精神分裂症、躁狂抑郁型精神病、原发性癫痫等,又属于该病的高发家系,后代再现风险率高,即使病情稳定,可以结婚,但也不能生育。

(3)限制生育

对产前能做出准确诊断或植入前诊断的遗传病,可在确诊后选择健康胎儿继续妊娠,否则终止妊娠。如 X 连锁隐性遗传病的传递特点是女方为携带者,有 1/2 可能将致病基因传给男孩成为患者,但男方为患者不直接传给男孩。若已知女方为 X 连锁隐性遗传病(如血友病)基因携带者与正常男性婚配,应做产前诊断判断胎儿性别,只准许生育女孩而限制生育男孩。基因诊断已能在妊娠期间确诊 X 连锁隐性遗传病,也能准确决定胎儿性别而给出是否继续妊娠的意见。

(4)不能结婚

① 直系血亲和三代以内旁系血亲。② 男女双方均患有相同的遗传病,或男女双方家系中患相同的遗传病。③ 严重智力低下,常有各种畸形,生活不能自理,男女双方均患病无法承担家庭及养育子女的义务,其子女智力低下的概率也很大,故不能结婚。

2. 孕前、产前咨询

孕前、产前咨询的目的是指导计划怀孕的夫妇在双方身心健康、家庭及工作环境良好的状况下妊娠,以减少出生缺陷的发生。包括:在详细询问病史及体格检查后,对夫妇双方健康状况进行评估,对患者提出治疗建议,对未发现明显疾病者指导落实健康促进措施。

主要遇到的遗传咨询问题有：① 夫妻一方或家属曾生育有遗传病儿或先天畸形儿，再生育下一代患病概率有多大？能否预测？② 已生育过患儿，再生育是否是患儿？③ 夫妻多年不孕或习惯性流产，希望获得生育指导。④ 夫妻一方尤其是妊娠期间接触过放射线、化学物质，服用过药物，会不会影响第二代，导致胎儿畸形？

（1）本人或家族中有不良孕产史，如畸胎史、死胎死产史、习惯性流产或早产史等，应尽可能查明原因。例如，一对夫妇曾生育过严重水肿的胎儿，又出生在 α-地中海贫血高发区，在下次妊娠前，应当检测夫妇双方是否为 α-地中海贫血疾病基因携带者。明确诊断后，在下次妊娠时可以进行着床前基因诊断（preimplantation genetic diagnosis，PGD），避免再次出现严重患儿。

（2）患心脏病、高血压、慢性肾炎、糖尿病、甲亢、自身免疫性疾病的计划妊娠妇女，应确定疾病类型、疾病的控制情况，评价目前的器官功能状况，能否胜任妊娠，以及所用药物对未来妊娠的影响等。例如，计划妊娠妇女是一位糖尿病患者，应当先评估糖尿病的病程与分期、重要器官受累情况、能否胜任妊娠，以及不良妊娠结局风险的大小。若可以妊娠，嘱患者在血糖控制良好的状态下尝试妊娠。再如，系统性红斑狼疮患者经治疗后已达静止状态，仍需小剂量环磷酰胺维持，患者决定尝试妊娠前应当改成糖皮质激素维持，以减少药物对妊娠的不良影响，同时也便于妊娠期维持用药。

（3）患结核、梅毒、急性病毒性肝炎等传染病的计划妊娠妇女，应先积极进行相应治疗，最好在疾病治预后再妊娠。当有弓形体、巨细胞病毒、风疹病毒、单纯疱疹病毒等原发感染时，应及时治疗，获得保护性抗体后再妊娠。对通过免疫接种便可获得终身免疫的风疹病毒来说，提倡女性婚前即接种疫苗。乙型肝炎病毒负载量很重时，最好先抗病毒治疗，再考虑妊娠。

（4）患生殖器官肿瘤，如卵巢肿瘤应先手术明确肿瘤性质，如为良性则剥除肿瘤后再妊娠，以减少妊娠期的并发症。宫颈上皮内瘤变者应根据其程度做相应处理后再妊娠。

（5）改变不良的生活方式，如戒烟、控制饮酒。众多研究表明妊娠期吸烟与出生缺陷、低体重儿有关；胎儿及新生儿酒精综合征对其将来的神经系统发育和精神行为有不良影响。

（6）避免接触有害有毒物质。如从事某种需长期接触铅、铜、汞等有毒重金属元素工作的职业者，应注意体内有无蓄积，需待这些物质排泄至正常水平后再考虑妊娠。

（7）补充叶酸或含有叶酸的多种维生素。循证医学的证据表明，妊娠前以及早期妊娠补充叶酸或含叶酸的多种维生素可明显降低神经管畸形的风险，也可减小脐膨出、先天性心脏病等发病风险。目前我国已在早期妊娠免费推广补充每片 0.4 mg 的低剂量叶酸。

孕前咨询除详细询问病史、体格检查外，还可考虑进行必要的实验室检查，如血常规、尿常规、ABO 及 Rh 血型、肝功能、乙肝病毒标志物、梅毒血清学检测、艾滋病抗体检测、胸片等以帮助进行健康状况的评估。

六、遗传咨询的原则与注意事项

原卫生部 2002 年颁布的《产前诊断技术管理办法》相关配套文件的附件 4 中的《遗传咨询技术规范》明确提出了遗传咨询应遵循的原则：

（1）遗传咨询人员应态度亲和，密切注意咨询对象的心理状态，并给予必要疏导。

（2）遗传咨询人员应尊重咨询对象的隐私权，对咨询对象提供的病史和家族史给予保密。

（3）遵循知情同意的原则,尽可能让咨询对象了解疾病可能发生的风险,以及建议采用的产前诊断技术的目的、必要性、风险等,是否采用某项诊断技术由受检者本人或其家属决定。

在遗传咨询过程中,对咨询对象,应注意的问题有:

（1）阐明各种产前诊断技术应用的有效性、局限性,所进行筛查或诊断的时限性、风险和可能结局。

（2）说明使用的遗传学原理,用科学的语言解释风险。

（3）解释疾病性质,提供病情、疾病发展趋势和预防的信息。

（4）在咨询过程中尽可能提供客观、依据充分的信息,在遗传咨询过程中尽可能避免医生本人的导向性意见。

此外,根据伦理和道德原则,遗传咨询还要注意遵循以下原则:

（1）患者自愿原则。尊重咨询对象的意愿和决定,确保任何决策的选择均不受任何压力的胁迫和暗示,尤其是对于妊娠方式、妊娠结局的选择以及遗传学检测。尊重咨询者因宗教信仰和社会背景而产生的不同态度及观点。

（2）无倾向性原则。在遗传咨询的选择中,没有绝对正确的方案,也没有绝对错误的方案,医务人员的角色是帮助来咨询者了解不同方案的利弊,而不是替他们做出选择。非指令性原则一直是医学遗传咨询遵循的原则,同时也被世界卫生组织遗传咨询专家委员会认可。2002 年原卫生部颁布的《产前诊断技术管理办法》中明确指出医师可以提出医学建议,患者及其家属有选择权。

（3）公平原则。指理想的状态是所有遗传学服务(包括咨询与检测)应该被平等地提供给所有需要的人。

（4）档案保留原则。为保证咨询质量,应建立个案记录、咨询登记,以便查找,有利于咨询者再次咨询时参考。

自 测 题

一、名词解释

1. 出生缺陷
2. 遗传咨询
3. 非整倍体
4. 整倍体
5. 21-三体综合征

6. 18-三体综合征
7. 13-三体综合征
8. 猫叫综合征
9. Turner 综合征
10. 超 Y 综合征

11. Klinefelter 综合征
12. 核型分析
13. 45,X/46,XX
14. TORCH

二、选择题

1. 遗传咨询的原则不包括下列哪项?（   ）

A. 自主原则
B. 知情同意原则
C. 倾向性原则
D. 守密和尊重隐私原则

2. 遗传咨询的类别不包括（   ）。

A. 婚前咨询   B. 孕前咨询

C. 产科相关法律咨询   D. 产前咨询

3. 人类遗传性疾病中不包括哪些?(   )

A. 单基因遗传病   B. 多基因遗传病   C. 先天性疾病   D. 染色体病

4. 下列哪项是 21-三体综合征染色体核型中最常见的?(   )

A. $46, XX(XY), -14, +t(14q\ 21q)$ B. $45, XX(XY), -14, -21+t(14q\ 21q)$

C. $46, XX(XY), -21, +t(14q\ 21q)$ D. $47, XX(XY), +21$

5. 下列哪项不属于常染色体显性遗传系谱的特点?(   )

A. 性状的传递与性别无关

B. 系谱一般看不到连续传递

C. 患者双亲中必有一人为患者,患者绝大多数为杂合体,患者的同胞中约有 1/2 的可能性也为患者

D. 双亲无病时,子女一般不会患病

6. 下列哪项不属于常染色体隐性遗传系谱的特点?(   )

A. 它的发生与性别有关,男女发病机会不等

B. 致病基因只有在纯合状态下才会致病

C. 患者的双亲表型往往正常,但都是致病基因的携带者,出生患儿的概率是 1/4,患儿的正常同胞中有 2/3 的可能性为携带者

D. 系谱中患者的分布是散在的,通常看不到连续遗传现象,有时系谱中甚至只有先症者一个患者

7. 下列哪项不属于 X 伴性显性遗传的特点?(   )

A. 人群中女性患者比男性患者多一倍,前者病情常较轻

B. 患者的双亲中必有一名是该病患者

C. 男性患者的女儿全部为患者,儿子全部正常

D. 系谱中看不到连续传递现象

8. 下列哪项不是 X 伴性隐性遗传的特征?(   )

A. 人群中男性患者数量与女性无差别

B. 双亲无病时,儿子可能发病,女儿则不会发病;儿子如果发病,母亲肯定是携带者,女儿也有 1/2 的可能性为携带者

C. 男性患者的兄弟、外祖父、舅父、姨表兄弟、外甥、外孙等也有可能是患者

D. 如果女性是患者,其父亲一定也是患者,母亲一定是携带者

9. 下列哪项不是典型的单基因遗传病的特点?(   )

A. 如果是常染色体遗传病,男女没有差别

B. 如果是伴性遗传病,男女有差别

C. 如果是显性遗传病,则代代相传,如果是隐性遗传病,则隔代遗传

D. 受环境因素影响较大

10. 下列哪项不属于多基因遗传病的特点?(   )

A. 血缘亲属关系越近,发病率越高

B. 病情越严重,子女再发风险越高

C. 多基因遗传病的发病率与种族及性别无关

D. 在同一家庭中患同一种多基因遗传病的人数越多,再发风险就越高

11. 在描述染色体结构中"inv"表示( )。

A. 缺失 B. 易位 C. 插入 D. 倒位

12. 在描述染色体结构中"del"表示( )。

A. 缺失 B. 易位 C. 插入 D. 倒位

13. 在描述染色体结构中"dup"表示( )。

A. 缺失 B. 易位 C. 插入 D. 重复

14. 在描述染色体结构中"ins"表示( )。

A. 缺失 B. 易位 C. 插入 D. 重复

15. 多发性骨软骨瘤为( )。

A. 常染色体显性遗传(AD) B. 常染色体隐性遗传(AR)

C. X 连锁显性遗传 D. Y 连锁显性遗传

16. 白化病是( )。

A. 常染色体显性遗传(AD) B. 常染色体隐性遗传(AR)

C. X 连锁显性遗传 D. Y 连锁显性遗传

17. DMD 是( )。

A. 唐氏综合征 B. 胎儿神经管畸形

C. 地中海贫血 D. 假性肥大性肌营养不良症

18. 关于染色体分组,下列哪项说法是不正确的? ( )

A. 按照各对染色体大小、着丝粒位置不同分组

B. X 属于 G 组,Y 属于 C 组

C. A,B 组为大染色体

D. C,D 组为中等大染色体

19. 下列关于产前诊断对染色体核型显带技术的要求正确的是( )。

A. 400 条带水平对于结构异常是基本要求,550 条带水平应该作为理想目标

B. 350 条带水平对于结构异常是基本要求,400 条带水平应该作为理想目标

C. 300 条带水平对于结构异常是基本要求,450 条带水平应该作为理想目标

D. 250 条带水平对于结构异常是基本要求,400 条带水平应该作为理想目标

20. AB 型血男子与 O 型血女子结婚,后代不可能出现的血型是( )。

A. A 型 B. B 型 C. O 型 D. AB 型及 O 型

21. 下列有关 Turner 综合征的说法中错误的是( )。

A. 核型为 45,X B. 核型为 45,Y

C. 又称先天性卵巢发育不全综合征 D. 是典型的单体型非整倍体

22. 下列有关 Klinefelter 综合征的说法中错误的是( )。

A. 核型为 47,XXY B. 核型为 47,XXX

C. 又称先天性睾丸发育不全症 D. 是性染色体三体型非整倍体

三、简答题

1. 简述人类遗传病可分为哪几种类型。

2. 简述染色体疾病的分类,分别各举 2 个例子。

3. 遗传咨询的对象有哪些?

四、论述题

试论述遗传咨询的原则和需要注意的问题。

参考答案

一、名词解释

1. 出生缺陷：也称先天异常，是指婴儿出生前发生的身体结构、功能或代谢异常。出生缺陷可由染色体畸变、基因突变等遗传因素或环境因素引起，也可由这两种因素交互作用或其他不明原因所致，通常包括先天畸形、染色体异常、遗传代谢性疾病、功能异常（如盲、聋和智力障碍等）。

2. 遗传咨询：是由从事医学遗传的专业人员或咨询医师，就咨询对象提出的家庭中遗传性疾病的发病原因、遗传方式、诊断、预后、发病风险率、防治等问题予以解答，并对其婚育问题提出建议与指导。

3. 非整倍体：正常人类细胞为二倍体，含有 46 条染色体。在减速分裂过程中，只有个别染色体发生了不分离，使体细胞的染色体数目增加或减少 1～2 条，结果染色体数目不是 23 的整倍数，即称为非整倍体，任何不成倍增加或者减少的染色体异常个体均称为非整倍体。

4. 整倍体：染色体的数目变化是单倍体(n)的整数倍，即以 n 为基数，整倍地增加或减少。整倍体发生的机制为：① 双雄受精；② 双雌受精（第二极体未被排出）。

5. 21-三体综合征：又称先天愚型，是最常见、最早能诊断的染色体病，也是导致先天性中度智力障碍最常见的遗传学原因。新生儿发生率为 1/800～1/600。早在 1866 年，英国医生 Langdon Down 首次对此病做出临床描述，所以又称唐氏综合征（Down's syndrome）。21-三体综合征患者按核型可分为四种类型，即标准型、易位型、嵌合型、部分 21-三体型。

6. 18-三体综合征：又称 Edward's 综合征，是次于先天愚型的第二种常见染色体三体征。其发生率为 1/7000～1/3500，其中 80％为女性患儿。95％的 18-三体胚胎会自发性流产，即使能出生的患儿大多也于出生后不久死亡，平均生存期为 70 天，90％于 1 岁内死亡。18-三体综合征的发生风险与孕妇年龄有关，孕妇年龄越大风险越高。核型分类：① 标准型占 80％，核型为 47,XN,＋18；② 嵌合体型占 10％，核型为 47,XN,＋18 或 46,XN。

7. 13-三体综合征：又称 Patau 综合征，其发生率为 1/20000～1/25000，女性多于男性，发病风险随母亲的年龄增高而升高。核型分类：① 标准型占 80％，核型为 47,XN,＋13；② 罗氏易位型约占 20％；③ 嵌合体型少见。

8. 猫叫综合征：5P 部分单体综合征（5P partial syndrome）又称猫叫综合征，发生率为 1/50000，性别比为女∶男＝6∶5，是部分缺失综合征中最常见的类型。主要临床表现：哭声尖弱，类似猫叫。宫内生长迟缓、低体重、小头。婴儿期脸部不对称、眼距宽、外眼角下斜、内眦赘皮、斜视、耳低位、下颌小、先天性心脏病、肾畸形。患有极度的智力障碍（IQ≤20），大部分患者可活到儿童期，少数成年者带有严重智力障碍。大部分能行走，但具有严重的语言障碍。

9. Turner 综合征：特纳综合征又称先天性卵巢发育不良、性腺发育不全，是最常见的性染色体异常。1938 年由 Turner 最早发现。其发生率为 1/5000（女新生儿）。95％～98％的这种胚胎会发生自然流产。在活产病例中,55%以上的核型为45,X,其中约3/4是父亲性染色体丢失。主要临床表现:低出生体重、短颈、蹼颈、肘外翻、后发际低;身材矮小、幼稚型生殖器、原发闭经、不育、伴有不同程度的智力落后。

10. 超Y综合征:超Y综合征最常见的核型为47,XYY,是一种常见的染色体疾病,男新生儿的发病率为1/1000。由于其表型基本正常,没有特殊的临床指征,所以多数病人都未能在儿童期甚至成年期得到诊断。除了47,XYY核型外,还有较少见的48,XYYY;49,XYYYY;47,XYY/46,XY等核型。主要临床表现:典型的超Y综合征患者在儿童期的临床表现并不突出,成年后主要表现为身材特别高大、轻度不对称脸、轻度的漏斗胸或鸡胸、智力正常或智力发育轻度障碍、行为怪癖、暴力或犯罪倾向高于正常男性;第二性征和生育力正常,少数可见外生殖器发育不良。一般能成活到成年期。

11. Klinefelter综合征:又称先天性睾丸发育不全症(Klinefelter's syndrome),此类患者的核型80%为47,XXY,其他有47,XXY/46,XY;47,XXY/46,XY/45,X等,其发生率为1/1000~2/1000(男婴),表现不育的男子约1/10具有此类异常核型。它是引起男性生殖功能低下的最常见的疾病。主要临床表现:身材高大,表型为男性,到青春期后表现出睾丸小、精子缺乏、阴茎短小、不育;具有无喉结、无胡须、阴毛分布呈女性型、皮肤较细嫩、乳房过度发育等女性化性状,有的患者还表现出不同程度的智力和精神障碍。一般能活到成年。

12. 核型分析:将待测细胞的核型进行染色体数目、形态特性的分析,确定其是否与正常核型完全一致。核型分析可帮助诊断由染色体异常引起的遗传病。人类正常女性的核型书写格式为46,XX;正常男性的核型书写格式为46,XY。

13. 45,X/46,XX:嵌合体的一种。在同一个体的体细胞中含有2种或2种以上核型。嵌合体通常是受精卵在早期卵裂期发生某一染色体的姐妹染色单体不分离,或染色体丢失形成的。如46,XX/47,XX,+21;45,X/46,XY/47,XYY等。

14. TORCH:TORCH是由一组病原微生物英文名称的首字母组合而成的,其中T指弓形体(toxoplasma,TOX),O指其他(others,如梅毒螺旋体、微小病毒B19等),R指风疹病毒(rubella virus,RV),C指巨细胞病毒(cytomegalovirus,CMV),H主要指单纯疱疹病毒(herpes simplex virus,HSV)。TORCH综合征指由TORCH感染所致的围产儿的症状和体征,如流产、死胎、早产、先天畸形等,即使幸存,也可遗留中枢神经系统等损害。孕妇感染后多无症状或症状轻微,但可垂直传播给胎儿,引起宫内感染。

二、选择题

1. C　2. C　3. C　4. D　5. B　6. A　7. D　8. A　9. D　10. C　11. D　12. A　13. D　14. C　15. A　16. B　17. D　18. B　19. A　20. D　21. B　22. B

三、简答题

1. 人类遗传病可分为以下6种类型:① 单基因遗传病;② 多基因遗传病;③ 染色体疾病;④ 基因组疾病;⑤ 线粒体遗传病;⑥ 体细胞遗传病。

2. 染色体疾病包括染色体数目异常和结构异常。① 染色体数目异常包括整倍体(如三倍体等)和非整倍体(如21-三体、18-三体、13-三体综合征等,47,XXX综合征和45,X综合征等)异常。② 染色体结构异常包括染色体部分缺失、重复、易位、倒位、插入、等臂以及环形染色体等。

临床上根据染色体的不同又分常染色体疾病和性染色体疾病。常见的常染色体疾病有三体综合征、5P部分单体综合征、18P部分单体综合征。常见的性染色体疾病有:特纳综合征、超 X 综合征、超 Y 综合征等。

3. 遗传咨询对象包括：① 夫妇双方或家系成员患有某些遗传病或先天畸形者；② 曾生育过遗传病患儿的夫妇；③ 不明原因智力低下或先天畸形儿的父母；④ 不明原因的反复流产或有死胎、死产等情况的夫妇；⑤ 婚后多年不育的夫妇；⑥ 35 岁以上的高龄孕妇；⑦ 长期接触不良环境因素的育龄青年男女；⑧ 孕期接触不良环境因素以及患有某些慢性病的孕妇；⑨ 常规检查或常见遗传病筛查发现异常者；⑩ 其他需要咨询的情况。

四、论述题

原卫生部 2002 年颁布的《产前诊断技术管理办法》相关配套文件的附件 4 中的《遗传咨询技术规范》明确提出了遗传咨询应遵循的原则：

（1）遗传咨询人员应态度亲和，密切注意咨询对象的心理状态，并给予必要疏导。

（2）遗传咨询人员应尊重咨询对象的隐私权，对咨询对象提供的病史和家族史给予保密。

（3）遵循知情同意的原则，尽可能让咨询对象了解疾病可能的发生风险，以及建议采用的产前诊断技术的目的、必要性、风险等，是否采用某项诊断技术由受检者本人或其家属决定。

在遗传咨询过程中，对咨询对象，应注意的问题有：

（1）阐明各种产前诊断技术应用的有效性、局限性，所进行筛查或诊断的时限性、风险和可能结局。

（2）说明使用的遗传学原理，用科学的语言解释风险。

（3）解释疾病性质，提供病情、疾病发展趋势和预防的信息。

（4）在咨询过程中尽可能提供客观、依据充分的信息，在遗传咨询过程中尽可能避免医生本人的导向性意见。

此外，根据伦理和道德原则，遗传咨询还要注意遵循以下原则：

（1）患者自愿原则。尊重咨询对象的意愿和决定，确保任何决策的选择均不受任何压力的胁迫和暗示，尤其有关妊娠方式、妊娠结局的选择以及遗传学检测方面。尊重咨询者因宗教信仰和社会背景而产生的不同态度及观点。

（2）无倾向性原则。在遗传咨询的选择中，没有绝对正确的方案，也没有绝对错误的方案，医务人员的角色是帮助来咨询者了解不同方案的利弊，而不是替他们做出选择。非指令性原则一直是医学遗传咨询遵循的原则，同时也被世界卫生组织遗传咨询专家委员会认可。2002 年原卫生部颁布的《产前诊断技术管理办法》中明确提出医师可以提出医学建议，患者及其家属有选择权。

（3）公平原则。指理想的状态是所有遗传学服务（包括咨询与检测）应该被平等地提供给所有需要的人。

（4）档案保留原则。为保证咨询质量，应建立个案记录、咨询登记，以便查找，有利于咨询者再次咨询时参考。

第二章 产前筛查、产前诊断与孕期用药

第一节 产 前 筛 查

规范的产前检查能够及早防治妊娠并发症或合并症,及时发现胎儿异常,评估孕妇及胎儿安全状况,确定分娩时机和分娩方式,保障母婴安全。产前检查的内容包括详细询问病史、全面体格检查、产科检查及必要的辅助检查。我国《孕前和孕期保健指南(2018 年)》推荐的产前检查孕周分别是妊娠 $6 \sim 13^{+6}$ 周,$14 \sim 19^{+6}$ 周,$20 \sim 24$ 周,$25 \sim 28$ 周,$29 \sim 32$ 周,$33 \sim 36$ 周,$37 \sim 41$ 周(每周 1 次),有高危因素者可酌情增加次数。

产前筛查(prenatal screening)是产前检查的一部分,是通过血清学、影像学等经济、简便和较少创伤的办法对孕妇群体进行检查,从中筛选出可能怀有异常胎儿的高危孕妇进行产前诊断,提高产前诊断的阳性率,最大限度减少异常胎儿的出生。产前筛查是出生缺陷的二级预防措施,需要遵循知情同意和隐私保护原则。应当注意的是,产前筛查试验不是确诊试验,筛查阳性结果只是意味着患病的风险升高,而并非诊断疾病;同样,阴性结果只是提示低风险,也并非正常。筛查结果阳性的患者需要做进一步确诊试验,切不可根据筛查结果草率决定终止妊娠。

目前广泛应用产前筛查的疾病有非整倍体染色体异常、神经管畸形和胎儿结构畸形。

一、筛查前准备——临床信息采集

(1) 信息要求准确,包括年龄、体重、种族、吸烟情况、糖尿病史、妊娠方式(母血清筛查的干扰因素)。体重:母体体重升高后因稀释的原因会降低生化指标的检测值。

(2) 利用胎儿 B 超测量值估算孕周。

二、非整倍体染色体异常的产前筛查

非整倍体是指任何非成倍增加或者减少的染色体异常个体。大约有 8% 的受精卵存在非整倍体染色体异常,其中 50% 在早孕期流产,存活下来但伴有缺陷的染色体异常个体占新生儿的 0.64%。以唐氏综合征(21-三体)为代表的非整倍体染色体异常是产前筛查的重点。

为便于不同实验室检测数据相互比较,通常将某个孕妇的实际检测值与相同孕周的正常孕妇检测值中位数进行比对,得出实际检测值相当于中位数的倍数(multiple of the median,MOM),即 MOM 值,计算各指标的发病似然比,最后综合得出生育某种非整倍体患儿如 21-三体的风险。由于上述标志物在血液中的含量会随孕龄而改变,故产前筛查计算风

险值一定要参照准确的孕龄,目前公认以早孕期超声测量的胎儿头臀长(crown-rump length,CRL)计算孕周最为准确。

(一)早孕期筛查

早孕期筛查一般是指在孕 7～13 周内进行的检查。

1. 二联方案

二联方案是指以血清妊娠相关蛋白-A(pregnancy associated plasma protein-A,PAPP-A)和游离 β-人绒毛膜促性腺激素(free beta human chorionic gonadotropin,f-β-hCG)为指标,结合孕妇年龄等参数计算胎儿罹患非整倍体如 21-三体、18-三体风险的联合筛查方案(见表 2.1.1)。

表 2.1.1　早孕期血清学筛查二联方案与胎儿畸形的关系

	21-三体	18-三体	13-三体
PAPP-A	降低(50%)	降低(50%)	降低(50%)
f-β-hCG	升高(2 倍)	降低(50%)	降低(50%)

2. NT 厚度超声检测

NT 厚度超声检测即测定胎儿颈项透明层(nuchal translucency,NT)厚度。早孕期非整倍体胎儿颈部常有液体积聚,利用超声观察胎儿颈后的皮下积液层的厚度,即 NT 厚度测量是早孕期筛查胎儿非整倍体畸形的重要指标。NT 测量常在妊娠 11～13^{+6} 周(胎儿 CRL 为 45～84 mm)时进行。非整倍体患儿 NT 明显增宽,常处于相同孕周胎儿的第 95 百分位数以上。通过严格质控的早孕期 NT 筛查,21-三体胎儿的检出率可超过 80%,其他染色体异常检出率超过 70%。如果结合母血清 PAPP-A、f-β-hCG 检测,可进一步提高检出率,降低假阳性率。

联合应用血清学和 NT 检测,唐氏综合征的检出率为 85%,假阳性率为 5%。NT 检测需要经过专门的技术培训,并建立良好的质量控制体系。

(二)中孕期筛查

中孕期筛查在孕 14～20 周进行,血清学筛查指标与胎儿畸形的关系可参考表 2.1.2。

1. 三联方案

三联方案是指孕妇血清甲胎蛋白(alpha-fetoprotein,AFP)、人绒毛膜促性腺激素(human chorionic gonadotropin,hCG)或游离 β-人绒毛膜促性腺激素(free beta human chorionic gonadotropin,f-β-hCG)、游离雌三醇(unconjugated estriol,uE3)三联筛查。

2. 四联方案

四联方案是在三联方案的基础上增加抑制素 A(inhibin A,InA)形成四联筛查。抑制素 A 是一个异二聚体的糖蛋白的激素,由女性卵巢的颗粒细胞分泌。抑制素 A 在孕 10～12 周时增加并达到高峰,在中孕期下降成一个平台,但到晚孕期时再一次升高,足月时达到最高水平。和 hCG 一样,在唐氏综合征胎儿的母体中,血清抑制素 A 水平高于正常孕妇水平。抑制素在母体中的血清浓度不依赖于 hCG 浓度的变化。

表 2.1.2　中孕期血清学筛查指标与胎儿畸形的关系

	hCG	uE3	AFP	InA
神经管开放	正常	正常	高	
无脑缺陷	低	低	高	
21-三体	高	低	低	高
18-三体	低	低	低	

根据孕妇血清中这些标志物的升高或降低,再结合孕妇年龄、孕周、体重等可综合计算出胎儿发病的风险。检查孕龄一般设定为 15～20 周,唐氏综合征的检出率为 60%～75%,假阳性率为 5%。该方法还可作为 18-三体和神经管缺陷的筛查方式。

(三)早、中孕期整合筛查

整合早孕期和中孕期的筛查指标可提高检出率,降低假阳性率。但整合筛查持续时间较长,可能会给孕产妇带来一定的心理负担。整合方式有三种:

(1)整合产前筛查(integrated prenatal screening,IPS)

首先在孕 10～13^{+6} 周检测血清 PAPA,β-hCG 和在孕 11～13^{+6} 周超声检查 NT;然后在中孕期 15～20 周行血清学四联试验。联合 6 项指标,获得唐氏综合征的风险值。与早孕期筛查相比,在检出率相同的情况下,可以降低假阳性率。

(2)血清序贯筛查(sequential integrated test)

血清序贯筛查是指在整合产前筛查中去除 NT 检查,该方法可达到早孕期联合筛查相同的效果。

(3)酌情筛查(contingent screening)

首先进行早孕期筛查,筛查结果为胎儿风险极高者(唐氏综合征风险率≥1/50),建议绒毛穿刺取样(chorionic villus sampling,CVS)。其他孕妇继续妊娠至中期进行四联试验,获得综合的风险评估报告。

(四)超声遗传学标志物(软指标)筛查

核型异常的胎儿往往存在解剖学改变和结构畸形,可通过超声检查发现,但染色体异常相关的超声指标异常仅提示染色体非整倍体异常的风险增高,这可以是正常胎儿的变异,也可以是一过性的,至晚孕期或出生后可缓解或消失,不一定发生后遗症。因此,超声检查发现的遗传学标志物又称为软指标(soft markers),包括早孕期的 NT 增厚、鼻骨(nasal bone,NB)缺失、中孕期的颈部皮肤皱褶(nuchal fold)增厚、肠管回声增强(echogenic bowel)、肾盂扩张(pyelectasis)、长骨(肱骨、股骨)短缩[shortened long bones(humerus,femurs)]、心室内强光点(echogenic intracardiac focus)、脉络膜囊肿(choroid plexus cysts)等。另外,超声发现结构性畸形的胎儿也可提示染色体异常的风险增高,但为何种风险取决于具体的畸形和发现的时机,如淋巴水囊瘤在早孕期发现与三倍体有关,在中孕期发现与 X 染色体单体有关。

超声软指标异常应注意是否存在其他结构畸形,并根据特定软指标的风险度,决定是否需要做进一步的产前诊断。

（五）无创产前检测技术

无创产前检测技术（noninvasive prenatal test，NIPT）是根据孕妇血浆中胎儿来源的游离 DNA 信息筛查常见的非整倍体染色体异常的方法。目前绝大部分采用二代测序和信息生物学技术，筛查的准确性高，对 21-三体、18-三体和 13-三体筛查的检出率分别为 99％，97％和 91％，假阳性率在 1％以下。但在可能存在胎儿其他染色体或基因疾病风险的孕妇、胎儿结构畸形、孕妇本身存在染色体异常、胎盘嵌合体等特殊情况下，不宜采用 NIPT。目前此技术主要用于 $12\sim22^{+6}$ 周临界风险病例进一步筛选，减少不必要的侵入性产前诊断，降低孕产妇不良事件发生风险。

三、神经管畸形的产前筛查

1. 血清学筛查

约有 95％的神经管缺陷（neural tube defects，NTDs）患儿无家族史，但约 90％的孕妇血清和羊水中的 AFP 水平升高。筛查应在妊娠 15～20 周进行，以中位数倍数（MOM）为单位。以 2.0 MOM 为 AFP 正常值的上限，筛查的阳性率为 3％～5％，敏感性在 90％以上，阳性预测值为 2％～6％。影响孕妇血清 AFP 水平的因素不是单一的，而是受多种因素影响，如孕龄、孕妇体重、种族、糖尿病、死胎、多胎、胎儿畸形、胎盘异常等。

2. 超声筛查

99％的 NTDs 可通过中孕期的超声检查获得诊断，因此孕妇血清 AFP 升高但超声检查正常者，可不必抽取羊水检测 AFP。另外，3％～5％的 NTDs 为非开放性畸形，羊水 AFP 水平在正常范围内。

四、胎儿结构畸形的产前筛查

1. 早孕期超声影像学筛查

除 $11\sim13^{+6}$ 周胎儿 NT 筛查外，部分无脑儿、全前脑、脊柱裂、联体双胎等畸形可能在早孕期被发现。

2. 中孕期系统性超声筛查

最佳检测孕周为 18～24 周，建议所有孕妇在此时期均进行一次系统的胎儿超声检查。此时胎儿活跃，羊水相对较多，胎儿骨骼尚未骨化、脊椎骨质的超声影像对检查结果影响小，便于从各个角度观察胎儿结构。胎儿结构筛查包括胎儿各系统，如颅骨、大脑、小脑、脑室、脊髓等中枢神经系统，心脏，肺脏，胸壁，胸腔，颜面，腹壁，腹腔器官，肾，四肢，手足等，还包括胎盘、脐带的检查，每例检查需要较长的时间，由经过培训合格的超声人员或产科医师进行。通过超声对胎儿各器官进行系统的筛查，可以发现胎儿严重的结构畸形，如无脑儿、严重脑膨出、严重开放性脊柱裂、严重胸腹壁缺损并内脏外翻、单腔心、致死性软骨发育不良等。中孕期产前超声胎儿畸形的检出率为 50％～70％，而漏诊的主要原因有：① 母体因素，如孕周、羊水、胎位、母体腹壁等；② 部分胎儿畸形的产前超声检出率极低，如房间隔缺损、室间隔缺损、耳畸形、指/趾异常、肛门闭锁、食管闭锁、外生殖器畸形、闭合性脊柱裂等；③ 部分胎儿畸形目前还不能为超声所发现，如甲状腺缺如、先天性巨结肠等。

五、胎肺成熟度的监测

（1）妊娠孕周满 34 周（经早孕期超声核对）胎儿肺发育基本成熟。

（2）羊水卵磷脂与鞘磷脂比值（lecithin/sphingomyelin ratio，L/S）≥2，提示胎儿肺成熟。也可用羊水振荡试验（泡沫试验，foam stability test）间接估计 L/S 值。

（3）磷脂酰甘油（phosphatidyl glycerol，PG）阳性，提示胎肺成熟。

六、子痫前期的预测

子痫前期的预测对于早期预防和早期治疗，降低母婴死亡率有重要意义，但目前尚无特别有效、可靠和经济的预测方法。首次产前检查应进行风险评估，主张联合多项指标综合评估预测，尤其要联合高危因素。

1. 高危因素

流行病学调查发现孕妇年龄≥40 岁、子痫前期病史、抗磷脂抗体阳性、高血压、慢性肾炎、糖尿病或遗传性血栓形成倾向、初次产检时 BMI≥35 kg/m^2、子痫前期家族史（母亲或姐妹）、本次妊娠为多胎妊娠、首次怀孕、妊娠间隔时间≥10 年以及早孕期收缩压 130 mmHg 或舒张压 80 mmHg 等均与子痫前期密切相关。

2. 生化指标

生化指标包括可溶性酪氨酸激酶-1（soluble Fms-like tyrosine kinase-1，sFlt-1）、胎盘生长因子（placental growth factor，PLGF）、胎盘蛋白 13（placental protein 13，PP13）、可溶性内皮因子（soluble endoglin，sEng）等。生化指标联合高危因素，有一定的预测价值。

3. 子宫动脉多普勒血流检测

在妊娠 20～24 周时进行，如子宫动脉搏动指数和阻力指数持续升高或出现子宫动脉舒张早期切迹等病理波形，则预示有子痫前期的可能。

第二节　产　前　诊　断

产前诊断（prenatal diagnosis）是指在胎儿出生之前应用各种检测手段，如影像学、生物化学、细胞遗传学及分子生物学等技术，全面评估胎儿在宫内的发育状况，对先天性和遗传性疾病做出诊断，为进一步的出生缺陷干预（包括胎儿宫内治疗，如手术、药物、基因治疗等）及选择性终止妊娠提供依据。

一、产前诊断的对象

产前诊断的对象为出生缺陷的高危人群。除了产前筛查检出的高风险人群外，还有需要根据病史和其他检查确定的高风险人群。建议进行产前诊断检查的指征如下：

（1）羊水过多或者过少。

（2）筛查发现染色体核型异常的高危人群、胎儿发育异常或可疑结构畸形。

（3）早期妊娠时接触过可能导致胎儿先天缺陷的物质。

（4）夫妇一方患有先天性疾病或遗传性疾病，或有遗传病家族史，或曾经分娩过先天性严重缺陷婴儿。

（5）年龄≥35周岁。

二、产前诊断的方法

可根据医疗条件应用以下方法：

1. 超声检查

超声检查的目的是明确胎儿有无结构异常，主要包括二维灰阶成像、三维/实时三维成像、彩色血流多普勒、脉冲多普勒等，对筛查怀疑的胎儿结构异常做进一步检查。

产前诊断性超声检查是针对临床或产前超声筛查发现的胎儿异常，围绕可能的疾病进行有针对性的、全面的检查，并做出影像学诊断。超声检查诊断出生缺陷存在以下局限性：① 出生缺陷必须存在解剖异常，而且该异常必须明显到足以让超声影像能分辨和显现；② 超声检查必须在合适的时间进行，可在早孕期获得诊断的疾病有脊柱裂、全前脑、右位心、联体双胎等，需在晚孕期才能诊断的疾病有脑积水、肾盂积水、多囊肾等，还有一些异常的影像学改变可在早孕期出现，以后随访时消失；③ 超声发现与染色体疾病有关的结构畸形需进行胎儿核型分析。

2. 磁共振（MRI）检查

MRI 为非常规检查方法，只针对超声检查发现异常但不能明确诊断的胎儿。MRI 可以诊断的胎儿结构异常有：① 中枢神经系统异常，如侧脑室扩张、后颅窝病变、胼胝体发育不全、神经元移行异常、缺血性或出血性脑损伤等；② 颈部结构异常，如淋巴管瘤及先天性颈部畸胎瘤等；③ 胸部病变，如先天性膈疝、先天性肺发育不全和先天性囊腺瘤样畸形；④ 腹部结构异常，包括脐部异常、肠管异常及泌尿生殖系统异常等。磁共振检查安全性较高，目前尚未发现有磁场对胎儿造成危害的报道。但为确保胎儿安全，对妊娠 3 个月以内的胎儿尽可能避免磁共振检查。

3. 染色体核型分析

利用羊水、绒毛或胎儿血细胞培养，检测染色体核型。

4. 基因检测

利用 DNA 分子杂交、限制性内切酶、聚合酶链反应（PCR）技术等检测 DNA。

5. 基因产物检测

利用羊水细胞、绒毛或胎儿血液进行蛋白质、酶和代谢产物检测，检测胎儿是否有神经管缺陷、先天性代谢疾病等。

6. 胎儿镜检查

胎儿体表畸形可用胎儿镜观察，属有创检查，在胎儿镜下还可进行胎儿皮肤活检。

7. X 线检查

因电离辐射对胎儿有影响，现已很少应用，但可用于终止妊娠后胎儿骨骼畸形的进一步证实。

胎儿染色体和基因疾病的产前诊断可通过绒毛穿刺取样（chorionic villus sampling，

CVS)、羊膜腔穿刺术(amniocentesis)或脐带穿刺术(cordocentesis)等介入性方法获得绒毛、胎儿细胞或脐静脉血。血液标本可以在24～48小时内获得诊断,羊水细胞或绒毛膜绒毛细胞需要培养7～10天才能得到结果。

三、产前诊断的疾病

1. 染色体异常

染色体异常包括染色体数目异常和染色体结构异常两类。

染色体数目异常包括整倍体和非整倍体。整倍体如三倍体(triploidy,69,XXX)、四倍体(tetraploidy,92,XXXX)。非整倍体(aneuploidy)较多见,如某对染色体多一条额外的染色体,又称三体(trisomy),以21-三体、18-三体和13-三体综合征,X染色体三体综合征(47,XXX)和 Klinefelter 综合征(47,XXY)多见;或某对染色体少一条,又称单体(monosomy),最常见的是X染色体缺一条,又称 Turner 综合征(45,X)。

染色体结构异常以缺失、重复、倒位、易位较常见。

患染色体病的胎儿可死于宫内、多次反复流产或为体格、智力发育异常的出生缺陷儿,早期自然流产中染色体异常约占一半。

染色体病的产前诊断主要依靠细胞遗传学方法,即细胞培养、中期染色体显带、核型分析。近些年,随着分子细胞遗传学、分子遗传学检测技术的进步及检测试剂的商品化,对常见的染色体数目异常如21,13,18,X,Y可用荧光原位杂交、荧光定量PCR等技术进行快速产前诊断。常用的检测样本及合适的采样时间如下:

(1) 绒毛细胞制备染色体:属早孕期有创检测,自发育中的胎盘取得一些细胞样本组织(胎儿与胎盘组织源自于相同的细胞),能提供胎儿染色体的异常如21-三体或其他基因的状况。绒毛采样最佳时间为妊娠10～13周,培养时间相对短,为6～8天。极少数绒毛细胞培养为染色体嵌合核型,而胎儿核型正常即所谓"自救",此类患者最好在妊娠中期再进行羊水培养,确定是否为真性异常。因绒毛采样时容易混入母体蜕膜细胞,故要特别注意避免母体细胞污染。

(2) 羊水细胞培养制备染色体:羊水穿刺属于中孕期有创检测,可能会有感染、羊水泄露、流产等风险。通过培养胎儿脱落在羊水中的细胞进行胎儿细胞染色体核型分析及酶学检测,从而对胎儿的染色体病和代谢性遗传病做出诊断。其培养成功率为98%,检测准确率为100%。最佳采样时间为妊娠16～22周,此时羊水量相对多,抽出20～30 mL的羊水不会对胎儿的发育产生不良影响,而且此时羊水中活细胞多(可占30%),培养容易成功。羊水培养时间较长,需7～14日。为了减少患者的焦虑,有的单位同时采用间期细胞直接荧光原位杂交,可在48～72小时获得上述常见染色体数目是否异常的结果。

(3) 胎儿血细胞培养制备染色体:其为中、晚期妊娠常用的检测样本,除用于染色体病诊断外,主要用于胎儿血红蛋白病的诊断。适用于妊娠18周后,26～30周最佳。超声引导下脐带穿刺术穿刺胎儿脐静脉取血,用作核型分析时,培养48～72小时后可制片。此法能校正羊水细胞、绒毛细胞培养出现的假嵌合体,结果准确可靠。

2. 性连锁遗传病

性连锁遗传病以X连锁隐性遗传病居多,如血友病、红绿色盲等。致病基因在X染色体上,而携带致病基因的男性必定发病,携带致病基因的女性为携带者。生育的男孩患病概率为 50%,另 50% 为正常者;生育的女孩表型均正常,但有 50% 的概率为携带者。故判断为男胎后,可考虑进行人工流产以终止妊娠。

患性连锁隐性遗传病的男性与正常女性婚配,生育的男孩不会患病,生育的女孩均为携带者。如不能对性连锁遗传病本身进行诊断,则应确定胎儿性别,以便决定取舍。利用羊水细胞鉴定胎儿性别的正确率尚不能达到 100%。常用的方法有染色体分析、Y 染色体特异性探针进行原位杂交或 Y 染色体特异性 DNA 序列的 PCR 扩增。

3. 遗传性代谢缺陷病

遗传性代谢缺陷病多为常染色体隐性遗传病。因基因突变导致某种酶的缺失,引起代谢抑制、代谢中间产物累积而出现临床表现。除极少数疾病可在早期用饮食控制法(如苯丙酮尿症)或药物治疗(如先天性甲状腺功能减退)使其不发病外,多数疾病至今尚无有效的治疗方法。故开展遗传性代谢缺陷病的产前诊断极为重要,但也十分困难。

测定培养的羊水细胞或绒毛细胞特异酶活性是遗传性代谢缺陷病产前诊断的经典方法。但有些遗传性代谢缺陷病的酶缺陷并不在羊水细胞和绒毛细胞中表达,因此不能用此技术进行产前诊断。可利用分子生物学技术在 DNA 分子水平上对待测的基因进行分析,对有关的遗传性代谢缺陷病做出诊断。常用的产前基因诊断技术有快速 DNA 斑点杂交法、限制性内切酶酶谱分析、寡核苷酸探针杂交法、DNA 限制性片段长度多态性分析、PCR 等。

4. 先天性结构畸形

先天性结构畸形是指有明显的结构改变,如无脑儿、脑积水、开放性脊柱裂、唇腭裂、先天性心脏病、髋关节脱臼等。产前诊断的主要手段包括超声影像、MRI 和胎儿镜等。超声和 MRI 具有分辨率高、诊断方便、无创等优点,可显示胎儿体表及各系统畸形,也可对胎盘功能、脐血管状态、胎儿大小、胎儿体重等进行诊断或判断。胎儿镜虽然是有创性产前诊断手段,但它也能直接观察胎儿体表的畸形,还能采集胎儿的皮肤、肌肉或血液标本做生化、病理或分子遗传学检查,以及胎儿宫内治疗等,故也被临床采用。另外,母血和羊水的生化检测也是一种常用的产前诊断方法,如羊水中乙酰胆碱酯酶异常升高有助于开放性神经管缺陷的诊断。

第三节 孕 期 用 药

孕妇在妊娠期间可能会因为并发各种疾病而需要使用药物。但由于妊娠期是一个特殊的生理时期,在孕妇体内药物会出现药代动力学和药效的变化;药物也可能通过胎盘屏障对胚胎造成不良影响。

一、妊娠对药物代谢的影响

(1) 妊娠期间孕妇血容量增加、血液稀释,使药物分布的容积随之增加,造成游离血药浓度降低。但孕妇低蛋白血症致使血中游离药物增多,游离药物具有药理活性,使孕妇受到更强的药理作用。

(2) 肾血流和肾小球滤过率增加,使药物经肾脏的排出加快。药物半衰期缩短,血药峰浓度降低。但如果发生妊娠并发症导致肾功能受损,则药物排出会受到影响。

(3)肝血流量增加和雌激素水平增加亦增加了药物的代谢速度/能力;同时肝脏负担加重,易造成肝脏损害。有些药物在解毒时,葡萄糖醛酸药物结合能力被抑制,从而导致药物在体内蓄积增加。雌激素水平增高或胆汁在肝脏淤积可使药物在肝脏中的廓清速度下降。

(4)受精后第4周胎盘循环建立,通过胎盘的转运功能使药物在母体和胎儿体内重新分布,母体药物浓度相应下降。

(5)孕妇消化道平滑肌张力降低,胃肠蠕动功能减弱,可减缓药物吸收速率,使得药物在消化道内停留时间延长。增加药物吸收程度使药物达峰值时间延长,改变肝脏的"首关作用"。

二、药物对胎儿的影响

妊娠期间药物可以通过影响母体的内分泌、代谢等间接影响胚胎,也可以透过胎盘屏障直接影响胎儿。最严重的是药物毒性影响胚胎分化和发育,导致胎儿畸形与功能障碍。药物对胚胎的影响大致可分为以下几个时期:

(1)妊娠前期:从卵子发育成熟到卵子受精的时期。在这段时间内,使用药物一般比较安全。但要注意的是,在体内半衰期长的药物,可能会影响胚胎的正常生长。

(2)受精第1～14天:受精卵发育到胚胎形成的时期。这段时间内,如果摄入的药物导致大量胚囊细胞受损,则易导致胚胎死亡。如果只有少量细胞受损,则不会影响其他胚囊细胞最终分化发育成为正常个体。

(3)受精第15天至妊娠3个月左右:该期是经典的致畸期。这段时间内,胎儿首先是心脏、脑开始分化发育,继而是眼、四肢、性腺与生殖器官等开始分化发育。由于各种器官、躯干、四肢在这短短的时间内迅速分化,所以胎儿极易受到包括药物毒性在内的各种致畸因素影响。一旦正在分化的器官受到影响,就可能形成畸形。这段时间内,药物毒性作用越早,发生畸形的可能性越大。

(4)妊娠3个月至分娩:胎儿各主要器官基本分化完成,并继续发育生长。这段时间内药物致畸的可能性大大下降,但有些药物仍可能影响到胎儿的正常发育。

三、妊娠药物安全性分类

对妊娠期孕妇用药的药品安全性分类有好几种办法,其中1979年美国食品和药物管理局(FDA)制定的标准,含义明确,科学客观,广为各国医生所接受。FDA将药品的安全性分为A,B,C,D,X五类,有些药物有两个不同的危险度等级,一是常用剂量等级,二是超常剂量等级。

A类:经临床对照研究,未证实药物在早期妊娠与中、晚期妊娠对胎儿有危害作用。这类药物对胎儿影响甚微,没有致畸性。

B类:经动物实验研究,此类药物未见对胎儿有危害。但无临床对照实验,没有得到有害证据。可在医生观察下使用。

C类:动物实验表明此类药物对胎儿有不良影响。由于没有临床对照实验,因此只能在充分权衡药物对孕妇的好处、胎儿潜在的利益和对胎儿的危害情况下,谨慎使用。

D类:有足够的证据证明此类药物对胎儿有危害性。只有在孕妇有生命威胁或患严重疾病,而其他药物又无效的情况下考虑使用。

X类:各种实验证实此类药物会导致胎儿异常。除了会对胎儿造成危害外,几乎没有益处,是孕前或妊娠期间的禁用药物。

四、常用药物的分类

临床上可供使用的药物种类繁多,各类药物中均有 B,C,D 类,应尽可能选择 B 类药或 C 类药而不用 D 类及 X 类药。

A 类药物极少,正常剂量下维生素等属此类药物,如维生素 A,B 等,但大剂量的维生素 A(每日剂量 20000IU)可致畸,进而转变成 X 类药物。

B 类药物亦不是很多,可喜的是常用的抗生素属于此类。青霉素族及绝大多数的头孢菌素类药物是 B 类药物,如氨苄西林、头孢拉定、头孢三嗪(商品名为菌必治,或称罗士芬)和重症感染时抢救用的头孢他啶(复达欣)等。另外,林可霉素(洁霉素)、氯林可霉素、红霉素、呋喃妥因也是 B 类药。治疗滴虫病和厌氧菌感染的甲硝唑置于 B 类中。抗结核药乙胺丁醇是 B 类药。在常用的解热镇痛药中吲哚美辛(消炎痛)、双氯芬酸(扶他林)、布洛芬(芬必得)均属 B 类药。但要注意的是,妊娠 32 周后,服用吲哚美辛有可能使胎儿发生动脉导管狭窄或闭锁情况,导致胎儿死亡,故 32 周后不应再服用吲哚美辛。在心血管系统药物中洋地黄、地高辛及毛花甙丙(西地兰)均属 B 类药。对胎儿有损害的肾上腺皮质激素类药物中强的松也属 B 类药。

C 类药物较多。抗生素类的喹诺酮类药物,在动物实验中发现氧氟沙星对软骨有损害。常用抗结核药物中仅乙胺丁醇一种为 B 类药,而抗结核药中的对氨基水杨酸钠、异烟肼等为 C 类药,若患者处于妊娠早期又合并肺结核,就应向患者说明情况。抗病毒药大多属 C 类,如阿昔洛韦即无环鸟苷及治疗 AIDS 的齐多夫定(zidovudine)。部分抗癫痫药和镇静剂如乙琥胺(ethosuximide)、非氨脂(felbamate)、巴比妥、戊巴比妥等也属 C 类。在自主神经系统药物中,拟胆碱药、抗胆碱药均属 C 类,至于拟肾上腺素药中部分属 C 类,如肾上腺素、麻黄素、多巴胺等。降压药中甲基多巴、哌唑嗪及常用的血管扩张药,如酚安拉明、安拉唑林、戊四硝脂均属 C 类药,利尿剂中呋塞米(速尿)、甘露醇为 C 类药。在肾上腺皮质激素类药物中,倍他米松及地塞米松属 C 类药。

由于已有实验和临床上的证据显示 D 类药对胎儿有害,所以 D 类药物在妊娠期特别是妊娠早期阶段尽可能不用。在抗生素中四环素族是个典型,妊娠期中若用了四环素或土霉素,会破坏胎儿的齿釉质,至成人时牙齿发黄。氨基糖甙类药物如链霉素等可能损伤第八对颅神经而造成听力丧失。抗肿瘤药几乎都是 D 类药,以甲氨蝶呤(methotrexate,MTX)为例,在 20 世纪 40 年代末期,人们就认识到在白血病合并妊娠时应用 MTX 可以发生绒毛坏死而导致流产,所以在 50 年代初 Hertz 等萌发了用 MTX 治疗绒毛膜癌的想法并获得了成功,时至今日 MTX 已广泛用于治疗与滋养细胞有关的疾病中,如异位妊娠、胎盘植入等;其他抗肿瘤药物如顺铂、5 氟尿嘧啶等亦纷纷加入这个行列。所以抗肿瘤药在妊娠期禁用。

中枢神经系统药物中的镇痛药,小剂量使用为 B 类药,大剂量使用则为 D 类药,特别是长期应用会对胎儿有害,主要表现为胎儿生长发育不良以及分娩后对药物的成瘾性,烦躁不安,啼哭等。抗癫痫药中不少是 D 类药,例如扑痫酮(primidone)、三甲双酮(trimethadione)

等都有致畸作用,要注意的是癫痫病患者妊娠后本身胎儿的畸形率就比一般人群高,用抗癫痫药可以增加畸变率,特别是当几种抗癫痫药物同时应用于难以控制的癫痫发作时则更会增加胎儿的畸变率,这是诊治癫痫合并妊娠时,必须向患者和家属交代清楚的。

在镇静和催眠药中地西泮(diazepam,安定)、氯氮卓(chlordiazepoxide,利眠宁)、甲丙氨酯(meprobamate,眠而通)及去甲羟基安定(oxazepam)都是 D 类药,如孕妇在妊娠早期时有妊娠早期反应及失眠等症状,不能给予该类药物。利尿剂中氢氯噻嗪(hydrochlorothiazide,双氢克尿噻)、依他尼酸(ethacrynic acid,利尿酸)、苄塞嗪(benzthiazide)均属 D 类药,不宜在妊娠期使用。至于解热镇痛药中阿司匹林(aspirin)、双水杨酸、水杨酸钠(sodium salicylate)在小剂量使用时为 C 类药,但长期大剂量服用时,严重的会成瘾,进而对胎儿不利,成为 D 类药。

常用药物中 X 类药物并不多,但因致畸率高或对胎儿危害很大,孕前期及孕期禁用。此中最为出名的是沙利度胺(thalidomide,反应停),20 世纪 50 年代末和 60 年代初在欧洲盟军驻地附近的妇女会在早孕期服用此药以减轻妊娠反应,但在之后发现不少胎儿出生时有上肢短小、下肢合并现象,因呈海豹状,故称之为"海豹样"畸形,这是人们在较早时期所认识的 X 类药物。过去人们常用的性激素己烯雌酚(stilbestrol)在 20 世纪 50 年代初曾被用以治疗先兆流产,结果发现子代的女性在 6～26 岁间可能患有阴道腺病或阴道透明细胞癌,其后果是严重的,故属 X 类药。这是药物致畸中两个著名的案例。

维生素 A 大剂量口服也可致畸,也是 X 类药物;维生素 A 的衍化物——维甲酸是一种治疗皮肤疾病的药物,也是 X 类药物。早期妊娠时大量饮酒,摄入大量乙醇,日 150 mL 或以上可以使胎儿发育不良或畸形。因此,FDA 分类在饮酒量少时将乙醇归入 D 类,量多时归入 X 类。此外,镇静药中氟西泮(flurazepam,氟安定)、氟硝西泮(flunitrazepam,氟硝基安定)均属 X 类药物,抗肿瘤药氨基蝶呤也属 X 类药物。

妊娠期用药应注意以下几点:

(1) 妊娠期用药应避免多个药物处方,尽可能选择 B 类药。

(2) 不要只考虑用药,应该把注意力集中到疾病上,因为疾病可以给母亲和胎儿带来更多的危险。

(3) 不是仅有药物可以致畸,还要注意到其他各种可能致畸的因素,在用药时应对患者做认真的解释。

(4) 要意识到早期妊娠是胎儿身体各部分及器官的分化阶段,药物致畸容易发生在此阶段,中、晚期妊娠用药的安全性增加,但某些药物,例如乙醇,对胎儿的危害特别是对神经系统的危害,是贯穿妊娠整个阶段的。常用药物 FDA 分级请参考表 2.3.1。

表 2.3.1　常用药物 FDA 分级

分级	致畸性	药　　物
A	无	维生素类(正常剂量):B1;B2;B6;E;叶酸
B	无动物实验数据	青霉素、头孢菌素类:青霉素、氨苄西林、阿莫西林、头孢拉定、罗氏芬、先锋必、溴隐亭、胃复安、胰岛素、二甲双胍、淋必治、红霉素、阿奇霉素、克林霉素、制霉素、呋喃坦啶、甲硝唑、林可霉素(洁霉素)、氯林可霉素、呋喃妥因、纳洛酮;抗结核药:乙胺丁醇,解热镇痛药:吲哚美辛(消炎痛)、双氯芬酸(扶他林)、布洛芬(芬必得)、洋地黄、地高辛、毛花甙丙(西地兰)等

续表

分级	致畸性	药　　物
C	动物实验证明有不良影响	抗结核药:对氨基水杨酸钠、异烟肼,抗病毒药:阿昔洛韦(无环鸟苷)、治疗AIDS的齐多夫定,部分抗癫痫药和镇静剂:乙琥胺、非氨脂、巴比妥、戊巴比妥、拟胆碱药、抗胆碱药、阿托品、654-2、肾上腺素、麻黄素、多巴胺、甲基多巴,降压药:哌唑嗪,血管扩张药:酚妥拉明、安拉唑林、戊四硝脂,利尿剂:呋塞米(速尿)、甘露醇,肾上腺皮质激素类药:倍他米松、强的松、地塞米松,解热镇痛药(小剂量):阿司匹林、双水杨酸、水杨酸钠、庆大霉素、异丙嗪、扑尔敏、HCT、西沙必利、番泻叶、HCG、氟康唑、依曲康唑、SMZ、氟哌酸、环丙沙星、氧氟沙星、利福平、疫苗、免疫球蛋白、Vit-B12、Vit-C、Vit-D、Vit-K1
D	有证据证明对胎儿有害	四环素族:四环素、土霉素、链霉素,抗肿瘤药:甲氨蝶呤(MTX)、顺铂、5氟尿嘧啶,抗癫痫药:扑痫酮、三甲双酮,镇静和催眠药:地西泮(安定)、氯氮卓(利眠宁)、甲丙氨酯(眠而通)、去甲羟基安定,利尿剂:氢氯噻嗪(双氢克尿噻)、依他尼酸(利尿酸)、苄塞嗪,解热镇痛药(长期大剂量):阿司匹林、双水杨酸、水杨酸钠、乙醇(小量)、阿普唑仑、螺内脂、黄体酮、强力霉素
X	致畸率高	沙利度胺(反应停)、维生素A(大剂量)、已烯雌酚、氟西泮(氟安定)、氟硝西泮(氟硝基安定),抗肿瘤药:氨基蝶呤,乙醇(大量)、米索、米非司酮、克罗米芬、HMG、病毒唑

五、常见药物对胚胎及胎儿发育的影响

常见药物对胚胎及胎儿发育的影响见表 2.3.2。

表 2.3.2　常见药物对胚胎及胎儿发育的影响

药物类别	药名	不　良　影　响
维生素类药	维生素 A	大量应用致胎儿骨骼异常
	维生素 D	大量应用致新生儿血钙过高、智力障碍、高血压等
抗生素类药	氯霉素、合霉素、四环素	大剂量可致流产、灰婴综合征、血小板减少、死胎;早期用可引起手指畸形、先天性白内障、骨生长障碍、牙齿差色、釉质发育不全
	链霉素	损害新生儿肾小管,导致听力障碍
	新霉素	抑制肝酶活性,阻碍胆红素代谢
	卡那霉素	导致听力障碍、肾功能障碍
磺胺类药	长效磺胺等	近分娩期用致溶血、核黄疸
呋喃类药	呋喃妥因、痢特灵	近分娩期用致溶血、新生儿黄疸

续表

药物类别	药名	不 良 影 响
抗癌药	甲氨蝶呤	早孕期用致流产、脑积水、唇裂、脑膜膨出、腭裂、四肢畸形
	苯丁酸氮芥	多发畸形
	环磷酰胺	肾及输尿管缺损
	6-巯基嘌呤	四肢和上腭畸形
激素	雄激素、孕激素	导致女性男性化、阴蒂肥大,假两性畸形
	己烯雌酚	导致女性青春期患阴道腺病,男性女性化、睾丸发育不良
	肾上腺皮质激素	导致肾上腺萎缩及功能不全、生长障碍、畸形
影响激素的药物	丙基硫氧嘧啶	导致甲状腺肿、甲低、黏液性水肿
	甲巯咪唑(他巴唑)	早期长期用致甲状腺机能低下
	放射性碘	导致甲状腺功能不足、肿瘤(甲状腺素通过胎盘量少)
镇痛抗炎类	水杨酸类	导致肾畸形、中枢神经损害、发育障碍、新生儿紫癜、死胎
抗癫痫药	苯妥英钠、扑痫酮	导致唇裂、腭裂、骨骼畸形
抗疟药	奎宁	长期大剂量致血小板减少、死胎
	氯喹	导致第一对脑神经损害、智障与惊厥
其他	咖啡因	可增高血中胆红素浓度
	阿托品、肾上腺素	造成心动过速
	苯海拉明、扑尔敏等	导致新生儿黄疸、新生儿呼吸抑制、低血压、畸形(不肯定的作用不将此两类药列为B类药)
	非那西丁	导致肾、骨骼畸形
	氯化铵	大剂量可引起新生儿酸中毒
	沙利度胺(反应停)	导致四肢长骨多处缺损、指(趾)畸形、短肢或无肢(海豹肢体畸形),心、眼、耳受损及锁肛

自 测 题

一、名词解释

1. prenatal screening
2. prenatal diagnosis
3. NIPT
4. 超声软指标
5. NT
6. 整倍体

二、选择题

1. 产前筛查 18-三体时出现"三低",下列哪项是正确的?( )

A. AFP 低,uE3 低,f-β-hCG 低

B. AFP 低,uE3 低,PAPP-A 低

C. uE3 低,f-β-hCG 低,PAPP-A 低

D. AFP 低,f-β-hCG 低,PAPP-A 低

2. 产前筛查唐氏综合征时检测数值通常出现"两低一高"现象,下列哪项是正确的?
(　　)

A. AFP 低,f-β-hCG 低,uE3 高　　　　B. f-β-hCG 低,uE3 低,AFP 高

C. AFP 低,uE3 低,f-β-hCG 高　　　　D. AFP 低,uE3 低,PAPP-A 高

3. 产前筛查无脑缺陷时检测数值通常出现"两低一高"现象,下列哪项是正确的?
(　　)

A. f-β-hCG 低,uE3 低,AFP 高　　　　B. AFP 低,uE3 低,PAPP-A 高

C. AFP 低,f-β-hCG 低,uE3 高　　　　D. AFP 低,uE3 低,f-β-hCG 高

4. 产前筛查开放性神经管缺陷时,下列哪项数值高?(　　)

A. f-β-hCG　　　　B. uE3　　　　C. PAPP-A　　　　D. AFP

5. 下列哪项不是产前筛查的对象?(　　)

A. 所有<35 岁妊娠 7～20 周的孕妇

B. 羊水过多或者过少的孕妇

C. 早孕期接触过可能导致胎儿先天缺陷的物质的孕妇

D. 有遗传病家族史或者曾经分娩过先天性严重缺陷婴儿的孕妇

6. 下列哪项不属于产前诊断技术?(　　)

A. 遗传咨询　　　B. 医学影像　　　C. 羊水穿刺　　　D. 细胞遗传和分子遗传

7. 下列哪项不属于 FDA 药物分类中的 B 类药物?(　　)

A. 制霉菌素　　　B. 阿奇霉素　　　C. 伊曲康唑　　　D. 乙胺丁醇

8. 下列哪项不属于 FDA 药物分类中的 X 类药物?(　　)

A. 酞胺哌啶酮(反应停)　　　　　　　B. 氟硝西泮

C. 红霉素　　　　　　　　　　　　　D. 维甲酸

9. 下列哪项不属于 FDA 药物分类中的 D 类药物?(　　)

A. 四环素　　　B. 甲氨蝶呤　　　C. 5 氟尿嘧啶　　　D. 呋喃妥因

10. 下列哪项不属于 FDA 药物分类中的 C 类药物?(　　)

A. 氧氟沙星　　　B. 氨基水杨酸钠　　　C. 异烟肼　　　D. 氯林可霉素

11. 下列哪项不是关于妊娠期用药的注意事项?(　　)

A. 妊娠期用药应避免多个药物处方,尽可能选择 A 类药

B. 用药应该把注意力集中到疾病上,因为疾病可以给母亲和胎儿带来更多的危险

C. 不仅药物可以致畸,还要注意到其他各种可能致畸的因素,在用药时应对患者做认
真的解释

D. 要注意药物致畸容易发生在早期妊娠,中、晚期妊娠用药的安全性增加

12. 不属于观察胎儿形态的产前诊断的是(　　)。

A. 羊膜穿刺　　　B. 超声诊断　　　C. 胎儿镜检　　　D. X 线诊断

13. 中、晚孕期常规 B 超发现羊水过多,下一步应做的检查是(　　)。

A. 彩超检查排除胎儿心血管系统畸形　　B. B 超系统胎儿(产前诊断超声)检查

C. 羊水穿刺染色体检查　　　　　　　　D. 血清 AFP 测定

14. 关于产前超声诊断的优点下列哪项是错误的?(　　)

A. 目前认为是安全的辅助检查方法　　　B. 操作简单,报告迅速

C. 可重复进行检查　　　　　　　　　　D. 准确性高,可以发现所有的胎儿畸形

15. 孕妇自行提出进行产前诊断的,经治医师可根据其情况提供医学咨询,由(　　)决定是否实施产前诊断技术。

　　A. 医生　　　　　　B. 孕妇　　　　　　C. 医院　　　　　　D. 计生部门

16. 下列哪项不是唐氏综合征中期妊娠时的筛查指标?(　　)

　　A. AFP　　　　　　　　　　　　　B. hCG

　　C. 抑制素 A　　　　　　　　　　D. 超声波颈项透明层厚度

17. 产前筛查血清 AFP>3 MOM 时,首先应进一步做下列哪项检查?(　　)

　　A. B 超检查　　　B. 血清 PAPP　　C. 血清 f-β-hCG　　D. 羊水穿刺染色体检查

18. 产前筛查是指通过简便、经济和较少创伤的检测方法,从孕妇群体中发现某些有(　　)的高风险孕妇,以便进一步明确诊断。

　　A. 先天性缺陷和遗传性疾病胎儿　　　　B. 先天性缺陷和传染性疾病胎儿

　　C. 先天性缺陷和痴呆儿　　　　　　　　D. 先天性缺陷和无脑儿

19. 中孕期母血清学产前筛查是指通过中孕期母体血清甲胎蛋白、血清人绒毛膜促性腺激素、血清人绒毛膜促性腺激素游离 β 亚基、抑制素 A 和非结合雌三醇指标结合孕妇的年龄、体重、孕周、病史等进行综合风险评估,得出胎儿罹患(　　)的风险度。

　　A. 唐氏综合征、13-三体综合征和开放性神经管缺陷

　　B. 唐氏综合征、18-三体综合征和神经管缺陷

　　C. 唐氏综合征、18-三体综合征和开放性神经管缺陷

　　D. 唐氏综合征、21-三体综合征和开放性神经管缺陷

20. 关于羊水穿刺指标,下列说法错误的是(　　)。

　　A. 唐氏风险≥1/270　　　　　　　　B. 18-三体风险≥1/350

　　C. f-β-hCG≤0.25 MOM　　　　　　　D. AFP≥0.4 MOM

21. 下列哪项不属于常规应用的有创性产前诊断?(　　)

　　A. 胎儿镜　　　　B. 绒毛穿刺活检术　　C. 羊膜腔穿刺术　　D. 脐带血穿刺术

22. 下列哪项是自然流产的最主要原因?(　　)

　　A. 胚胎染色体异常　　B. 母体激素原因　　C. 胎盘发育异常　　D. 宫颈机能不全

23. 有关脐带穿刺胎儿脐静脉取血细胞培养制备染色体技术的说法错误的是(　　)。

　　A. 适合于妊娠 18 周后

　　B. 26～30 周穿刺最佳

　　C. 此法能校正羊水细胞、绒毛细胞培养出现的假嵌合体,结果准确可靠

　　D. 此法较羊膜腔穿刺及绒毛取样技术更安全

三、简答题

1. 简述产前筛查可发现哪几类疾病。

2. 哪些因素会影响母血清筛查结果?

3. 产前诊断的对象有哪些?

4. 磁共振检查可以诊断的胎儿结构异常有哪些?

5. 目前常用的介入产前诊断方法有哪些?

6. 应从哪些方面考虑药物对胎儿的影响?

7. 根据美国 FDA 孕期用药分类,何为 C 类药物?(举例说明,至少包括三种不同种类药物,如抗生素、镇静药、激素类药物等)

8. 简答无创 DNA 检测的使用范围及禁忌证。

9. 简答早孕期唐氏筛查的适合孕周和筛查指标分别有哪些。

10. 简答子痫血清学筛查指标有哪些。

四、论述题

试述非整倍体染色体异常的产前筛查的方法与意义。

参 考 答 案

一、名词解释

1. prenatal screening:产前筛查是指通过血清学、影像学等经济、简便和较少创伤的办法对孕妇群体进行检查,从中筛选出可能怀有异常胎儿的高危孕妇进行产前诊断,提高产前诊断的阳性率,最大限度减少异常胎儿的出生。

2. prenatal diagnosis:产前诊断是指在胎儿出生之前应用各种检测手段,如影像学、生物化学、细胞遗传学及分子生物学等技术,全面评估胎儿在宫内的发育状况,对先天性和遗传性疾病做出诊断,为进一步的出生缺陷干预(包括胎儿宫内治疗,如手术、药物、基因治疗等)及选择性终止妊娠提供依据。

3. NIPT:无创产前检测技术(noninvasive prenatal test)是根据孕妇血浆中胎儿来源的游离 DNA 信息筛查常见的非整倍体染色体异常的方法。目前绝大部分采用二代测序和信息生物学技术,筛查的准确性高,对 21-三体、18-三体和 13-三体筛查的检出率分别为 99%、97% 和 91%,假阳性率在 1% 以下。但在可能存在胎儿其他染色体或基因疾病风险的孕妇、胎儿结构畸形、孕妇本身存在染色体异常、胎盘嵌合体等特殊情况下,不宜采用 NIPT。

4. 超声软指标:超声检查发现的遗传学标志物又称为超声软指标,包括早孕期的 NT 增厚、鼻骨缺失,中孕期的颈部皮肤皱褶增厚、肠管回声增强、肾盂扩张、长骨(肱骨、股骨)短缩、心室内强光点、脉络膜囊肿等。

5. NT:NT 指胎儿颈项透明层(nuchal translucency)。早孕期非整倍体胎儿颈部常有液体积聚现象,利用超声观察胎儿颈后的皮下积液层的厚度,即 NT 厚度测量是早孕期筛查胎儿非整倍体畸形的重要指标。NT 测量常在妊娠 $11 \sim 13^{+6}$ 周(胎儿 CRL 为 $45 \sim 84$ mm)时进行。非整倍体患儿 NT 明显增宽。

6. 整倍体:染色体的数目变化是单倍体(n)的整数倍,即以 n 为基数,染色体整倍地增加或减少。

二、选择题

1. A　2. C　3. A　4. D　5. A　6. C　7. C　8. C　9. D　10. D　11. A　12. A　13. C　14. D　15. B　16. D　17. A　18. A　19. C　20. D　21. A　22. A　23. D

三、简答题

1. 产前筛查可发现以下几类疾病:① 非整倍体染色体异常;② 神经管畸形;③ 胎儿结构畸形。

2. 以下因素可影响母血清筛查结果:

(1) 孕妇年龄:唐氏综合征的风险与孕妇年龄有关。

（2）孕周：标志物的浓度随孕周的变化而变化。

（3）体重：孕妇体重增加，标志物浓度降低。

（4）种族：不同的人种有差别。

（5）双胞胎：标志物的浓度几乎会加倍。

（6）胰岛素依赖型糖尿病：标志物浓度降低。

（7）不正常出血、不良孕产史、IVF（体外受精）：不良妊娠结局的可能性增加，hCG 会更高。

3. 产前诊断的对象为出生缺陷的高危人群。除了产前筛查检出的高风险人群外，还有需要根据病史和其他检查确定的高风险人群。建议其进行产前诊断检查的指征如下：

（1）羊水过多或者过少。

（2）筛查发现染色体核型异常的高危人群、胎儿发育异常或可疑结构畸形。

（3）早期妊娠时接触过可能导致胎儿先天缺陷的物质。

（4）夫妇一方患有先天性疾病或遗传性疾病，或有遗传病家族史，或曾经分娩过先天性严重缺陷婴儿。

（5）年龄≥35 周岁。

4. MRI 可以诊断的胎儿结构异常有：① 中枢神经系统异常，如侧脑室扩张、后颅窝病变、胼胝体发育不全、神经元移行异常、缺血性或出血性脑损伤等；② 颈部结构异常，如淋巴管瘤及先天性颈部畸胎瘤等；③ 胸部病变，如先天性膈疝、先天性肺发育不全和先天性囊腺瘤样畸形；④ 腹部结构异常，包括脐部异常、肠管异常及泌尿生殖系异常等。

5. 目前常用的介入产前诊断的方法有绒毛穿刺取样、羊膜腔穿刺术、脐血穿刺取样。绒毛穿刺取样适用于妊娠 10～13 周，羊膜腔穿刺术适用于妊娠 16～22 周，脐血穿刺取样常在妊娠 18 周之后进行。

6. 对妊娠期用药提出以下注意事项：

（1）妊娠期用药应避免多个药物处方，尽可能选择 B 类药。

（2）不要只考虑用药，应该把注意力集中到疾病上，因为疾病可以给母亲和胎儿带来更多的危险。

（3）不是仅有药物可以致畸，还要注意到其他各种可能致畸的因素，在用药时应对患者做认真的解释。

（4）要注意早期妊娠是胎儿身体各部分及器官的分化阶段，药物致畸容易发生在此阶段，中、晚期妊娠用药的安全性增加，但某些药物，例如乙醇，对胎儿的危害特别是对神经系统的危害，是贯穿妊娠整个阶段的。

7. 据动物实验表明，C 类药物对胎儿有不良影响。由于没有临床对照实验，故只能在充分权衡药物对孕妇的好处、胎儿潜在的利益和对胎儿的危害情况下谨慎使用。

抗生素类：喹诺酮类、异烟肼、阿昔洛韦；

镇静药类：乙琥胺、非氨酯、巴比妥、戊巴比妥；

激素类：肾上腺素、麻黄素、多巴胺；

降压药：甲基多巴、哌唑嗪、酚妥拉明。

8. 无创 DNA 检测适用目标疾病为 3 种常见胎儿染色体非整倍体异常，即 21-三体、18-三体、13-三体综合征。适用时间：孕 12 周后，12～22^{+6} 周（预留时间进行产前诊断和后续处置）。

适用人群：① 血清学筛查高风险切割值与 1/1000 之间的孕妇；② 介入产前诊断禁忌

证:先兆流产、发热、出血倾向、慢性病原体感染活动期、孕妇 RH(一)血型;③ 20^{+6} 周,错过血清学筛查最佳时间,但要求评估 21-三体、18-三体、13-三体综合征的风险。

慎用人群(检测准确性下降或效果不明确):① 早、中孕期产前筛查高风险;② 预产期年龄≥35 岁;③ 重度肥胖(体重指数＞40);④ IVF-ET 受孕者;⑤ 双胎或多胎妊娠;⑥ 医生认为可能影响结果准确性的其他情形。

不适用人群(严重影响结果准确性):① 孕周＜12^{+0} 周;② 有染色体异常胎儿分娩史或夫妇一方有明确染色体异常;③ 胎儿超声检查提示有结构异常,需进行产前诊断;④ 各种基因遗传病高风险;⑤ 孕期合并恶性肿瘤;⑥ 1 年内接受异体输血、移植手术、异体细胞治疗;⑦ 医生认为有明显影响结果准确性的其他情形。

9. 早孕期唐氏筛查的适合孕周:11～13^{+6} 周。筛查指标:妊娠相关血浆蛋白-A(PAPP-A)和游离 β-人绒毛膜促性腺激素(f-β-hCG)。

10. 主要有可溶性酪氨酸激酶-1(soluble Fms-like tyrosine kinase-1,sFlt-1)、胎盘生长因子(placental growth factor,PLGF)、胎盘蛋白 13(placental protein 13,PP13)、可溶性内皮因子(soluble endoglin,sEng)等。

四、论述题

(1) 早孕期筛查:一般是指在孕 7～13 周内进行的检查。① 二联方案:是指以血清妊娠相关蛋白-A(pregnancy associated plasma protein-A,PAPP-A)和游离 β-人绒毛膜促性腺激素(free beta human chorionic gonadotropin,f-β-hCG)为指标,结合孕妇年龄等参数计算胎儿罹患非整倍体如 21-三体、18-三体风险的联合筛查方案。② NT 厚度超声检测:测定胎儿颈项透明层(nuchal translucency,NT)厚度。早孕期非整倍体胎儿颈部常有液体积聚现象,利用超声观察胎儿颈后的皮下积液层的厚度,即 NT 厚度测量是早孕期筛查胎儿非整倍体畸形的重要指标。NT 测量常在妊娠 11～13^{+6} 周(胎儿 CRL 为 45～84 mm)时进行。非整倍体患儿 NT 明显增宽,常处于相同孕周胎儿的第 95 百分位数以上。通过严格质控的早孕期 NT 筛查,21-三体胎儿的检出率可超过 80%,其他染色体异常检出率超过 70%。如果结合母血清 PAPP-A,f-β-hCG 检测,可进一步提高检出率,降低假阳性率。

联合应用血清学和 NT 检测,唐氏综合征的检出率为 85%,假阳性率为 5%。NT 检测需要经过专门的技术培训,并建立良好的质量控制体系。

(2) 中孕期筛查:14～20 周进行。① 三联方案:是指孕妇血清甲胎蛋白(alpha-fetoprotein,AFP)、人绒毛膜促性腺激素(human chorionic gonadotropin,hCG)或游离 β-人绒毛膜促性腺激素(beta human chorionic gonadotropin,f-β-hCG)、游离雌三醇(unconjugated estriol,uE3)三联筛查。② 四联方案:是在三联方案的基础上增加抑制素 A(inhibin A,InA)形成四联筛查。抑制素 A 是一个异二聚体的糖蛋白的激素,由女性卵巢的颗粒细胞分泌。抑制素 A 在孕 10～12 周时增加并达到高峰,在中孕期下降成一个平台,但到晚孕期时再一次升高,足月时达最高水平。和 hCG 一样在唐氏综合征胎儿的母体,血清抑制素 A 水平高于正常孕妇水平。抑制素在母体的血清浓度不依赖于 hCG 浓度的变化。

根据孕妇血清中这些标志物的升高或降低,再结合孕妇的年龄、孕周、体重等可综合计算出胎儿发病风险。检查孕龄一般设定为 15～20 周,唐氏综合征的检出率为 60%～75%,假阳性率为 5%。该方法还可作为 18-三体和神经管缺陷的筛查方式。

(3) 早、中孕期整合筛查:整合早孕期和中孕期的筛查指标可提高检出率,降低假阳性率。但整合筛查持续时间较长,可能会给孕产妇带来一定的心理负担。整合方式有三种:

① 整合产前筛查（integrated prenatal screening，IPS）；② 血清序贯筛查（sequential integrated test）；③ 酌情筛查（contingent screening）。

（4）超声遗传学标志物（软指标）筛查：核型异常的胎儿往往存在解剖学改变和结构畸形，可通过超声检查发现，但染色体异常相关的超声指标异常仅提示染色体非整倍体异常的风险增高，可以是正常胎儿的变异，也可以是一过性的，至晚孕期或出生后可缓解或消失，不一定发生后遗症。因此，超声检查发现的遗传学标志物又称为软指标，包括早孕期的 NT 增厚、鼻骨缺失，中孕期的颈部皮肤皱褶增厚、肠管回声增强、肾盂扩张、长骨（肱骨、股骨）短缩、心室内强光点、脉络膜囊肿等。另外，超声发现结构性畸形的胎儿也可提示染色体异常的风险增高，但有何种风险取决于具体的畸形和发现的时机，如淋巴水囊瘤在早孕期发现与三倍体有关，在中孕期发现与 X 染色体单体有关。超声软指标异常应注意是否存在其他结构畸形，并根据特定软指标的风险度，决定是否需要做进一步产前诊断。

（5）无创产前检测技术（NIPT）：根据孕妇血浆中胎儿来源的游离 DNA 信息筛查常见的非整倍体染色体异常的方法。目前绝大部分采用二代测序和信息生物学技术，筛查的准确性高，对 21-三体、18-三体和 13-三体筛查的检出率分别为 99%，97% 和 91%，假阳性率在 1% 以下。但在可能存在胎儿其他染色体或基因疾病风险的孕妇、胎儿结构畸形、孕妇本身存在染色体异常、胎盘嵌合体等特殊情况下，不宜采用 NIPT。NIPT 目前仅用于高危人群的次级筛查，是否可用于低危人群的一级筛查，还需要卫生经济学的进一步评价。

第三章　介入性产前诊断取样技术与实验室检查

第一节　介入性产前诊断取样技术

一、绒毛膜活检术

绒毛穿刺取样(chorionic villus sampling,CVS)是在早孕期在超声引导下穿刺获取胎盘内的绒毛组织的方法。通过对绒毛取样物进行细胞培养、分子遗传学或生化遗传学检查,达到染色体诊断或基因诊断的目的。与羊膜腔穿刺术相比,CVS 的优势在于能在早孕期对胎儿进行遗传学诊断,帮助决定是否终止妊娠,减少大孕周引产对母体的伤害。CVS 分为经腹绒毛活检及经宫颈绒毛活检两种。

1. 适应证

(1)各种导致胎儿染色体异常风险增高的因素,包括:① 孕妇预产期年龄≥35 岁;② 孕妇曾生育过染色体异常患儿、不明原因的畸形儿、不明原因的死胎或有多次流产史;③ 夫妇一方有染色体结构异常;④ 孕妇曾生育过单基因病患儿或先天性代谢病患儿;⑤ 母亲早孕期血清筛查异常,为 21-三体综合征、18-三体综合征产前筛查高风险者;⑥ 其他需要抽取绒毛标本检查的情况;⑦ 超声发现胎儿 NT 增厚或明显的结构异常。

(2)生化或分子水平可以检测到的遗传性疾病:① 各种先天性代谢性疾病;② 各种基因序列已明确的单基因疾病。

2. 禁忌证

(1)孕妇近两周内有阴道出血、腹痛等流产征兆。

(2)术前两次测量体温(腋温)均高于 37.2 ℃。

(3)有出血倾向(血小板≤70×10^9 L^{-1},凝血功能检查有异常)。

(4)有盆腔或宫腔感染征象。

(5)无医疗指征的胎儿性别鉴定。

3. 手术时机

CVS 通常在妊娠 10 周后,孕 $10 \sim 13^{+6}$ 周进行。孕 10 周前进行 CVS 可增加流产、胎儿畸形等风险。

4. 术前准备

(1)认真核对适应证及有无禁忌证。

(2)完善术前检查,如监测孕妇生命体征,检查胎心,查血常规、HIV 抗体、HBsAg、抗梅毒抗体、ABO 血型和 Rh 因子如 Rh(一),查间接抗人球蛋白试验(Coombs 试验),告知胎母输血的风险,建议准备抗 D 免疫球蛋白。

(3) B 超检查了解胎儿情况以及胎盘附着情况。

(4) 向孕妇及家属告知手术目的及风险,签署手术知情同意书。

5. 手术方法

CVS 分为经腹和经宫颈两种穿刺路径,具体路径选择主要根据胎盘位置和术者经验决定。

(1) 经腹途径(双针套管法)操作步骤:① 孕妇排空膀胱,取仰卧位,腹部皮肤常规消毒铺巾;② 超声评估胎儿宫腔内方位及胎盘位置,确定穿刺路径,定位穿刺部位;③ 局麻后,在超声引导下,将带有针芯的穿刺针经皮穿刺进入胎盘内,将引导套针经腹壁及子宫穿刺入胎盘绒毛组织,拔出针芯;④ 接含 2～4 mL 生理盐水的 20 mL 注射器,以 5 mL 左右的负压上下移动活检针以吸取绒毛组织;⑤ 取绒毛量一般不超过 25 mg,获取需要量的绒毛标本后插入针芯,拔出穿刺针;⑥ 术毕超声观察胎心及胎盘情况,注意腹痛及阴道流血状况;⑦ 如引导套针两次穿刺均未穿入胎盘绒毛组织则应终止手术,1～2 周后重新手术。

(2) 经宫颈途径操作步骤:① 孕妇排空膀胱,取膀胱截石位,常规消毒铺巾;② 在超声引导下,将导管经宫颈穿刺入胎盘;③ 接含 2～4 mL 生理盐水的 20 mL 注射器,以 5～10 mL 的负压吸取绒毛组织,取绒毛量一般不超过 25 mg;④ 术毕超声观察胎心及胎盘情况;⑤ 如两次穿刺均未吸出绒毛组织则应终止手术,1～2 周后重新手术。

6. 手术并发症

CVS 手术相关并发症很少见,包括胎儿丢失、出血、绒毛膜羊膜炎、感染、胎膜破裂、取材失败等。有研究认为,8～10 周前 CVS 可导致胎儿肢体短小缺陷(limb reduction defects,LRD),但后续研究认为,在 10～12 周内 CVS 与 LRD 无关。经验丰富的医师进行经腹CVS,胎儿丢失率与中孕期羊膜腔穿刺术相近。

7. 注意事项

(1) 向孕妇说明可能发生的并发症。

(2) 嘱孕妇若有腹痛、阴道出血、阴道流液等状况应及时就诊。

(3) 禁止性生活 2 周。

(4) 预约 2 周后复诊。

(5) 严格无菌操作,以防感染。

(6) 注意避开肠管和膀胱。

(7) CVS 取材的病例中大约有 1% 会因为胎盘细胞局限性嵌合现象(confined placental mosaicism,CPM)出现遗传学检测结果的不确定,需进一步进行羊水检查。

(8) Rh(一)孕妇穿刺术后需要注射抗 D 免疫球蛋白。

二、羊膜腔穿刺术

羊膜腔穿刺术(amniocentesis)目前多在实时超声引导下穿刺羊膜腔,具有快速简单,可避免穿刺到胎盘、胎儿或脐带等结构的优点,是目前最常用的微侵袭性产前诊断技术。通过抽取羊水得到胎儿的皮肤、肠胃道、泌尿道等的游离细胞,利用这些游离细胞进一步分析胎儿的染色体是否异常。

1. 适应证

（1）需要产前诊断的孕妇有：① 预产期年龄≥35 岁；② 曾生育过染色体异常患儿；③ 夫妇一方有染色体结构异常者；④ 曾生育过单基因病患儿或先天性代谢病患儿；⑤ 21-三体综合征、18-三体综合征产前筛查高风险者；⑥ 其他需要抽取羊水标本检查的情况。

（2）胎儿成熟度的判断。

（3）怀疑有母儿血型不合溶血症者。

2. 禁忌证

（1）孕妇有流产征兆。

（2）术前两次测量体温（腋温）均高于 37.2 ℃。

（3）出血倾向（血小板≤70×10^9 L^{-1}，凝血功能检查有异常）。

（4）孕妇有盆腔或宫腔感染征象。

（5）一周内曾行穿刺失败。

（6）无医疗指征的胎儿性别鉴定。

（7）孕妇有严重心、肝、肾疾患等。

3. 手术时机

羊膜腔穿刺术一般在孕 16～22^{+6} 周，孕 16 周前进行羊膜腔穿刺术可增加流产、羊水渗漏、胎儿畸形等风险。

4. 术前准备

（1）认真核对适应证及有无禁忌证。

（2）查血常规，HIV 抗体、HBsAg、抗梅毒抗体、ABO 血型和 Rh 因子如 Rh（－），查间接 Coombs 试验，告知胎母输血的风险，建议准备抗 D 免疫球蛋白。

（3）B 超检查了解胎儿情况以及胎盘附着情况。

（4）向孕妇及家属告知手术目的及风险，签署手术知情同意书。

5. 手术方法

（1）孕妇排空膀胱，取仰卧位，腹部皮肤常规消毒铺巾。

（2）超声评估胎儿宫腔内方位及胎盘位置，确定穿刺路径，定位穿刺部位。

（3）在实时超声引导下，使用带有针芯的穿刺针经皮穿刺进入羊膜腔，注意避开胎儿、胎盘和脐带。拔出针芯，见有淡黄色清亮羊水溢出时，用 5 mL 针筒抽吸初始羊水 2 mL，弃之，以避免母体细胞污染标本；更换注射器，再次抽取羊水，取羊水量不宜多于 30 mL。

（4）抽出羊水注入无菌试管，送实验室接种。

（5）插入针芯，拔出穿刺针。术毕超声观察胎心及胎盘情况；注意腹痛及阴道流血状况。

（6）如两次穿刺均未获得羊水则应终止手术，1～2 周后重新手术。

6. 手术并发症

羊膜腔穿刺术并发症相对少见，包括胎儿丢失、胎儿损伤、出血、绒毛膜羊膜炎、羊水渗漏、羊水栓塞、胎盘早剥、流产、早产、宫内感染等，其中胎儿丢失风险约为 0.5％，阴道见红或羊水泄漏发生率为 1％～2％，绒毛膜羊膜炎的发生率低于 0.1％。

7. 注意事项

（1）完善术前检查，如监测孕妇生命体征，检查血常规、凝血功能、胎心等。

（2）严格无菌操作，以防感染。

（3）不要在宫缩时穿刺，警惕羊水栓塞发生，注意孕妇的生命体征变化，如有无咳嗽、呼吸困难、发热等异常。

（4）尽可能一次成功,避免多次操作,最多不超过 3 次。

（5）注意避开肠管和膀胱。

（6）Rh(一)孕妇羊水穿刺术后需要注射抗 D 免疫球蛋白。

三、经皮脐血穿刺术

经皮脐血穿刺取样(percutaneous umbilical blood sampling,PUBS)又称脐带穿刺术(cordocentesis),是在超声引导下经母体腹壁穿刺采集胎儿血的技术,多数选择穿刺脐静脉。与羊膜腔穿刺及绒毛取样技术相比,脐带穿刺术风险较高,需要仔细权衡该技术应用的风险及受益后再行决定是否实施。一般认为,妊娠 20 周以后,脐血穿刺取血 6～8 mL,对胎儿血循环基本无影响。

1. 适应证

（1）胎儿核型分析。

（2）胎儿宫内感染的诊断。

（3）胎儿血液系统疾病的产前诊断及风险估计。

（4）其他需要抽取脐血标本检查的情况,如开拓胎儿学研究领域、开展宫内治疗。

2. 禁忌证

（1）孕妇有流产征兆。

（2）术前两次测量体温(腋温)均高于 37.2 ℃。

（3）有出血倾向(血小板≤70×10⁹ L⁻¹,凝血功能检查有异常)。

（4）有盆腔或宫腔感染征象。

（5）无医疗指征的胎儿性别鉴定。

3. 手术时机

PUBS 一般在妊娠 18 周后进行,最佳时间为孕 26～30 周。孕 18 周前进行 PUBS 可增加胎死宫内的风险。

4. 术前准备

（1）认真核对适应证及有无禁忌证,向孕妇及家属告知手术目的及风险,签署手术知情同意书。

（2）查血常规、HIV 抗体、HBsAg、抗梅毒抗体、ABO 血型和 Rh 因子如 Rh(一),查间接 Coombs 试验,告知胎母输血的风险,建议准备抗 D 免疫球蛋白。

（3）B 超检查了解胎儿、脐带和胎盘情况。

5. 手术方法

（1）孕妇排空膀胱,取仰卧位,常规消毒铺巾。

（2）超声评估胎儿宫腔内方位、胎盘、脐带位置,确定穿刺路径。

（3）局麻穿刺部位皮肤,在超声引导下,使用带有针芯的穿刺针经皮穿刺进入脐静脉内。

（4）拔出针芯,连接注射器,抽取需要量的脐血,取血量不宜多于 5 mL;插入针芯后拔针。

（5）超声观察胎心、胎盘和脐带情况,注意腹痛及阴道流血状况。

（6）手术时间不宜超过 20 min,如穿刺针两次经皮穿刺均未穿入脐带则应终止手术,1～2 周后重新手术。

6. 手术并发症

PUBS 手术相关并发症包括胎儿丢失、胎儿心动过缓、脐带穿刺点出血、脐带血肿、绒毛膜羊膜炎、感染、胎盘早剥、胎儿血进入母体循环等。胎儿丢失率为 1‰～2‰,如果合并有胎儿畸形、胎儿宫内生长受限、胎儿水肿等,胎儿丢失率将会更高。

7. 注意事项

(1) 严格无菌操作,以防感染。

(2) 不要在宫缩时穿刺,警惕羊水栓塞发生,注意孕妇的生命体征变化,如有无咳嗽、呼吸困难、发热等异常。

(3) 尽可能一次成功,避免多次操作,最多不超过 3 次。

(4) 注意胎心变化,如胎儿心动过缓,应立即停止手术,必要时紧急宫内复苏。

(5) Rh(一)孕妇穿刺术后需要注射抗 D 免疫球蛋白。

(6) 向孕妇说明可能发生的并发症;孕妇若有腹痛、阴道出血、阴道流液、胎动异常等状况应及时就诊;禁止性生活 2 周;预约 2 周后复诊。

四、胎儿镜活检

胎儿镜检查时可直接观察胎儿体表、五官等方面有无异常。可以取胎儿皮肤进行胎儿组织活检(fetal tissue biopsy),但技术要求较高、并发症较多,随着无创的超声检查技术和分子遗传学技术的发展,单纯以诊断为目的的胎儿镜目前已不作为常规操作,主要用于某些胎儿疾病如双胎输血综合征、羊膜带综合征等的宫内治疗。

第二节　产前筛查与诊断相关实验室检查

一、血清学检查

产前筛查血清学检查时通过孕期母体血清甲胎蛋白(AFP)、血清人绒毛膜促性腺激素(hCG)、血清游离 β-人绒毛膜促性腺激素(f-β-hCG)、抑制素 A(Inh-A)、血清妊娠相关蛋白A(PAPP-A)和游离雌三醇(uE3)指标,结合孕妇的年龄、体重、孕周、病史等进行综合风险评估,得出患儿罹患 21-三体综合征、18-三体综合征和开放性神经管缺陷(open neural tube defects,ONTD)的风险。

(一) 血清学指标及其意义

1. 妊娠相关蛋白-A

妊娠相关蛋白-A(pregnancy-associated plasma protein-A,PAPP-A)由胎盘合体滋养层和蜕膜产生,是一种大分子糖蛋白。孕 3～4 周即可在母体中检出,其后水平随孕周增加而增加,直至分娩。早孕期异常妊娠时,PAPP-A 水平明显降低,在中孕期与正常水平无差异,是早孕期筛查胎儿染色体疾病的一个重要血清学指标。

2. 甲胎蛋白

甲胎蛋白(alpha-fetoprotein,AFP)是一种球蛋白,分子质量为64000～70000 Da,在妊娠期间可能具有糖蛋白的免疫调节功能,可预防胎儿被母体排斥。在早孕期1～2个月由卵黄囊合成,继之主要由胎儿肝脏合成,胎儿消化道也可以合成少量AFP进入胎儿血循环。妊娠6周胎血AFP值快速升高,至妊娠13周达到高峰,此后随妊娠进展逐渐下降至足月,羊水中AFP主要来自胎尿,其变化趋势与胎血AFP相似,母血AFP来源于羊水和胎血,但与羊水和胎血变化趋势并不一致。早孕期母血AFP浓度最低,从妊娠7周起浓度逐渐升高,至28～32周达到高峰,之后又下降。由于母血唐氏儿和18-三体患儿肝脏发育不全,AFP合成减少,因此母血中AFP相应减少,怀有21-三体综合征胎儿的孕妇的血清AFP水平为正常孕妇的70%。开放性神经管缺陷患儿由于无脑畸形和脊柱裂的发生,AFP可大量进入羊水中,使母体血液中的AFP浓度增加。

3. 人绒毛膜促性腺激素

人绒毛膜促性腺激素(human chorionic gonadotropin,hCG)是由胎盘合体滋养层细胞分泌的一种糖蛋白,由α和β两个亚单位构成。hCG以两种形式存在,即完整的hCG和单独的β链。两种hCG都有活性,但只有β单链形式存在的hCG才是测定的特异分子。孕妇血清中hCG主要以完整形式存在,游离β-hCG约占18%。hCG在受精后就进入母血并快速增殖,一直到孕期第8周,最后浓度缓慢降低直到第18～20周,之后保持稳定。唐氏儿的胎盘较正常成熟晚,所以hCG水平升高,患儿的母亲血清游离β-hCG较正常孕妇增加,MOM值为2.3～2.4。

4. 游离雌三醇

游离雌三醇(unconjugated estriol,uE3)是由胎儿肾上腺和肝脏合成的甾体激素,它以游离形式直接由胎盘分泌进入母血,随孕周的增加而不断升高,至分娩后锐减。所以测定孕妇血清雌三醇,可用于检测中孕期胎儿生长状态。唐氏儿的肾上腺皮质发育不良,导致uE3的前体——硫酸脱氢表雄酮的合成减少,从而使uE3减少。其母体血清uE3水平低于正常的30%或更低,所以检测母亲的uE3可以推测患唐氏综合征的风险值。

5. 抑制素A

抑制素A(inhibin A,Inh-A)是一个异二聚体的糖蛋白的激素,由女性卵巢的颗粒细胞分泌。Inh-A在孕10～12周时增加并达到高峰,在中孕期下降成一个平台,但到晚孕期时再一次升高,胎儿足月时达最高水平。和hCG一样,在唐氏综合征胎儿的母体血清中Inh-A的水平高于正常孕妇的水平。抑制素在母体中的血清浓度不依赖于hCG浓度的变化。

表3.2.1总结了早孕期和中孕期孕妇血清学筛查指标与胎儿畸形的关系。

表3.2.1　孕妇血清学筛查指标与胎儿畸形的关系

	早孕期(7～13周)		中孕期(14～20周)		
	PAPP-A	hCG	uE3	AFP	Inh-A
分泌部位	胎盘	胎盘	胎儿肾上腺、胎肝、胎盘	胎肝	孕妇卵巢
神经管开放	低	正常	正常	高	—
无脑缺陷	低	低	低	高	—
21-三体	低	高	低	低	高
18-三体	低	低	低	低	—

（二）血清学指标的判读与结果影响因素

1. 血清学指标的判读

由于产前筛查物的水平随着孕周的增加会有很大变化,因此其值必须转化为中位数的倍数(multiple of median,MOM)表示,使其"标准化",便于临床判断。MOM 值是一个比值,即孕妇体内标志物检测值除以相同孕周正常孕妇的中位数值。

2. 结果影响因素

（1）孕妇年龄:唐氏综合征的风险与孕妇年龄有关。

（2）孕周:标志物的浓度随孕周的变化而变化。

（3）体重:孕妇体重增加,标志物浓度降低。

（4）种族:不同的人种有差异。黑种人 AFP 比白种人和黄种人略高。

（5）双胞胎:标志物的浓度几乎会加倍。

（6）病史:胰岛素依赖型糖尿病 uE3 和 hCG 水平轻度降低。高血压会导致抑制素 A 增高。不正常出血、不良孕产史者不良妊娠结局的可能性增加,hCG 会更高。

（7）妊娠方式:IVF(体外受精)者与自然妊娠者相比,血清 hCG 明显升高而 AFP 明显降低。

（8）吸烟:母亲吸烟则 AFP 水平升高 3%,uE3 和 hCG 水平分别降低 3% 和 23%。

（三）血清学指标的检出率要求

（1）二联法:AFP＋f-β-hCG 或者 AFP＋hCG。

对唐氏综合征的检出率≥60%,假阳性率<8%;对 18-三体综合征的检出率≥80%,假阳性率<5%;对开放性神经管缺陷(ONTD)的检出率≥85%,假阳性率<5%。

（2）三联法:AFP＋f-β-hCG＋uE3 或者 AFP＋hCG＋uE3 或者 AFP＋f-β-hCG＋Inh-A。

对唐氏综合征的检出率≥70%,假阳性率<5%;对 18-三体综合征的检出率≥85%,假阳性率<5%;对开放性神经管缺陷(ONTD)的检出率≥85%,假阳性率<5%。

（3）四联法:AFP＋f-β-hCG＋uE3＋Inh-A 或者 AFP＋hCG＋uE3＋Inh-A。

对唐氏综合征的检出率≥80%,假阳性率<5%;对 18-三体综合征的检出率≥85%,假阳性率<1%;对开放性神经管缺陷(ONTD)的检出率≥85%,假阳性率<5%。

（四）筛查方案的选择

筛查方案的选择应综合考虑筛查成本及可行性。中孕期唐氏筛查和系统超声筛查可检出 60% 的胎儿异常。此外,应选择符合中国国情的最适合的方案:通常采用中孕期三联方案,有条件者也可采用四联方案。应注意,所有筛查方案对胎儿异常的检出率均非 100%,PAPP-A＋f-β-hCG＋NT＋NB 的检出率最高也只达 95%。

二、实验室诊断技术

1. G 显带核型分析

将染色体标本用碱、胰蛋白酶或其他盐溶液处理后,再使用 Giemsa 染液染色,染色体上出现宽窄和亮度不同的染色横纹,在普通显微镜下可见深浅相间的带纹,称为 G 带(G band)。应用 G 显带技术对中期细胞显带染色体标本进行染色体计数和带型模型分析,称为 G 显带核型分析。

2. 荧光原位杂交技术

采用荧光原位杂交(fluorescence in situ hybridization,FISH)技术或荧光定量聚合酶链反应技术检查 21,18 和 13 号常染色体三体、性染色体非整倍体及三倍体,具有高检出率和检查时间短(通常在 $24\sim48$ 小时之间)的优点。

3. 染色体微阵列分析

染色体微阵列分析(chromosomal microarray analysis,CMA)可以检测到较小的($10\sim100\,kb$)、不能被传统的核型分析所识别的遗传物质增加和丢失。当胎儿超声检查有一个或多个严重结构畸形时,推荐进行 CMA。

4. 靶向基因测序

靶向基因测序(targeted gene sequencing)可检测已知与遗传疾病有关的一个或多个特定基因。当临床高度怀疑有遗传学改变但染色体分析结果正常时,可采用该方法寻找特定的基因问题。

5. 全外显子测序

全外显子测序(whole exome sequencing,WES)为利用二代测序技术对外显子(已知编码蛋白质的基因组区域)进行测序。在临床上用于评估可能有遗传疾病,而针对相关表型已进行的特定基因检测(包括靶向基因测序)未能做出诊断的胎儿。但该技术在产前诊断中的应用也有一定的局限性,如检查时间长、假阳性率和假阴性率高以及发现不能确定临床意义的基因突变。

6. 无创产前检测技术

无创产前检测技术(noninvasive prenatal test,NIPT)是应用高通量基因测序等分子生物(遗传)学方法检测孕期母体外周血中胎儿游离 DNA 片段,从而评估胎儿常见染色体非整倍体异常风险的技术。NIPT 具有以下优势:① 筛查的准确性高,对 21-三体、18-三体和 13-三体筛查的检出率分别为 99%,97% 和 91%,假阳性率在 1% 以下。② 对临界风险病例进一步筛选,减少不必要的侵入性产前诊断,降低孕产妇不良事件发生风险。③ 不受产前诊断禁忌证的限制。④ 通量大。胎儿游离 DNA 浓度是影响 NIPT 检测准确性的重要因素,临床应用中当胎儿游离 DNA 比例低于 $3\%\sim4\%$ 时,可能导致 NIPT 检测假阴性结果。

(1) 适用目标疾病:3 种常见胎儿染色体非整倍体异常,即 21-三体、18-三体和 13-三体综合征。

(2) 适用时间:孕 12 周后,最佳为 $12\sim22^{+6}$ 周(预留时间进行产前诊断和后续处置)。

(3) 适用人群:① 血清学筛查高风险切割值与 1/1000 之间的孕妇。② 介入产前诊断禁忌证:先兆流产、发热、出血倾向、慢性病原体感染活动期、孕妇为 RH(一)血型。③ 20^{+6} 周,错过血清学筛查最佳时间,但要求评估 21-三体、18-三体和 13-三体综合征风险。

(4) 慎用人群(检测准确性下降或效果不明确):① 早、中孕期产前筛查高风险。② 预产期年龄≥35 岁。③ 重度肥胖(体重指数>40)。④ IVF-ET 受孕者。⑤ 双胎及多胎妊娠。⑥ 医生认为有可能影响结果准确性的其他情形。

(5) 不适用人群(严重影响结果准确性):① 孕周<12 周。② 有染色体异常胎儿分娩史或夫妇一方有明确染色体异常。③ 胎儿超声检查提示有结构异常,需进行产前诊断。④ 各

种基因遗传病高风险。⑤ 孕期合并恶性肿瘤。⑥ 1 年内接受异体输血、移植手术、异体细胞治疗。⑦ 医生认为有明显影响结果准确性的其他情形。

（6）知情同意告知与签署知情同意书：① 告知本技术的目标疾病。② 告知本技术的检出率、假阳性率和假阴性率，强调该检测结果不是产前诊断结果，高风险结果必须进行介入性产前诊断以确诊，以及检测费用及流程等。③ 告知本技术有因检测失败而重新采血的可能。④ 告知影响该检测准确性的相关因素。⑤ 医师对病例个案认为应该说明的相关问题。⑥ 对未接受中孕期血清学筛查直接选择孕妇外周血胎儿游离 DNA 产前检测的孕妇，应当在中孕期进行胎儿神经管缺陷风险等评估。⑦ 自采集至出具临床报告的周期不超过 15 个工作日，其中发出因检测失败再次采样通知的时间不超过 10 个工作日。

（7）筛查结果告知：① 结果为高风险，建立召回制度，尽快电话通知孕妇，建议其进行产前诊断，并有记录可查。② 筛查结果为低风险，应向孕妇说明此结果并不完全排除可能性。③ 无结果（NO call）的处理：重测、重采血、检测失败。NO call 的孕妇非整倍体异常风险增加，应建议做介入性产前诊断。

7. 从母血中分离胎儿细胞进行产前诊断

母血中除有一些游离的胎儿 DNA 外，还有经母血富集游离的胎儿细胞，可用于胎儿 Rh 血型 D 抗原的检测，也可用于检测胎儿从父本获得的血红蛋白病基因。目前该项目技术还处于临床前研究阶段。

附录　胎儿常见染色体异常与开放性神经管缺陷的产前筛查与诊断技术标准[①]

Technical standards of prenatal screening and diagnosis for fetal common chromosomal abnormalities and open neural tube defects

前　言

WS 322《胎儿常见染色体异常与开放性神经管缺陷的产前筛查与诊断技术标准》目前发布如下部分：

第 1 部分：中孕期母血清学产前筛查

第 2 部分：胎儿常见染色体异常的细胞遗传学产前诊断技术标准

本部分附录 A、附录 D 是规范性附录，附录 B、附录 C 是资料性附录。

本部分由卫生部医疗服务标准专业委员会提出。

本部分由中华人民共和国卫生部批准。

本部分主要起草单位：中国医学科学院北京协和医院、浙江大学医学院附属妇产科医院、四川大学华西第二医院、云南省第一人民医院。

---

① 　本标准为中华人民共和国卫生行业标准（WS 322.1—2010），由原卫生部于 2010 年发布。

本部分主要起草人：边旭明、朱宝生、刘俊涛、王和、吕时铭、戚庆炜、蒋宇林、马良坤、夏家辉、孙念怙。

第1部分：中孕期母血清学产前筛查
Part 1. Maternal serum prenatal screening in second trimester

1　范围

WS 322 的本部分规定了中孕期母血清学产前筛查的工作程序、知情同意书、筛查资料和标本的采集、实验室检测、结果的告知及对高风险孕妇的处理和追踪随访等要求。

本部分适用于对分娩时年龄在 35 岁以下的中孕期孕妇进行胎儿常见染色体异常（唐氏综合征与 18-三体综合征）和开放性神经管缺陷的血清学产前筛查。

2　规范性引用文件

下列文件对于本标准的应用是必不可少的。凡是注日期的引用文件，仅注日期的版本适用于本文件。凡是不注日期的引用文件，其最新版本（包括所有的修改单）适用于本文件。

WS/T 247 甲型胎儿球蛋白检测产前监测和开放性神经管缺损诊断准则

WS/T 250 临床实验室质量保证的要求

3　术语和定义

下列术语和定义适用于本文件。

3.1　常见胎儿染色体异常　common chromosome abnormalities

染色体疾病是导致新生儿出生缺陷最多见的一类遗传性疾病。染色体病有近 400 种，其中常见的有 60 多种。主要的染色体异常为 21-三体综合征（唐氏综合征）、18-三体综合征和 13-三体综合征以及性染色体的异常，其次为染色体结构的异常。

3.2　开放性神经管缺陷　open neural tube defects

孕 4 周左右胚胎神经管未闭合导致，依据缺陷的部位和严重程度而导致的临床表现不同，开放性神经管缺陷包括无脑儿和开放性脊柱裂，前者为致命性的，可导致流产、死胎或死产，后者可出现瘫痪、二便失禁等症状。

3.3　中孕期　the second trimester

孕 13 周～20^{+6} 周，中孕期筛查时限通常指孕 15 周～20^{+6} 周。

3.4　产前筛查　prenatal screening

通过简便、经济和较少创伤的检测方法，从孕妇群体中发现某些有先天性缺陷和遗传性疾病胎儿的高风险孕妇，以便进一步明确诊断。

3.5　中孕期母血清学产前筛查　second trimester maternal serum prenatal screening

通过中孕期母体血清甲胎蛋白、血清人绒毛膜促性腺激素、血清人绒毛膜促性腺激素游离 β 亚基、抑制素 A 和非结合雌三醇指标，结合孕妇的年龄、体重、孕周、病史等进行综合风险评估，得出胎儿罹患唐氏综合征、18-三体综合征和开放性神经管缺陷的风险度。

4　产前筛查工作程序

产前筛查工作应由经过专门培训的并已取得产前筛查资质的医疗保健机构和医务人员承担。中孕期产前筛查应在孕 15 周～20^{+6} 周进行。在确定筛查对象后，对自愿产前筛查的孕妇收集病史、签署知情同意书、确定孕周、采集外周血、测定血清学指标，并计算出风险，解释筛查报告；对高风险人群进行遗传咨询，对同意介入性产前诊断者进行产前诊断；随访妊娠结局。产前筛查及产前诊断工作流程图参见附录 A。

5 知情同意书

5.1 产前筛查应按照知情选择、孕妇自愿的原则,医务人员应事先告知孕妇或其家属产前筛查的性质。

5.2 提供产前筛查服务的医疗保健机构应在知情同意书中标明本单位所采用的产前筛查技术能够达到的检出率,以及产前筛查技术具有出现假阴性的可能性。各机构所使用的产前筛查知情同意书应报所在机构医学伦理委员会审议通过并报医务处备案。知情同意书的参考格式见附录 B。

5.3 医疗机构只对已签署知情同意书,同意参加产前筛查的孕妇做产前筛查。

6 资料和标本的采集

6.1 产前筛查资料的收集

6.1.1 医师应详细询问病史、确认孕周,记录超声测定的头臀长(早孕期)或双顶径(中孕期)以及超声检查时间、孕妇提供的对确定孕周有重要价值的其他信息资料。

6.1.2 医师应在产前筛查申请单上准确填写下列资料:孕妇的姓名、出生日期(公历)、采血日期、孕龄、体重、民族/种族、末次月经日期(公历)、月经周期、孕妇是否吸烟、本次妊娠是否为双胎或多胎、孕妇是否患有胰岛素依赖型糖尿病、既往是否有染色体异常或者神经管畸形等异常妊娠史、家族史、孕妇的通信地址和联系电话。

6.1.3 孕妇在申请单上签署知情同意书。

6.2 标本采集

6.2.1 按照无菌操作常规,用静脉穿刺术采取孕妇静脉血 2~3 mL,收集于真空干燥采血管中。

6.2.2 在采血管标签上写明患者姓名、标本编号、采血日期。标本编号应采用唯一编号,也可使用条形码作为唯一编号,需注意,此编号应与产前筛查申请单及采血工作登记册上的编号一致。

6.2.3 产前筛查实验室应当对该实验室所接收的血液标本类型做出规定,如:空腹血标本、全血标本、血清分离管标本、离心分离的血清标本。

6.3 标本的贮存和运输

6.3.1 将盛有血液标本的采血管静置于室温下(18~28 ℃)约 0.5~2 h,待其凝集后迅速离心分离得到血清。若室温低于 18 ℃,则可将盛有血液的采血管静置于 37 ℃恒温水浴箱内 0.5 h 使其凝集。

6.3.2 产前筛查实验室与采血点不在同一医疗机构者,应在采血点离心分离得到血清,以血清形式运送标本。血清标本运输过程中应保持 4~8 ℃冷藏条件。

6.3.3 血清标本在 4~8 ℃温度下保存,不应超过 7 天;在 −20 ℃以下保存不应超过 3 个月;长期保存应在 −70 ℃;保存过程中避免反复冻融。

7 实验室检测

7.1 标本的接收

标本采用唯一编号,实验开始前应再次核对标本编号与患者姓名,检查产前筛查申请单的相关信息及知情同意书。

7.2 实验室规范

产前筛查实验室应符合 WS/T 250 的要求,应用定量检测系统,而非半定量或定性检测系统检测。应选择获得国家食品药品监督管理局批准上市使用的产前筛查设备、试剂盒和风险计算软件。AFP 检测按 WS/T 247 执行。

7.3　实验室检测

7.3.1　实验室检测的母体血清标记物方案

实验室检测的母体血清标记物方案可选择下列任一种。

a）二联法：血清甲胎蛋白（alpha-fetoprotein，AFP）＋血清人绒毛膜促性腺激素游离 β 亚基（free β-subunit of HCG，Free β-HCG）或者 AFP＋血清人绒毛膜促性腺激素（human chorionic gonadotropin，HCG）。

b）三联法：AFP＋Free β-HCG＋血清游离雌三醇（unconjugated estriol，uE3）或者 AFP＋HCG＋uE3 或者 AFP＋Free β-HCG＋抑制素 A（inhibin A，Inh-A）。

c）四联法：AFP＋Free β-HCG＋uE3＋Inh-A 或者 AFP＋HCG＋uE3＋Inh-A。

7.3.2　实验室检测结果的计算和转换

产前筛查实验室应将检测到的标本标记物浓度转化为相应孕周的中位数倍数（multiple of medium，MOM），计算风险时应结合孕妇的年龄、孕周、体重等资料，使用专门的风险计算软件分别计算胎儿罹患唐氏综合征、18-三体综合征和开放性神经管缺陷（open neural tube defects，ONTD）的风险。

7.3.3　结果的风险率表达方法

唐氏综合征、18-三体综合征的风险率以 $1/n$ 的方式来表示，意味着出生某一患儿存在 $1/n$ 的可能性。开放性神经管缺陷筛查结果可以风险率（$1/n$）的方式来表示，也可以高风险或低风险来表示。

7.3.4　结果的判别

筛查结果分为高风险和低风险：

a）唐氏综合征筛查结果可采用 1/270 为阳性切割值（临界值），即筛查结果风险率≥1/270 者为高风险妊娠；

b）18-三体综合征筛查结果可采用 1/350 为阳性切割值，即筛查结果风险率≥1/350 者为高风险妊娠；

c）开放性神经管缺陷宜以母血清 AFP≥2.0～2.5MOM 为阳性切割值，筛查结果 AFP≥2.0～2.5 MOM 者为高风险妊娠。

7.3.5　结果的审核与签发

产前筛查报告需两个以上相关技术人员核对后方可签发。其中，审核人应具备副高级以上检验或相关专业的技术职称/职务。

7.3.6　资料与标本的保存

有关筛查结果的原始资料，包括产前筛查申请单、知情同意书、实验数据记录，均应保存 5 年以上，另有规定的除外。血清标本应保存至产后 2 年以上，血清标本应保存于－70 ℃的环境中，以备复查。

7.3.7　实验室技术的精密度要求

以变异系数 CV％为代表，批内 CV％＜30％，批间 CV％＜5％。

7.3.8　产前筛查的检出率要求

7.3.8.1　二联法：对唐氏综合征的检出率≥60％，假阳性率＜8％；对 18-三体综合征的检出率≥80％，假阳性率＜5％；对开放性神经管缺陷（ONTD）的检出率≥85％，假阳性率＜5％。

7.3.8.2 三联法：对唐氏综合征的检出率≥70％,假阳性率＜5％;对 18-三体综合征的检出率≥85％,假阳性率＜5％;对开放性神经管缺陷(ONTD)的检出率≥85％,假阳性率＜5％。

7.3.8.3 四联法：对唐氏综合征的检出率≥80％,假阳性率＜5％;对 18-三体综合征的检出率≥85％,假阳性率＜1％;对开放性神经管缺陷(ONTD)的检出率≥85％,假阳性率＜5％。

7.3.9 阳性预测值

阳性预测值为筛查阳性病例中的真阳性率,唐氏综合征产前筛查的阳性预测值应≥0.5％。

7.3.10 实验室质量控制

每次实验应根据相应试剂盒的要求做标准曲线或校准标准曲线、质控品测定,以评估该批次实验测定结果的可靠性。实验室每年应参加 1～2 次卫生部指定机构的室间质评计划,并取得合格证书。连续 3 年不参加或者未取得室间质评合格证书的产前筛查,视为质量控制不合格。

8 结果的告知

8.1 筛查结果以书面形式告知被筛查者,应通知孕妇和(或)家属获取筛查结果报告单的时间与地点,便于其及时获悉筛查结果。

8.2 报告应包括以下信息:

a) 孕妇的年龄与预产期分娩的年龄;

b) 标本编号;

c) 筛查时的孕周及其推算方法;

d) 各筛查指标的检测值和 MOM 值;

e) 经校正后的筛查目标疾病的风险度;

f) 相关的提示与建议。

8.3 报告发放应在收到标本的 7 个工作日以内。对于筛查结果为高风险的应尽快通知孕妇,建议该孕妇进行产前诊断,并有记录可查。筛查结果为低风险的,应向孕妇说明此结果并不意味着完全排除可能性。

9 高风险孕妇的处理

9.1 对于筛查结果为高风险的孕妇,应由产前咨询和/或遗传咨询人员解释筛查结果,并向其介绍进一步检查或诊断的方法,由孕妇知情选择。

9.2 对筛查高风险的孕妇建议行产前诊断,产前诊断率宜≥80％。

9.3 对筛查出的高风险病例,在未进行产前诊断之前,不应为孕妇做终止妊娠的处理。

9.4 产前筛查机构应负责产前筛查高风险病例的转诊,产前诊断机构应在孕 22 周内进行筛查高风险病例的后续诊断。

10 追踪随访

10.1 强调对所有筛查对象进行随访,随访率应≥90％。随访时限为产后 1～6 月。

10.2 随访内容包括妊娠结局,孕期是否顺利及胎儿或新生儿是否正常。

10.3 对筛查高风险的孕妇,应随访产前诊断结果、妊娠结局。对流产或终止妊娠者,应尽量争取获取组织标本行遗传学诊断,并了解引产胎儿发育情况。

10.4 随访信息登记:产前筛查机构应如实登记随访结果,总结统计分析、评估筛查效果,定期上报省级产前诊断中心。

附录 A
（资料性附录）

中孕期孕妇血清学产前筛查及产前诊断工作流程图

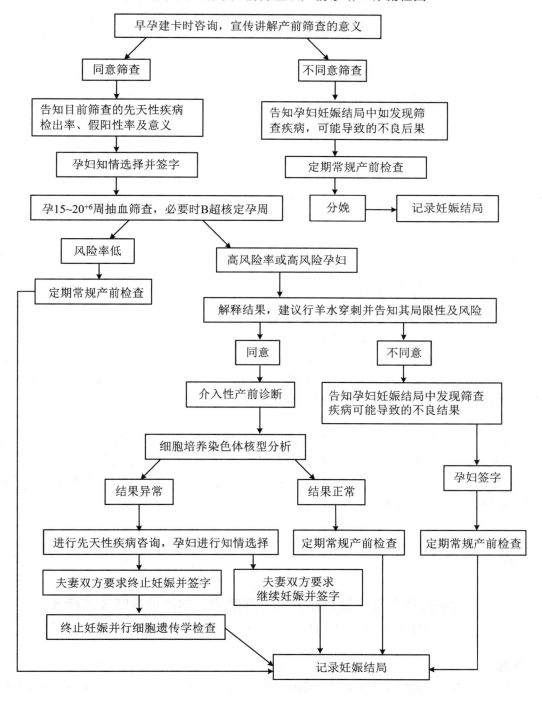

附录 B
（规范性附录）

中孕期母血清学产前筛查知情同意书

唐氏综合征又称先天愚型，是由胎儿 21 号染色体三体引起的出生缺陷，也是智力低下最常见的遗传性病因。18-三体综合征是由胎儿 18 号染色体三体引起的出生缺陷，常伴有多种畸形如先天性心脏病等。神经管缺陷是一类中枢神经系统的出生缺陷，是一种多基因遗传疾病，包括无脑儿、脊柱裂、脑积水等，常导致胎死宫内或者出生后夭折，能存活者通常也伴有智力发育迟缓和多发畸形。上述疾病大多并非由家系遗传而来，因此每个孕妇都有分娩先天缺陷儿的可能。患儿一旦出生则无法治愈，目前唯一有效减少上述出生缺陷发生的方法就是进行产前筛查和产前诊断，预防这几种疾病的患儿出生。

目前针对上述胎儿异常的中孕期产生筛查方法为在最佳筛查时间即妊娠 $15 \sim 20^{+6}$ 周内，通过抽取少量孕妇静脉血，测定孕妇血清中的生化指标如甲胎蛋白（AFP）、人绒毛膜促性腺激素（β-hCG）和游离雌三醇（uE3）等的水平，结合孕妇的年龄、体重等因素来计算胎儿罹患上述先天性疾病的风险。若筛查结果为低风险，我们建议继续妊娠和产前检查；若筛查结果为高风险，我们建议进一步行介入性产前诊断或产科超声检查。通过介入性产前诊断或产科超声检查，若胎儿确诊为染色体异常或开放性神经管畸形，可按孕妇本人的意愿终止或继续妊娠。若胎儿染色体核型分析结果正常，则可排除唐氏综合征或 18-三体综合征等胎儿重大染色体异常疾病，可继续妊娠和产前检查。

针对上述三种先天性疾病的中孕期产前筛查，其结果不是诊断，只是风险的评估。通过上述产前筛查和诊断的流程，能够产前发现约 60% 的唐氏综合征患儿和约 85% 的神经管缺陷患儿。亦有少数胎儿有染色体异常或开放性神经管畸形时，孕妇血清筛查结果可能为低风险而未能产前发现。同时，本筛查对其他类型的出生缺陷如单基因病、唇腭裂、先天性心脏病、染色体微缺失、闭合性神经管畸形等无风险评估作用。

我们已充分了解该检查的目的、性质、必要性和风险性。经本人及家属慎重考虑后同意接受产前筛查，并承诺如实提供产前筛查所需资料，愿将本次妊娠的最终结局及时与医方沟通。为确认上述内容为双方意思的真实表达，医方已履行了告知义务，孕妇方已享有充分知情和选择的权利，签字生效。

孕妇签字：_____   医生签字：_____

日　　期：_____   日　　期：_____

第 2 部分：胎儿常见染色体异常的细胞遗传学产前诊断技术标准
Part 2. Cytogenetic prenatal diagnosis for fetal chromosomal abnormalities

1 范围

WS 322 本部分规定了产前诊断的临床工作、实验室工作以及产前诊断病例的追踪和随访的要求。

本部分适用于已取得产前诊断技术服务资质的医疗保健机构，采用细胞遗传学方法等国家认可的相关技术,对孕妇实施胎儿染色体检查,从而对胎儿是否罹患目前细胞遗传学技术可诊断的染色体病做出产前诊断。

2　术语和定义

下列术语和定义适用于本文件。

2.1　细胞遗传学产前诊断　cytogenetic prenatal diagnosis

通过细胞遗传学技术,对胎儿来源的细胞标本进行染色体数目和结构的分析检查,从而对其是否存在染色体异常做出诊断。

2.2　核型分析　karyotyping

一个体细胞中特定数目和形态的染色体称为核型(karyotype)。对中期细胞显带染色体标本进行染色体计数和带型模式分析,称为核型分析。

2.3　染色体计数　chromosome counts

在显微镜下计数一定数量的中期细胞中具有着丝粒的染色体数目。

2.4　分析细胞数　analyzed cells

在镜下或计算机处理图像或根据照片对显带标本中期细胞中每一条染色体的形态进行分析的细胞数量。

2.5　核型分析细胞数　karyotyped cells

根据 ISCN 1995 或 ISCN 2005 规则对一个细胞的染色体照片或者计算机处理图像进行分组、排队、配对,并进行形态分析的细胞数量。

2.6　评估细胞数　scored cells

用于评估标本中具有或缺少某一特殊细胞遗传学特点而需要分析的细胞数量。一般是由于患者有某种临床病史,或在分析过程中发现有 1～2 个异常细胞。评估细胞数通常由实验室负责人规定,本标准中另有说明的除外。

2.7　集落　colony

经收获并染色后贴附在细胞培养物生长基底上相对聚集的细胞克隆。

2.8　异常克隆　abnormal clone

至少有两个细胞含有相同的额外染色体或染色体结构异常,或至少有 3 个细胞均丢失同一号染色体。

2.9　染色体异常　chromosome abnormality

细胞的染色体发生了数目或者结构变异,统称为染色体异常。

2.10　染色体病　chromosomal disease

由染色体数目或结构异常所引起的疾病称为染色体病。

2.11　非整倍体　aneuploidy

人类体细胞为二倍体(diploid),含 46 条染色体,任何不成倍增加或者减少的染色体异常个体均统称为非整倍体。

2.12　嵌合体　mosaicism

由两种或多种具有不同核型的细胞系所组成的个体称为嵌合体。

3　缩略语

3.1　ISCN 1995：An International System for Human Cytogenetic Nomenclature 1995,人类细胞遗传学国际命名体制 1995

3.2　ISCN 2005：An International System for Human Cytogenetic Nomenclature 2005,人

类细胞遗传学国际命名体制 2005

4 临床工作

4.1 门诊工作程序

产前诊断门诊工作应由经过专门培训的、有资质的医师承担。在孕妇进行遗传咨询或者妇产科产前咨询时,医师应了解孕妇的个人史、既往史、孕产史、遗传病家族史、产前诊断指征,帮助孕妇正确理解胎儿可能罹患染色体病的风险,以及该染色体病的临床表现。同时,还应让孕妇理解采取介入性取材手术可能发生的各种并发症的风险。对于年龄在 35 岁以上,或者符合其他产前诊断指征的孕妇,均应推荐其做产前诊断。

细胞遗传学产前诊断指征:35 岁以上的高龄孕妇;产前筛查出来的胎儿染色体异常高风险的孕妇;曾生育过染色体病患儿的孕妇;产前 B 超检查怀疑胎儿可能有染色体异常的孕妇;夫妇一方为染色体异常携带者;医师认为有必要进行产前诊断的其他情形。

介入性产前诊断手术包括绒毛取材术、羊膜腔穿刺术和经皮脐血管穿刺术,分别应在孕 10 周～13^{+6}周、孕 16 周～22^{+6}周和孕 18 周之后进行。医师应选择合适的时期和方法进行产前诊断,手术前医师应正确掌握产前诊断及取材手术的适应证和禁忌证,并完成必要的检查。

4.2 知情同意书的签署

产前诊断手术取材之前应按照知情同意、孕妇自愿的原则,医务人员应事先告知孕妇或其家属本次产前诊断的目的和必要性,讲清细胞遗传学产前诊断的局限性、穿刺取材手术的风险。医师只对已签署知情同意书,并同意接受产前诊断的孕妇实施产前诊断手术及其相关检查。知情同意书见附录 A。

医师在术前谈话及知情同意书中应向孕妇说明细胞遗传学产前诊断技术的局限性,即常规染色体检查不能诊断染色体微小结构改变、单基因遗传病、多基因遗传病、环境以及药物导致的胎儿宫内发育异常。如因细胞培养失败而无法得到结果,则有再次取材的可能。

4.3 产前诊断病历资料和样本采集

4.3.1 产前诊断病历的书写要求。

4.3.1.1 孕妇的一般情况:孕妇的姓名、年龄、民族/种族、产前诊断指征、末次月经日期(公历)、是否双胞胎或多胞胎、是否有异常妊娠史以及联系方式。

4.3.1.2 产前诊断病史资料采集:妊娠期异常情况,妊娠期感染情况,是否有其他妊娠合并症,是否有取材手术的禁忌证、超声检查资料、血清学产前筛查结果,以及其他与产前诊断相关的病史资料和术前检查结果。

4.3.1.3 产前诊断病历保存规格和期限:按照重要技术档案保存,保存期限至少 20 年。

4.3.2 标本采集:医师在了解孕妇情况,确认符合适应证、无禁忌证,并签署知情同意书后,实施取材手术。当孕妇有取材手术的禁忌证,但又确有必要进行产前诊断时,医师应向孕妇详细说明可能发生的手术并发症及其相应的解决办法。在孕妇做出要求手术的决定,医师制定相应的应急预案之后才能实施取材手术。

4.3.2.1 一般要求:手术室配备(抢救设备)、消毒环境、设备(B 超)、手术组人员搭配合理。手术医师相对固定。

4.3.2.2 羊膜腔穿刺术:操作程序参见附录 B.1。

4.3.2.3 绒毛取材术:操作程序参见附录 B.2。

4.3.2.4 经皮脐血管穿刺术:操作程序参见附录 B.3。

4.3.3　取材手术的质量控制:羊膜腔穿刺术一次穿刺成功率为 99% 以上,术后一周内的胎儿丢失率小于 0.5%;绒毛取材术一次穿刺成功率为 98% 以上,术后一周内的胎儿丢失率小于 1.5%;经皮脐血管穿刺术一次穿刺成功率为 90% 以上,术后一周内的胎儿丢失率小于 2%。

4.3.4　标本的标志:标本采集后应立即置入有清晰标注孕妇姓名和唯一编码的无菌试管中,并及时送往细胞遗传产前诊断实验室。唯一编号的编码规则由各实验室制定。

5　产前诊断的实验室工作

5.1　标本的接收登记

细胞遗传实验室收到标本后,应立即核对标本标志的孕妇姓名与产前诊断申请单和产前诊断病历、知情同意书是否一致,若同一批标本中有同名孕妇,应按出生日期区分。每份标本有一个唯一的编号,在产前诊断标本接收登记本上登记。

5.2　细胞培养

5.2.1　一般要求

细胞接种操作应在超净工作台上进行。

5.2.2　培养箱

应定期清洗并检查培养箱:每个工作日检查指示的培养箱内的温度和二氧化碳浓度。应注明最高与最低温度控制,应制定并张贴出仪器运行的合理范围,当读数超过合理范围时应有相应处理方案。每周检查贮气瓶气体和实验室空气湿度。

5.3　外周血淋巴细胞染色体(植物血凝素刺激)检查

5.3.1　一般要求

5.3.1.1　每份标本至少建立两个独立的培养系统。

5.3.1.2　90% 以上的常规外周血分析应在收到标本之日起 21 个工作日之内发出最终书面报告。特殊染色和分析可以酌情延迟发放报告时间。有特殊情况时要及时与被检人和送检单位取得联系。

5.3.1.3　每年的诊断失败率不超过 2%。

5.3.2　G 显带染色体标本应达到 320 条带的分辨率

5.3.3　外周血染色体分析标准

5.3.3.1　计数:至少计数 20 个细胞,记录任何观察到的染色体数目或结构异常。对可能有性染色体异常病例的标本,至少计数 30 个细胞。

5.3.3.2　分析:分析 5 个细胞,所分析细胞的染色体分辨率应达到 320 条带水平。

5.3.3.3　核型分析:2 个细胞,如果标本中发现有一个以上的细胞克隆,则每个克隆核型分析一个细胞。

5.4　产前诊断实验室的一般要求

5.4.1　至少应建立两个独立的培养系统并分别置于不同的培养箱中。

5.4.2　除了经皮脐血管穿刺获取的脐血标本外,其他标本应有备份培养以备进一步研究所需。

5.4.3　如果需要对父母的染色体进行分析以助于鉴别胎儿染色体异常或异态性,应由同一个实验室进行上述分析。

5.4.4　诊断失败率不应超过 2%。应尽可能明确所有诊断失败的原因,诊断失败的记录以及相应整改措施的记录至少应保存一年。

5.4.5 除了经皮脐血管穿刺获取的脐血染色体分析,90%以上的最终结果应在从接收到标本之日起 28 个工作日之内完成并发出正式报告,需要进行进一步研究的除外。

5.4.6 不能达到上述标准的实验室应将标本转送到其他实验室,直至达到上述要求为止。

5.4.7 对异常诊断结果应尽可能进行细胞遗传学随访,以对产前诊断结果进行确认。

5.5 羊水细胞染色体分析

5.5.1 一般要求

如果细胞培养不满意,实验室应在羊膜腔穿刺之日起 14 天之内通知临床医师。

5.5.2 羊水细胞染色体分析

5.5.2.1 培养瓶法

5.5.2.1.1 计数:至少计数在 2 个以上独立培养的培养瓶中平均分布的 20 个细胞,记录任何观察到的染色体数目或结构异常。

5.5.2.1.2 分析:至少分析在 2 个以上独立培养的培养瓶中的 5 个细胞,所分析的细胞的染色体分辨率应达至 320 条带水平。

5.5.2.1.3 核型分析:2 个细胞,每个独立的培养瓶各分析一个细胞。

5.5.2.2 原位法

5.5.2.2.1 计数:至少计数在 2 个以上独立培养的器皿中平均分布的 15 个细胞集落中的 15 个细胞,一个集落计数一个细胞。如果没有 15 个集落,则至少计数 10 个集落中的 15 个细胞。记录任何观察到的染色体数目或结构异常。

5.5.2.2.2 分析:至少分析在 2 个以上独立培养的培养器皿中的 5 个细胞,所分析的细胞的染色体分辨率应达到 320 条带水平。

5.5.2.2.3 核型分析:2 个细胞,如果发现有一个以上的细胞克隆,则每个克隆核型分析一个细胞。

5.5.3 对羊水细胞嵌合体的真实性评估及处理规则

对羊水细胞嵌合体的真实性评估及处理规则参见附录 C。

5.6 绒毛细胞染色体分析

5.6.1 一般要求

5.6.1.1 如果在临床上采用直接法(未培养)染色体制备,则应同时采用培养法(定义为培养时间在 48 h 以上)染色体制备方法。

5.6.1.2 最终的书面报告应包括细胞培养的方法。

5.6.2 绒毛细胞染色体分析标准

5.6.2.1 直接法(未培养)染色体制备方法

此方法不建议使用。

5.6.2.2 培养法(培养瓶法或原位法)

5.6.2.2.1 计数:至少计数在 2 个以上独立培养的培养瓶中平均分布的 20 个细胞,记录任何观察到的染色体数目或结构异常。

5.6.2.2.2 分析:至少分析在 2 个以上独立培养的培养器皿中的 5 个细胞,所分析的细胞的染色体分辨率应达到 320 条带水平。

5.6.2.2.3 核型分析:2 个细胞,使用原位法如果发现有一个以上的细胞克隆,则每个克隆核型分析一个细胞;培养瓶法的每个独立培养瓶各分析一个细胞。

5.7 胎儿脐带血染色体分析

5.7.1　一般要求

5.7.1.1　至少应建立两个独立的培养系统。

5.7.1.2　建议分别培养 48 h 和 72 h。

5.7.1.3　最终结果应在从穿刺之日起 7 个工作日之内获得。

5.7.2　脐血细胞染色体分析标准

5.7.2.1　计数:至少计数在 2 个以上独立培养的培养瓶中平均分布的 20 个细胞,记录任何观察到的染色体数目或结构异常。

5.7.2.2　分析:至少分析在 2 个以上独立培养的培养器皿中的 5 个细胞,所分析细胞的染色体分辨率应达到相应标准。

5.7.2.3　核型分析:2 个细胞,如果发现有一个以上的细胞克隆,则每个克隆核型分析一个细胞。

5.8　细胞遗传学检查报告

5.8.1　细胞核型分析记录及染色体异常的命名法:采用 ISCN 1995 或者 ISCN 2005 均可。

5.8.2　最终书面报告。

5.8.2.1　一般信息:患者姓名、年龄、标本采集日期、实验室收到标本日期、实验室编号、标本的唯一编号、送检医师的姓名。

5.8.2.2　检查内容的报告应包括:产前诊断指征;细胞培养的方法;显带方法、染色体分辨率;对所分析细胞的现行 ISCN 命名;除非有明确胎儿性别的医疗指征,不得报告胎儿性别。应标注实验室结果报告的局限性。

5.8.2.3　至少应由两个有资质的人员对细胞进行分析和评估。

5.8.2.4　对结果的解释应包括:和临床信息之间的关系;对结果的意义的讨论;应建议进行进一步的遗传咨询。

5.8.2.5　实验室信息应包括:实验室名称、技术员姓名、签发报告的实验室负责人姓名和签名。

5.8.3　细胞遗传学产前诊断结果的报告:报告单式样参见附录 D。

5.8.3.1　对正常核型的报告:G 显带染色体 320 条带水平未见异常。

5.8.3.2　对异常核型的报告:按 ISCN 1995 或者 ISCN 2005 书写和描述,并建议遗传咨询。

5.9　产前诊断病历资料存档及标本保存

5.9.1　产前诊断病历含术前相关检查登记,知情同意书、细胞遗传学分析实验记录合并入病历中,存入产前诊断档案保存,保存期限 20 年以上。

5.9.2　细胞培养及染色体标本制备的实验记录按实验室工作日志保存档案,保存期限 5 年以上。

5.9.3　用于诊断性实验的玻片保存期限有限,如果是永久性的显带方法(G-,C-,R-带),玻片宜保存两年。荧光染色体的染色体玻片的保存时间由实验室主任决定。

5.9.4　各个实验室应制定相应的方案以确保在获得足够的能够完成所要求的分析所需的中期分裂象细胞之前,要保存有部分原始标本、细胞培养物或细胞沉淀物。

5.9.5　每个产前诊断病例至少有 2 个细胞的核型图像照相记录并永久保存电子版或者相片。

6　产前诊断病例的追踪和随访

对产前诊断核型异常的病例应进行随访,尽可能了解胎儿的发育情况和妊娠结局,并将随访结果记录在产前诊断病历中,尽可能明确染色体核型和临床表现之间的关系。

附录 A

（规范性附录）

介入性产前诊断知情同意书

A.1　羊膜腔穿刺术知情同意书

　　患者＿＿＿＿＿＿，＿＿＿＿＿＿岁，因＿＿＿＿＿＿＿＿＿需要做羊膜腔穿刺术进行产前诊断胎儿有无异常。羊膜腔穿刺术是一项相对安全的中孕期有创性介入性产前诊断技术，存在但不局限于以下医疗风险：

　　1）孕妇有发生出血、羊水渗漏、流产的可能。

　　2）穿刺有损伤胎儿的可能性。

　　3）因孕妇子宫畸形、胎盘位于子宫前壁、腹壁太厚、羊水量少等原因，可能发生羊水穿刺失败。

　　4）如术前孕妇存在隐性感染或术后卫生条件不佳，有发生宫内感染及胎儿感染死亡的可能。

　　5）疼痛、紧张等刺激有诱发孕妇出现心脑血管意外的可能。

　　鉴于当今医学技术水平的限制、患者的个体差异以及其他无法预知的原因，即使在医务人员已认真履行了工作职责和严格执行操作规程的情况下，上述风险仍有可能发生。医务人员将严格按照医疗技术规范进行操作，尽最大努力减少上述风险的发生。

　　孕妇方应提供真实有效的病史材料。

　　孕妇方已充分了解该检查的性质、目的、风险性和必要性，对其中的疑问已得到经治医生的解答。经本人及家属慎重考虑后同意接受产前诊断，并愿将本次妊娠的最终结局及时与医方沟通。为确认上述内容为双方意思的真实表达，医方已履行了告知义务，孕妇方已享有充分知情和选择的权利，签字生效。

　　孕妇签字：＿＿＿＿＿＿＿＿＿＿　　　　日　　　期：＿＿＿＿＿＿＿＿＿

　　家属签字：＿＿＿＿＿＿＿＿＿＿　　　　与孕妇关系：＿＿＿＿＿＿＿＿＿

　　医生签字：＿＿＿＿＿＿＿＿＿＿　　　　日　　　期：＿＿＿＿＿＿＿＿＿

A.2　绒毛取材术知情同意书

　　患者＿＿＿＿＿＿，＿＿＿＿＿＿岁，因＿＿＿＿＿＿＿＿＿需要行绒毛取材术进行产前诊断。绒毛取材术是一项相对安全的早孕期有创性介入性产前诊断技术，存在但不局限于以下医疗风险：

　　1）孕妇有发生出血、流产的可能。

　　2）穿刺有损伤胎儿可能性。

　　3）因孕妇子宫畸形、腹壁太厚、胎盘位于子宫后壁、胎盘太薄等原因，可能发生绒毛取材失败。

4）如术前孕妇存在隐性感染或术后卫生条件不佳,有发生宫内感染及流产的可能。

5）疼痛、紧张等刺激有诱发孕妇出现心脑血管意外的可能。

鉴于当今医学技术水平的限制、患者的个体差异以及其他无法预知的原因,即使在医务人员已认真履行了工作职责和严格执行操作规程的情况下,上述风险仍有可能发生。医务人员将严格按照医疗技术规范进行操作,尽最大努力减少上述风险的发生。

孕妇方应提供真实有效的病史材料。

孕妇方已充分了解该检查的性质、目的、风险性和必要性,对其中的疑问已得到经治医生的解答。经本人及家属慎重考虑后同意接受产前诊断,并愿将本次妊娠的最终结局及时与医方沟通。为确认上述内容为双方意思的真实表达,医方已履行了告知义务,孕妇方已享有充分知情和选择的权利,签字生效。

孕妇签字:＿＿＿＿＿＿＿＿＿＿＿　　　日　　　期:＿＿＿＿＿＿＿＿＿＿＿

家属签字:＿＿＿＿＿＿＿＿＿＿＿　　　与孕妇关系:＿＿＿＿＿＿＿＿＿＿

医生签字:＿＿＿＿＿＿＿＿＿＿＿　　　日　　　期:＿＿＿＿＿＿＿＿＿＿＿

A.3　经皮脐血管穿刺术知情同意书

患者＿＿＿＿＿＿,＿＿＿＿＿＿岁,因＿＿＿＿＿＿＿＿＿需要行经皮脐血管穿刺术进行产前诊断。经皮脐血管穿刺术是一项相对安全的中孕期有创性介入性产前诊断技术,存在但不局限于以下医疗风险:

1）孕妇可能发生出血、胎盘出血、血肿、胎盘早剥、羊水渗漏、胎膜早破、胎死宫内、晚期流产等手术并发症。

2）胎儿并发症包括感染、出血、严重的心动过缓、脐带压塞或血栓形成,以及穿刺造成的胎儿损伤。

3）因孕妇子宫畸形、胎盘位于子宫后壁、腹壁太厚、脐血管异常等原因,可能发生穿刺失败。

4）如术前孕妇存在隐性感染或术后卫生条件不佳,有发生宫内感染及胎儿感染死亡的可能。

5）疼痛、紧张等刺激有诱发孕妇出现心脑血管意外的可能。

鉴于当今医学技术水平的限制、患者的个体差异以及其他无法预知的原因,即使在医务人员已认真履行了工作职责和严格执行操作规程的情况下,上述风险仍有可能发生。医务人员将严格按照医疗技术规范进行操作,尽最大努力减少上述风险的发生。

孕妇方应提供真实有效的病史材料。

孕妇方已充分了解该检查的性质、目的、风险性和必要性,对其中的疑问已得到经治医生的解答。经本人及家属慎重考虑后同意接受产前诊断,并愿将本次妊娠的最终结局及时与医方沟通。为确认上述内容为双方意思的真实表达,医方已履行了告知义务,孕妇方已享有充分知情和选择的权利,签字生效。

孕妇签字:＿＿＿＿＿＿＿＿＿　　　日　　　期:＿＿＿＿＿＿＿＿＿

家属签字:＿＿＿＿＿＿＿＿＿　　　与孕妇关系:＿＿＿＿＿＿＿＿＿

医生签字:＿＿＿＿＿＿＿＿＿　　　日　　　期:＿＿＿＿＿＿＿＿＿

A.4　关于胎儿染色体检查的说明

胎儿细胞培养制备胎儿染色体是进行产前诊断的一项技术,在培养、分析过程中可能出现以下情况:

1）培养失败:由于活细胞数量少、质量差或宫内感染等原因导致细胞生长较差或不生长,使培养失败。

2）影响检测结果:细胞生长较差以及染色体可分析核型过少或形态较差时,影响分析结果。

3）常规染色体检查不能诊断染色体微小结构改变、单基因遗传病、多基因遗传病、环境以及药物导致的胎儿宫内发育异常。

4）如孕妇术前存在隐性感染,则细胞培养可能因感染而失败,无法得到产前诊断结果。如因细胞培养失败而无法得到结果,则有再次取材的可能。

鉴于当今医学技术水平的限制、患者的个体差异以及其他无法预知的原因,即使在医务人员已认真履行了工作职责和严格执行操作规程的情况下,上述情况仍有可能发生。医务人员将严格按照医疗技术规范进行操作,尽最大努力减少上述情况的发生。

孕妇方已充分了解该检查的性质,对其中的疑问已得到经治医生的解答。经本人及家属慎重考虑后同意接受胎儿染色体检查,并愿将本次妊娠的最终结局及时与医方沟通。为确认上述内容为双方意思的真实表达,医方已履行了告知义务,孕妇方已享有充分知情和选择的权利,签字生效。

孕妇签字:＿＿＿＿＿＿＿＿＿　　　日　　　期:＿＿＿＿＿＿＿＿＿

家属签字:＿＿＿＿＿＿＿＿＿　　　与孕妇关系:＿＿＿＿＿＿＿＿＿

医生签字:＿＿＿＿＿＿＿＿＿　　　日　　　期:＿＿＿＿＿＿＿＿＿

附录 B
（资料性附录）

介入性产前诊断技术操作程序

B.1　羊膜腔穿刺术操作程序

B.1.1　目的:主要用于有医学指征的孕 16～22^{+6} 周的产前诊断。

B.1.2　羊膜腔穿刺术指征:

a）孕妇预产期年龄≥35 岁;

　　b) 孕妇曾生育过染色体异常患儿；

　　c) 夫妇一方有染色体结构异常者；

　　d) 孕妇曾生育过单基因病患儿或先天性代谢病患儿；

　　e) 21-三体综合征、18-三体综合征产前筛查高风险者；

　　f) 其他需要抽取羊水标本检查的情况。

B.1.3　羊膜腔穿刺术禁忌证：

　　a) 先兆流产；

　　b) 术前两次测量体温（腋温）均高于 37.2 ℃；

　　c) 有出血倾向（血小板≤$7×10^9$ L^{-1}，凝血功能检查有异常）；

　　d) 有盆腔或宫腔感染征象；

　　e) 无医疗指征的胎儿性别鉴定。

B.1.4　羊膜腔穿刺术术前准备包括：

　　a) 认真核对适应证及有无禁忌证；

　　b) 查血常规、HIV 抗体、HBsAg、抗梅毒抗体、ABO 血型和 Rh 因子如 Rh（－），查间接抗人球蛋白试验（Coombs 试验），告知胎母输血的风险，建议准备抗 D 免疫球蛋白；

　　c) B超检查了解胎儿情况以及胎盘附着情况。

B.1.5　羊膜腔穿刺术操作步骤如下：

　　a) 孕妇排空膀胱，取仰卧位，常规消毒铺巾；

　　b) 超声定位穿刺部位；

　　c) 将穿刺针垂直方向刺入宫腔，拔出针芯，见有淡黄色清亮羊水溢出，接注射器抽取 2 mL 后，更换注射器，抽取羊水，取羊水量不宜多于 30 mL；插入针芯，拔出穿刺针；术毕超声观察胎心及胎盘情况；

　　d) 抽出羊水注入无菌试管，送实验室接种；

　　e) 如两次穿刺均未获得羊水则应终止手术，1～2 周后重新手术。

B.1.6　术后注意事项如下：

　　a) 向孕妇说明可能发生的并发症；

　　b) 嘱孕妇若有腹痛、阴道出血、阴道流液等情况应及时就诊；

　　c) 禁止性生活 2 周；

　　d) 预约 2 周后复诊。

B.2　B超引导下绒毛取材术操作程序

B.2.1　目的：主要用于有医学指征的孕 10～13^{+6} 周期间的产前诊断。

B.2.2　绒毛取材术指征：

　　a) 孕妇预产期年龄≥35 岁；

　　b) 孕妇曾生育过染色体异常患儿；

　　c) 夫妇一方有染色体结构异常者；

　　d) 孕妇曾生育过单基因病患儿或先天性代谢病患儿；

　　e) 21-三体综合征、18-三体综合征产前筛查高风险者；

　　f) 其他需要抽取绒毛标本检查的情况。

B.2.3　绒毛取材术禁忌证：

　　a) 先兆流产；

　　b) 术前两次测量体温（腋温）均高于 37.2 ℃；

　　c) 有出血倾向（血小板≤7×10⁹ L⁻¹，凝血功能检查有异常）；

　　d) 有盆腔或宫腔感染征象；

　　e) 无医疗指征的胎儿性别鉴定。

B.2.4　绒毛取材术术前准备包括：

　　a) 认真核对适应证及有无禁忌证；

　　b) 查血常规、HIV 抗体、HBsAg、抗梅毒抗体、ABO 血型和 Rh 因子如 Rh（一），查间接 Coombs 试验，告知胎母输血的风险，建议准备抗 D 免疫球蛋白；

　　c) B 超检查了解胎儿情况以及胎盘附着情况。

B.2.5　绒毛取材术操作步骤：

B.2.5.1　经腹途径（双针套管法）操作步骤如下：

　　a) 孕妇排空膀胱，取仰卧位，常规消毒铺巾；

　　b) 超声定位穿刺部位；

　　c) 在超声引导下，将引导套针经腹壁及子宫穿刺入胎盘，拔出针芯，将活检针经引导套针内送入胎盘绒毛组织；

　　d) 接含 2～4 mL 生理盐水的 20 mL 注射器，以 5 mL 左右的负压上下移动活检针以吸取绒毛组织；

　　e) 取绒毛量一般不超过 25 mg，获取需要量的绒毛标本后插入针芯，拔出穿刺针；

　　f) 术毕超声观察胎心及胎盘情况；

　　g) 如引导套针两次穿刺均未穿入胎盘绒毛组织则应终止手术，1～2 周后重新手术。

B.2.5.2　经宫颈途径操作步骤如下：

　　a) 孕妇排空膀胱，取膀胱截石位，常规消毒铺巾；

　　b) 在超声引导下，将导管经宫颈穿刺入胎盘；

　　c) 连接含 2～4 mL 生理盐水的 20 mL 注射器，以 5～10 mL 的负压吸取绒毛组织，取绒毛量一般不超过 25 mg；

　　d) 术毕超声观察胎心及胎盘情况；

　　e) 如两次穿刺均未吸出绒毛组织则应终止手术，1～2 周后重新手术。

B.2.6　术后注意事项如下：

　　a) 向孕妇说明可能发生的并发症；

　　b) 嘱孕妇若有腹痛、阴道出血、阴道流液等情况应及时就诊；

　　c) 禁止性生活 2 周；

　　d) 预约 2 周后复诊。

B.3　经皮脐血管穿刺术操作程序

B.3.1　目的：主要用于有医学指征的孕 18 周以后的产前诊断。

B.3.2　经皮脐血管穿刺术指征：

　　a) 胎儿核型分析；

　　b) 胎儿宫内感染的诊断；

　　c) 胎儿血液系统疾病的产前诊断及风险估计；

　　d) 其他需要抽取脐血标本检查的情况。

B.3.3　经皮脐血管穿刺术禁忌证：

　　a）先兆晚期流产；

　　b）术前两次测量体温（腋温）均高于 37.2 ℃；

　　c）有出血倾向（血小板≤7×10^9 L^{-1}，凝血功能检查有异常）；

　　d）有盆腔或宫腔感染征象；

　　e）无医疗指征的胎儿性别鉴定。

B.3.4　经皮脐血管穿刺术前准备包括：

　　a）认真核对适应证及有无禁忌证；

　　b）查血常规、HIV 抗体、HBsAg、抗梅毒抗体、ABO 血型和 Rh 因子如 Rh（－），查间接 Coombs 试验，告知胎母输血的风险，建议准备抗 D 免疫球蛋白；

　　c）B 超检查了解胎儿、脐带和胎盘情况。

B.3.5　经皮脐血管穿刺术操作步骤包括：

　　a）孕妇排空膀胱，取仰卧位，常规消毒铺巾；

　　b）超声定位穿刺部位；

　　c）在超声引导下，将穿刺针经腹壁及子宫穿刺入脐带；

　　d）拔出针芯，连接注射器，抽取需要量的脐血，取血量不宜多于 5 mL，插入针芯后拔针；

　　e）超声观察胎心、胎盘和脐带情况；

　　f）手术时间不宜超过 20 min，如穿刺针两次经皮穿刺均未穿入脐带则应终止手术，1～2 周后重新手术。

B.3.6　术后注意事项如下：

　　a）向孕妇说明可能发生的并发症；

　　b）嘱孕妇若有腹痛、阴道出血、阴道流液、胎动异常等情况应及时就诊；

　　c）禁止性生活 2 周；

　　d）预约 2 周后复诊。

附录 C
（资料性附录）
对羊水细胞嵌合体的真实性评估及处理规则

C.1　诊断羊水细胞嵌合体的步骤（两步法以及额外工作的程度）

C.1.1　常规的最初工作（routine initial work-up，即第一阶段）

C.1.1.1　培养瓶法：每个培养瓶中计数 8～10 个细胞，总共 16 个细胞。

C.1.1.2　原位法：共计数 10～16 个克隆的细胞。

C.1.1.3　在收获之前，必须计数每个培养瓶或器皿中的克隆数目，对于培养瓶法，每个培养瓶中至少应有 12 个克隆才能收获。

C.1.2　需要进行第二阶段的情形

　　当在最初的工作中发现异常细胞时才需要分析额外的细胞，而不是在每一份羊水标本中都常规计数大量的细胞。

C.1.3　第二阶段的三种工作程度

C.1.3.1　高强度的额外工作（extensive additional work-up）

C.1.3.1.1　培养瓶法：在第二个培养瓶中再分析 10 个细胞，从第三个培养瓶中再分析 20 个细胞，总共分析 50 个细胞。需要指出的是，嵌合是在对原始培养的分析基础上提出的，发现异常的最初的计数和分析的细胞,在评估嵌合的百分数和可信程度时不被计算在内。例如,共计数 50 个细胞,在培养瓶 A 的 10 个细胞中发现异常,在培养瓶 B 和 C 中共计数 40 个,只在后 40 个细胞中进行评估。

C.1.3.1.2　原位法:额外检查 24 个集落中的细胞。

C.1.3.2　中等强度的额外工作(moderate additional work-up)

C.1.3.2.1　培养瓶法:在初始的培养瓶中再检查 10 个细胞,总共检查 30 个细胞,如果初始的培养瓶中的细胞数不够,则需要收获第三瓶。

C.1.3.2.2　原位法:额外检查 12 个克隆的细胞。

C.1.3.3　无需额外工作(no additional work-up)

所有的原先检查过的细胞都必须重新针对特异性的异常进行检查。

C.2　羊水染色体嵌合体诊断标准(见表 C.1)

表 C.1　羊水染色体嵌合体诊断标准

	培养瓶法	原位法
A. 高强度额外工作指征	(1) 以下常染色体三体: 2,5,8,9,12,13,14,15,16,18,20,21 或 22 (SC,MC)[a] (2) 不平衡性结构重排(MC) (3) 标记染色体(MC)	(1) 以下常染色体三体: 2,5,8,9,12,13,14,15,16,18,20,21 或 22 (SCo,MCo)[b] (2) 不平衡性结构重排(MCo) (3) 标记染色体(MCo)
B. 等额外强度工作指征	(4) 额外的性染色体(SC,MC) (5) 以下常染色体三体: 1,3,4,6,7,10,11,17,19(SC,MC) (6) 45,X (MC) (7) 除 45,X 以外的单体(MC) (8) 标记染色体(SC) (9) 平衡性结构重排(MC)	(4) 额外的性染色体(SCo,MCo) (5) 以下常染色体三体: 1,3,4,6,7,10,11,17,19(SCo,MCo) (6) 45,X(SCo,MCo) (7) 除 45,X 以外的单体(SCo,MCo) (8) 标记染色体(SCo) (9) 平衡性结构重排(MCo) (10) 不平衡性结构重排(SCo)
C. 无需额外工作的指征	(10) 45,X (SC) (11) 不平衡性结构重排(SC) (12) 平衡性结构重排(SC) (13) 在着丝粒处断裂从而丢失一臂(SC)	(11) 平衡性结构重排(SCo) (12) 在着丝粒处断裂从而丢失一臂(SCo)

注:SC[a]指单个培养瓶中的单个细胞(single cell single flask);

MC[a]指单个培养瓶中的多个细胞(multiple cells single flask);

SCo[b]指单个培养皿中的单个集落(single colony single dish);

MCo[b]指单个培养皿中的多个集落(multiple colonies single dish)

附录 D

（规范性附录）

细胞遗传学产前诊断报告单式样

D.1　（产前诊断机构）细胞遗传学产前诊断报告单

病人姓名　　　　　　性别　　　　　　年龄

送检医生

产前诊断指征:孕妇高龄

标本类型:羊水　　　　　　　　标本采集日期:

标本编号:　　　　　　　　　　标本接收日期:

检查要求:染色体核型分析

方法:原位法染色体分析(320 条带),G 显带

结果:胎儿羊水细胞 G 显带染色体 320 条带水平未见异常

检验者:　　　　　　审核者:

日期:　　　　　　　日期:

注:常规染色体检查不能诊断染色体微小结构改变、单基因遗传病、多基因遗传病、环境以及药物导致的胎儿宫内发育异常。

D.2　（产前诊断机构）细胞遗传学产前诊断报告单

病人姓名　　　　　　性别　　　　　　年龄

送检医生

产前诊断指征:孕妇高龄

标本类型:羊水　　　　　　　　标本采集日期:

标本编号:　　　　　　　　　　标本接收日期:

检查要求:染色体核型分析

方法:原位法染色体分析(320 条带),G 显带

结果:45,X

　　　　该胎儿羊水细胞染色体数目 45 条,少一条 X 染色体,建议遗传咨询

检验者:　　　　　　审核者:

日期:　　　　　　　日期:

注:常规染色体检查不能诊断染色体微小结构改变、单基因遗传病、多基因遗传病、环境以及药物导致的胎儿宫内发育异常。

自 测 题

一、名词解释

1. 阳性预测值　　　　　　　3. MOM 值　　　　　　　　5. NIPT

2. 阴性预测值　　　　　　　4. G 显带核型分析

二、选择题

1. hCG 是由哪里合成的？（　　　）

A. 胎盘滋养叶细胞　　B. 母体　　　　　　　C. 胎儿肝脏　　　　　D. 胎儿肾上腺

2. AFP 是由哪里合成和分泌的？（　　　）

A. 胎盘滋养叶细胞　　B. 母体　　　　　　　C. 胎儿肝脏　　　　　D. 胎儿肾上腺

3. 孕妇外周血胎儿游离 DNA 检测适宜孕周为（　　　）。

A. $12^{+0} \sim 16^{+0}$ 周　　B. $16^{+0} \sim 22^{+6}$ 周　　C. $12^{+0} \sim 22^{+6}$ 周　　D. $18^{+0} \sim 22^{+6}$ 周

4. 按照临床细胞遗传实验室产前诊断质量管理的要求,玻片和原始申请单应保留____年以上,产前诊断病例应保留____年以上。（　　　）

A. 2,5　　　　　　　B. 5,10　　　　　　　C. 10,20　　　　　　D. 1,2

5. 按照临床细胞遗传实验室产前诊断质量管理的要求,重要的遗传实验记录应保存（　　　）年。

A. 5　　　　　　　　B. 10　　　　　　　　C. 15　　　　　　　　D. 20

6. 羊膜腔穿刺术质控要求一次穿刺成功率达（　　　）以上。

A. 90%　　　　　　B. 92%　　　　　　　C. 98%　　　　　　　D. 99%

7. 羊膜腔穿刺术质控要求穿刺后一周内胎儿丢失率小于（　　　）。

A. 2%　　　　　　　B. 1.5%　　　　　　　C. 1%　　　　　　　D. 0.5%

8. 绒毛取材术质控要求一次穿刺成功率达（　　　）以上。

A. 90%　　　　　　B. 92%　　　　　　　C. 98%　　　　　　　D. 99%

9. 绒毛取材术质控要求穿刺后一周内胎儿丢失率小于（　　　）。

A. 2%　　　　　　　B. 1.5%　　　　　　　C. 1%　　　　　　　D. 0.5%

10. 经皮脐血管穿刺术质控要求一次穿刺成功率达（　　　）以上。

A. 90%　　　　　　B. 92%　　　　　　　C. 98%　　　　　　　D. 99%

11. 经皮脐血管穿刺术质控要求穿刺后一周内胎儿丢失率小于（　　　）。

A. 2%　　　　　　　B. 1.5%　　　　　　　C. 1%　　　　　　　D. 0.5%

12. 血浆 DNA 的提取应当在标本制备区进行,各项操作应当符合标准操作流程和说明书要求。提取后剩余的血浆标本应当在（　　　）℃以下保存不少于 3 年。

A. 0　　　　　　　　B. −20　　　　　　　C. −50　　　　　　　D. −70

13. NIPT 不适用人群中不包括（　　　）。

A. 孕周＞12^{+0} 周

B. 有染色体异常胎儿分娩史或夫妇一方有明确染色体异常

C. 各种基因遗传病高风险

D. 孕妇合并恶性肿瘤

14. 血浆 DNA 的提取应当在标本制备区进行,各项操作应当符合标准操作流程和说明书要求。提取后剩余的血浆标本应当在－70 ℃以下保存不少于(　　)年。

A. 1　　　　　　　　B. 2　　　　　　　　C. 3　　　　　　　　D. 4

15. 下列哪项不属于胎儿游离 DNA 的特点?(　　)

A. 含量低　　　　　　B. 片段化　　　　　　C. 半衰期长　　　　D. 半衰期短

16. 胎儿游离 DNA 浓度是影响 NIPT 检测准确性的重要因素,临床应用中当胎儿游离 DNA 比例低于(　　)时,可能导致 NITP 检测假阴性结果。

A. 1%～2%　　　　　B. 2%～3%　　　　　C. 3%～4%　　　　D. 4%～5%

17. NIPT 自采集至出具临床报告的周期不超过(　　)个工作日。

A. 7　　　　　　　　B. 10　　　　　　　　C. 14　　　　　　　D. 15

18. NIPT 因检测失败需再次采样时,通知时间不超过(　　)个工作日。

A. 7　　　　　　　　B. 10　　　　　　　　C. 14　　　　　　　D. 15

19. NIPT 会有假阳性结果的原因不包括(　　)。

A. 局限性胎盘嵌合(CPM)　　　　　　　　B. 母体染色体嵌合异常

C. 胎儿染色体异常　　　　　　　　　　　D. 母体肿瘤携带

20. NITP 会有假阴性结果的原因不包括(　　)。

A. 胎儿为染色体嵌合体异常　　　　　　　B. 胎儿游离 DNA 含量组分过低

C. 胎儿/胎盘的染色体结构不一致　　　　　D. 母体肿瘤携带

21. NIPT 筛查结果的原始资料包括产前筛查申请单、知情同意书,实验数据记录保存不少于(　　)年。

A. 1　　　　　　　　B. 2　　　　　　　　C. 3　　　　　　　　D. 4

22. NIPT 质量管理指标要求 21-三体综合征检出率不低于(　　)。

A. 70%　　　　　　　B. 85%　　　　　　　C. 90%　　　　　　D. 95%

23. NIPT 质量管理指标要求 18-三体综合征检出率不低于(　　)。

A. 70%　　　　　　　B. 85%　　　　　　　C. 90%　　　　　　D. 95%

24. NIPT 质量管理指标要求 13-三体综合征检出率不低于(　　)。

A. 70%　　　　　　　B. 85%　　　　　　　C. 90%　　　　　　D. 95%

25. NIPT 质量管理指标要求 21-三体、18-三体、13-三体综合征复合假阳性率不高于(　　)。

A. 0.1%　　　　　　B. 0.2%　　　　　　　C. 0.5%　　　　　　D. 0.8%

26. NIPT 质量管理指标要求 21-三体、18-三体、13-三体综合征复合阳性预测值不低于(　　)。

A. 50%　　　　　　　B. 60%　　　　　　　C. 70%　　　　　　D. 80%

27. NIPT 质量管理指标要求实验室每年参加(　　)次卫生部制定机构的室间质评计划并合格。

A. 1　　　　　　　　B. 2　　　　　　　　C. 3　　　　　　　　D. 4

28. NIPT 的优势不包括(　　)。

A. 作为二线筛查大大减少不必要的介入性产前诊断

B. 抓住临界风险,减少高龄孕妇后续诊断的漏诊

C. 21-三体、18-三体、13-三体综合征临床效能满意

D. 开放性神经管畸形临床效能满意

29. 下列哪项不是产前介入穿刺的禁忌证?(   )

A. 术前感染未治愈或手术当天感染及可疑感染者

B. 中央性前置胎盘或前置、低置胎盘有出血现象

C. 先兆流产未治愈者

D. 有宫缩者

30. 下列哪项不符合羊膜腔穿刺术中穿刺点的选择?(   )

A. 尽量避开胎盘　　　　　　　　B. 穿过胎盘并不增加操作风险

C. 应辨认并避开脐带经过的位置　　D. 可穿过母亲的肠道或膀胱

31. 行羊膜腔穿刺术时通常可以抽吸多少毫升羊水?(   )

A. 10~20　　　　　B. 20~30　　　　　C. 30~40　　　　　D. 越多越好

32. 下列哪项不是绒毛活检术的禁忌证?(   )

A. 先兆流产

B. 有出血倾向(血小板≤$70×10^9$ L^{-1},凝血功能检查有异常)

C. 有盆腔或宫腔感染征象

D. 活动性宫颈或阴道病变

33. 一般认为,妊娠 23 周左右脐带穿刺取血量可达(   )mL,对胎儿循环无影响。

A. 4~6　　　　　B. 6~8　　　　　C. 8~10　　　　　D. 10~12

34. 下列哪项不是胎儿镜的适应证?(   )

A. 通过直接观察诊断有明显外形改变的先天性胎儿畸形

B. 取胎儿血液进行诊断的疾病

C. 进行胎儿宫内治疗

D. 进行医学需要的胎儿性别鉴定

35. 在先证者所患遗传病较严重且难于治疗、再发风险高,但患儿父母又迫切希望有一个健康孩子的情况下,可运用(   )。

A. 产前诊断　　　B. 遗传咨询　　　C. 产前咨询　　　D. 婚前咨询

36. 关于产前筛查风险率的意义,下列哪项是错误的?(   )

A. 风险率用 $1/n$ 来表示(有 $1/n$ 的可能生育一个异常新生儿)

B. n 越小,风险率越大

C. n 越大,风险率越大

D. 35 岁以上的孕妇有胎儿畸形的风险大

37. 临床细胞遗传实验室必须用什么标准来描述核型?(   )

A. ISCN 1978　　　B. ISCN 1981　　　C. ISCN 1995　　　D. ISCN 2001

38. 产前筛查申请单上的出生日期和末次月经日期正确的是(   )。

A. 出生日期(公历),末次月经日期(农历)

B. 出生日期(农历),末次月经日期(公历)

C. 出生日期(公历),末次月经日期(公历)

D. 出生日期(农历),末次月经日期(农历)

39. 血清标本在运输过程中应保持(   )。

A. —20 ℃　　　　B. 0~4 ℃　　　　C. 4~8 ℃　　　　D. 常温

40. 开放性神经管缺陷筛查结果的风险率表达方法不包括(　　)。

A. 1/n　　　　　B. x%　　　　　C. 高风险　　　　D. 低风险

三、简答题

介入性产前诊断取样技术方法有哪些？各有哪些指征？

四、论述题

简述 NIPT 筛查的目标疾病、检查时机、适用人群、慎用人群、不适用人群,以及知情告知内容。

参 考 答 案

一、名词解释

1. 阳性预测值:阳性预测值是指筛检试验检出的全部阳性例数中,真正"有病"的例数(真阳性)所占的比例,反映筛检试验结果阳性者患目标疾病的可能性。

2. 阴性预测值:指检验结果为阴性的受试者中真正未患病的比例。诊断试验的预测值受到敏感度、特异度和受试者中患病率的影响。

3. MOM 值:即中位数倍数,对于任何分析物而言,MOM 值是指某个测试浓度除以某分析物的预期(正常)中间浓度。

4. G 显带核型分析:将染色体标本用碱、胰蛋白酶或其他盐溶液处理后,再使用 Giemsa 染液染色,染色体上出现宽窄和亮度不同的染色横纹,在普通显微镜下,可见深浅相间的带纹,称为 G 带(G band)。应用 G 显带技术对中期细胞显带染色体标本进行染色体计数和带型模型分析,称为 G 显带核型分析。

5. NIPT:无创产前检测技术,NIPT 是应用高通量基因测序等分子生物(遗传)学方法检测孕期母体外周血中胎儿游离 DNA 片段,从而评估胎儿常见染色体非整倍体异常风险的技术。

二、选择题

1. A　2. C　3. C　4. C　5. D　6. D　7. D　8. C　9. B　10. A　11. A　12. D　13. A　14. C　15. A　16. C　17. D　18. B　19. C　20. D　21. C　22. D　23. B　24. A　25. C　26. A　27. B　28. D　29. D　30. C　31. B　32. D　33. B　34. D　35. A　36. C　37. C　38. C　39. C　40. B

三、简答题

介入性产前诊断取样技术方法有:① 早孕期绒毛活检;② 早、中孕期胚胎(胎儿)镜检查;③ 早、中孕期羊膜腔穿刺取样;④ 中、晚孕期脐静脉穿刺胎血取样。指征:① 年龄≥35 岁(高龄);② 血清学筛查高风险;③ 超声软指标阳性;④ 其他指征,包括不良孕史、夫妻一方染色体核型异常等。

四、论述题

NIPT 适用目标疾病为 3 种常见胎儿染色体非整倍体异常,即 21-三体、18-三体和 13-三体综合征。

检查时机为孕 12 周后,12～22^{+6}周(预留时间进行产前诊断和后续处置)。

适用人群:① 血清学筛查高风险切割值与 1/1000 之间的孕妇;② 介入产前诊断禁忌证:先兆流产、发热、出血倾向、慢性病原体感染活动期、孕妇 RH(一)血型;③ 20^{+6}周,错过血清学筛查最佳时间,但要求评估 21-三体、18-三体、13-三体综合征风险。

慎用人群(检测准确性下降或效果不明确):① 早、中孕期产前筛查高风险;② 预产期年龄≥35 岁;③ 重度肥胖(体重指数＞40);④ IVF-ET 受孕者;⑤ 双胎及多胎妊娠;⑥ 医生认为可能影响结果准确性的其他情形。

不适用人群(严重影响结果准确性):① 孕周＜12 周;② 有染色体异常胎儿分娩史或夫妇一方有明确染色体异常;③ 胎儿超声检查提示有结构异常,需进行产前诊断;④ 各种基因遗传病高风险;⑤ 孕期合并恶性肿瘤;⑥ 1 年内接受异体输血、移植手术、异体细胞治疗;⑦ 医生认为有明显影响结果准确性的其他情形。

知情告知并签署知情同意书:① 告知本技术的目标疾病;② 告知本技术的检出率、假阳性和假阴性率,强调该检测结果不是产前诊断结果,高风险结果必须进行介入性产前诊断以确诊,以及检测费用及流程等;③ 告知本技术有因检测失败而重新采血的可能;④ 告知影响该检测准确性的相关因素;⑤ 医师对病例个案认为应该说明的相关问题;⑥ 对未接受中孕期血清学筛查直接选择孕妇外周血胎儿游离 DNA 产前检测的孕妇,应当在中孕期进行胎儿神经管缺陷风险等评估;⑦ 自采集至出具临床报告的周期不超过 15 个工作日,其中发出因检测失败再次采样通知的时间不超过 10 个工作日。

第四章　产前超声诊断

第一节　妊娠解剖与生理

一、孕龄

临床上推算孕龄，有以下三种方法：

1. 胎龄

从妊娠的第一天开始计算，即从受精那天开始计算，至胎儿由子宫娩出的时间，约 38 周。这一方法多用于胚胎学研究和描述。

2. 妊娠龄（孕龄）

从妊娠前 14 天算起，至胎儿由子宫娩出的时间，约 40 周，相当于胎龄加 14 天。对于月经周期 28 天的妇女来说，妊娠龄第一天即末次月经的第一天。临产上多用这一方法来推算孕龄。

3. 月经龄

从末次月经的第一天起，不考虑排卵或妊娠日期。对于月经周期 28 天的妇女来说，月经龄即妊娠龄。

对于月经周期 28 天左右的孕妇，超声显示胚胎或胎儿大小与相应的孕龄相符，此种情形就以月经龄作为妊娠龄。若月经周期不准，周期较长，其 LH（黄体生成素）高峰和排卵也相应推迟。例如，35 天为一个月经周期者，在第 21 天排卵，较月经周期为 28 天的妇女推迟 7 天。因此，受孕也相应推迟 7 天。此种情形，超声检查胚胎或胎儿的大小就会较月经龄小一周。如果月经周期极其不规则，那么孕妇告知的末次月经就没有什么重要意义了。

二、妊娠分期

以月经龄计算，妊娠 13 周末前称早期妊娠，第 14 周到 27 周末称中期妊娠，第 28 周及以后称晚期妊娠。受精 8 周（月经龄 10 周）内的孕体称为胚胎（embryo），自受精后 9 周（月经龄 11 周）起称为胎儿（fetus）。

三、胚胎/胎儿的发育过程

以月经龄孕周计，胚胎/胎儿的发育过程如下：

孕 4 周:妊娠囊平均内径约 3 mm,胚盘与体蒂形成,卵黄囊出现,初级绒毛膜形成。

孕 5 周:胚长 2~5 mm,出现原始心管搏动。

孕 6 周:胚长 6~10 mm,神经管于该期末完全闭合,3 个初级脑泡形成,原肠形成,上肢肢芽出现。

孕 7 周:胚长 10~14 mm,大脑各结构原基开始形成,眼、鼻和口开始发育,手板形成,下肢肢芽出现。

孕 8 周:头臀长(crown-rump length,CRL)约 20 mm,胚胎已初具人形,头大,占整个胎体一半。能分辨出眼、耳、鼻、口,心脏外形形成,原始生殖腺开始发育,直肠与泌尿生殖窦分开。

孕 9 周:CRL 约 30 mm,四肢更明显,可辨认肱骨及股骨,躯干开始增长和变直,同时可出现明显的生理性中肠疝。

孕 10 周:CRL 约 40 mm,完成胚胎过程。心脏、面部结构已基本形成,外周血管最终形成,肛膜出现孔眼,颅骨、脊柱开始骨化,男女性腺开始分化。

孕 11 周:CRL 约 50 mm,肾上升至正常位置,四肢可活动,手指、足趾形成,生理性中肠疝回复到腹腔内。

孕 12 周:CRL 为 60~70 mm,可出现躯干活动,如翻身等,肾与集合管相通,开始产生尿液。

孕 14 周末:CRL 约 80 mm,部分可确定胎儿性别,大脑外侧裂开始形成一条浅沟,羊膜与绒毛膜的胚外中胚层相连封闭胚外体腔。

孕 16 周末:胎儿身长约 160 mm,CRL 约 120 mm,外生殖器发育完全,可确认性别。头皮已长出头发,开始出现呼吸运动,皮肤菲薄呈深红色,无皮下脂肪。部分产妇已能自觉胎动。

孕 19 周:胼胝体、小脑蚓部逐渐发育完成。

孕 20 周末:胎儿身长约 250 mm,CRL 约 160 mm,皮肤呈暗红色,出现胎脂,可见少许头发。大脑外侧裂发育完成,眼睛上、下睑分开。开始出现吞咽、排尿功能。

孕 24 周末:胎儿身长约 300 mm,CRL 约 210 mm,体重约 630 g,各脏器均已发育。细小支气管和肺泡已经发育。出生后可有呼吸,但生存率极差。

孕 28 周末:胎儿身长约 350 mm,CRL 约 250 mm,体重约 1000 g,皮下脂肪不多。眼睛半张开,出现眼睫毛。四肢活动好,有呼吸运动。出生后可存活,但易患特发性呼吸窘迫综合征。

孕 32 周末:胎儿身长约 400 mm,CRL 约 280 mm,体重约 1700 g,睾丸下降。皮肤呈深红色,仍呈皱缩状,生存能力尚可,出生后注意护理可存活。

孕 35 周末:腹围增大开始超过头围。

孕 36 周末:胎儿身长约 450 mm,CRL 约 320 mm,体重约 2500 g,皮下脂肪较多,身体圆润,睾丸已位于阴囊。

孕 40 周末:胎儿身长约 500 mm,CRL 约 360 mm,体重约 3400 g。胎儿发育成熟,皮肤呈粉红色,皮下脂肪较多。足底皮肤有纹理。男性睾丸已降至阴囊内,女性大小阴唇发育良好。出生后哭声响亮,吸吮能力强,能很好存活。

四、胎儿血液循环

来自胎盘的营养物质丰富和氧含量较高的血液,经脐静脉进入胎儿体内,经肝圆韧带内的脐静脉入肝,然后再分为两条途径,一部分与肝门静脉血液相混,经肝静脉汇入下腔静脉,另一部分经静脉导管入下腔静脉。来自脐静脉的血液与来自胎儿身体下部回流的血液在下腔静脉中混合后入右心房,50%以上混合血经卵圆孔入左心房,再经左心室进入主动脉,主要供应胎儿的脑部及心脏。右心房内来自下腔静脉的小股血与来自头部及上肢的上腔静脉的血液相混流入右心室,再进入肺动脉。由于胎儿的肺尚无呼吸功能,因此仅有约10%的少量血液入肺,大部分血液则经动脉导管进入降主动脉。降主动脉中的大部分血液经脐动脉返回胎盘,小部分血液供应身体下部。胎儿体内循环的血液都是动脉血与静脉血的混合,只是混合成分的比例不同。流入上肢、头部、心脏及肝脏的血液含氧及养分较多,而流入胎儿肺部及身体下部的血液含氧及养分较少。

出生后,原胎儿血液循环通道会发生改变,如脐静脉出生后闭锁为肝圆韧带,静脉导管闭锁为静脉韧带,动脉导管闭锁为动脉韧带,脐动脉闭锁成为脐动脉索,卵圆孔瓣因左心房压力增高覆盖卵圆孔,卵圆孔关闭。

五、妊娠期母体子宫及卵巢的变化

妊娠期间母体子宫体积从非孕期 6 cm×5 cm×3.5 cm 增加至足月的 35 cm×25 cm× 22 cm,容量约 5000 mL,是非孕期的 500~1000 倍。宫体位置从妊娠 12 周开始自盆腔上升至腹腔,此时超声检查无需膀胱充盈。子宫肌壁非孕期时厚约 1 cm,妊娠期可增厚为 2.0~ 2.5 cm,至妊娠末期变薄,特别是子宫下段,但正常情况下,下段肌层≥3 mm。妊娠期间宫颈管会出现逐渐变短的情况,但一般≥3 cm,宫颈管的正常长度是胎儿在宫内生存至足月的重要保证。子宫动脉为了供应胎儿生长发育会出现相应变化,中孕期子宫动脉直径可增加40%~60%,舒张期流速增高,阻力降低,舒张早期切迹消失(一般在孕 17 周后)。自早期妊娠开始,子宫可出现不规律无痛性收缩,其特点为稀发、无规律和不对称,随着妊娠进展而逐渐增加,持续时间不足 30 s,不伴宫颈扩张,为生理性,又称 Braxton Hicks 收缩。

母体卵巢妊娠期略增大,排卵和新卵泡发育停止。在孕妇的卵巢中一般仅能发现一个妊娠黄体,黄体功能一般于孕 10 周完全由胎盘取代,之后黄体开始萎缩。

第二节　超声检查准备

1. 检查前准备

告知孕妇超声检查适应证、最适检查时间、该次检查内容、检查的局限性、所需时长及孕妇所需准备等。

经腹超声检查:早孕期(孕 11 周前),患者需充盈膀胱,要求与妇科经腹部超声检查一致;孕 11 周及其后检查胎儿无需特殊准备,但此期要检查孕妇宫颈情况时需膀胱充盈。

经会阴、阴道超声检查:排空膀胱后进行。

2. 体位

(1) 经腹超声检查:通常取仰卧位,患者充分暴露下腹部,中、晚孕期为了更好显示胎儿的解剖结构,可根据胎儿体位调整孕妇体位,如左侧卧位、右侧卧位。为了更好地显示宫颈与宫颈内口,可垫高孕妇臀部。

中、晚孕期检查中当孕妇出现仰卧位综合征时应立即停止检查,嘱患者侧卧位,待症状好转后再行检查。所谓仰卧位综合征,是指中、晚孕期孕妇取仰卧位时,会出现头晕、恶心、呕吐、胸闷、面色苍白、出冷汗、心跳加快及不同程度血压下降,当转为侧卧位后,上述症状即减轻或消失的一组综合征。

(2) 经会阴、阴道超声检查:孕妇取截石位。

3. 仪器

实时超声显像仪,常用凸阵探头,在探测深度内尽可能使用高频探头,常用腹部探头频率为 3.0~6.0 MHz,阴道探头频率为 3.0~10.0 MHz。

4. 检查方法

(1) 早孕期:主要通过子宫连续纵切面、横切面观察妊娠囊(gestational sac,GS)位置、大小、卵黄囊、胚胎/胎儿数目、胎芽及胎心搏动、在胚芽或胎儿矢状切面测量胎芽长度或胎儿头臀长(crown-rump length,CRL)、绒毛膜囊数、羊膜囊数、孕妇子宫形态及其肌层、宫腔情况;在宫底横切面上,探头稍向左侧、右侧偏斜观察双侧附件情况。目前没有证据证实早孕期经阴道超声检查有增加流产的风险。

颈项透明层(nuchal translucency,NT):最适检查时间为 $11\sim13^{+6}$ 周。可用于评估胎儿染色体异常的风险、了解胎儿有无极其严重的结构畸形。但信息有限,不能替代中孕期超声检查。

(2) 中、晚孕期:首先超声检查内容包括某些解剖结构的测量,如双顶径、头围、腹围、股骨长等,预测孕周大小;其次是估计胎儿体重,判断胎位、胎儿数目,估测羊水量,观察胎盘、脐带、孕妇子宫、宫颈等,最后也是在这个时期最重要的检查内容——对胎儿解剖结构的全面检查。

中孕期最适检查时间是 18~24 孕周,此时期是检查胎儿解剖结构和筛查胎儿畸形的最佳时期,能对胎儿各个系统的重要解剖结构进行系统检查。胎儿系统超声检查要求观察的解剖结构包括颅脑结构、颜面部、颈部、肺、心脏、腹腔脏器(肝、胆囊、胃肠道、双肾、膀胱)、腹壁、脊柱、四肢(包括手和足)等。对这些结构的检查可通过多个标准切面实现,常用的有 32~36 个切面。

5. 中、晚孕期超声检查分类

(1) Ⅰ级超声检查:适用于整个中孕期及晚孕期,是基本的产科超声检查。主要包括胎儿生长径线的测量,胎盘、羊水的观察。

(2) Ⅱ级超声检查:原国家卫生部于 2002 年颁布《产前诊断技术管理办法》(卫生部令第 33 号)和文件《超声产前诊断技术规范》(卫基妇发〔2002〕307 号),要求妊娠 16~24 周超声应诊断的严重畸形包括无脑儿、脑膨出、开放性脊柱裂、胸腹壁缺损内脏外翻、单腔心、致死性骨骼发育不全等。Ⅱ级超声检查除了检查Ⅰ级超声检查的内容外,还需要检出上述 6 种畸形。

(3) Ⅲ级超声检查(系统筛查):在Ⅱ级超声检查的基础上,按胎儿各个系统检查相应的结构。时间一般选择在妊娠 20~24 周,该阶段胎儿多个器官已发育成熟,羊水量适中,胎儿相对容易变换体位,有利于筛查胎儿结构。

（4）Ⅳ级超声检查（超声诊断）：针对孕妇或胎儿存在的高危因素,或Ⅰ级、Ⅱ级、Ⅲ级超声发现或怀疑的异常,进行有目的的详细的超声检查。孕妇高危因素包括血清学筛查异常,既往不良分娩史,孕期服药史,感染史,出生缺陷家族史,合并内、外科疾病等。

（5）单项超声检查：针对某个特定的项目或某个结构进行的检查,不需要进行完整的某一类超声检查,如仅仅观察胎儿方位、胎心搏动、胎盘位置、羊水量等,多适用于急诊或床旁超声。在实际临床操作过程中,常常需要对某一项目进行动态观察或随访,而没必要每次都测量胎儿径线等,这样不仅可以减少不必要的胎儿超声暴露,同时也可以尽可能地避免超声检查过于频繁所致的测量误差。

第三节　正常妊娠超声表现

一、早孕期超声表现

1. 孕囊

孕囊（gestational sac,GS）是超声首先观察到的妊娠标志。正常极早期的孕囊表现为：在宫腔内见到一极小的无回声区,常位于宫腔中上部,周边为一完整且厚度均匀的强回声环,厚度不低于 2 mm,有人将此称为"蜕膜内征",在极早期诊断中较有价值。随着孕周的增大,囊壁回声高于子宫肌层,这一强回声壁正是由增厚的子宫蜕膜组成的,随着孕囊对子宫的压迫越来越明显,形成特征性的"双绒毛环征"或"双环征"。这一征象在孕囊平均内径≥10 mm 时能恒定显示。

但值得注意的是,当孕囊内未见卵黄囊或胚胎时,须与假孕囊相区别。假孕囊轮廓不规则或不清楚,囊壁回声无明显增强,厚度也不均匀,形状不定,无"双环征",内无胚芽和卵黄囊,有时可见少许点状强回声,不随孕周增大而增长。

2. 卵黄囊

卵黄囊（yolk sac,YS）是孕囊内超声能发现的第一个解剖结构。正常妊娠时,卵黄囊呈球形或环形,囊壁呈细线状的高回声,中央无回声,透声极好,在妊娠 5~10 周中,其体积逐渐增大,最大不超过 6 mm,妊娠 5~6 周时阴超可以显示,约 10 周时开始消失,12 周后完全消失。卵黄囊大小为 3~8 mm,在 7 周时尺寸最大,平均为 5 mm。如果超声显示卵黄囊过大（>10 mm）或过小（<3 mm）或不显示,则提示妊娠后果不良。

3. 胚芽及心管搏动

一般来说,在超声图上胚芽（fetal pole）长为 4~5 mm 时,能检出原始心管搏动,相应孕周为 6~6.5 周,相应孕囊大小为 13~18 mm。经阴道超声胚芽长>5 mm 或者经腹部超声胚芽长>9 mm 而未能观察到胎心搏动时,应考虑胚胎停止发育。

在妊娠 7~8 周时,上、下肢肢芽长出,超声显示为一棒状结构,伴随手和足的早期发育,8 周时胚胎则初具人形。到第 9 周时,四肢显示更为明显,躯干开始增长和变直,同时可出现明显的生理性中肠疝。这是由于肠的生长速度比胚体的生长速度快,而此时腹腔容积相对较小,加上肝脏和中肾的增大,迫使肠襻进入脐带内(脐腔),在脐带根部形成一细小包块,便形成了胚胎性的生理性中肠疝。通常直径不超过 7 mm,若超过则有可能为真正的脐膨出,应追踪观察。第 11～12 周时,由于腹腔增大,肝脏的增长速度减慢,中肾开始萎缩,肠襻开始退回至腹腔,此时不应再有生理性中肠疝。

4. 羊膜囊

早期羊膜囊(amniotic sac,AS)囊壁菲薄,超声不易显示。若加大增益或者经阴道探头检查,则可以在 7 周后清楚显示薄层的羊膜,在绒毛膜腔内形成一囊状结构,此为羊膜囊,胚胎于羊膜囊内显示。当头臀径达到至少 7 mm 时,常可探及显示带状羊膜及羊膜囊的回声,当声束与羊膜垂直时更易探及羊膜的回声。一般在怀孕 12～16 周时羊膜与绒毛膜逐渐完全融合,绒毛膜腔则消失,羊膜不易再被探及。

5. 颈项透明层

颈部透明层(nuchal translucency,NT)是指胎儿颈后皮下的无回声带,位于颈后高回声皮肤带与深部软组织高回声带之间。这是所有胎儿均可出现的一种超声特殊征象。早孕期发现 NT 值的增厚与唐氏综合征的危险性增高有关。部分增厚的 NT 将逐渐发展成为水囊瘤,部分胎儿伴有水肿。绝大部分胎儿仅有 NT 的增厚,不会出现明显的水肿。

NT 的测量现已广泛用于早孕期筛查胎儿染色体的异常,尤其是唐氏综合征。据统计,利用 NT 及孕妇年龄可筛查 75% 左右的唐氏综合征胎儿。

(1)NT 最佳筛查时间:11～13^{+6}周,CRL 在 45～84 mm 范围内。

(2)NT 测量方法:取得胎儿正中矢状切面图,并在胎儿自然伸位(不后仰也不前屈)时测量 NT。将图像放大到仅可显示胎儿头部及上胸,在 NT 的最宽处测量垂直于皮肤强回声带的距离,此时要特别注意区分胎儿皮肤与羊膜。

测量时游标内缘要与 NT 的内缘重合,同时测量多次,并记录最大值。

当胎儿有颈部脐带或脊膜膨出时,要注意区分。当有颈部脐带时也可测上、下端最宽距离后记录两者的平均值。

(3)NT 判断标准:早孕期胎儿 NT 正常值范围随孕周的增大而增大,在早孕晚期与中孕早期测量 NT,不可用同一个标准来判断。目前临床认为 NT 值应小于 3 mm。

二、中、晚孕期超声表现

1. 胎儿颅脑

主要采用横切面。最常用的横切面有丘脑水平横切面、侧脑室水平横切面及小脑横切面,通过这 3 个常用切面可以观察到颅内很多重要结构,包括大脑、丘脑、透明隔腔、第三脑室、侧脑室、脉络丛、小脑、小脑蚓部、后颅窝池等,并可以测量双顶径、头围、侧脑室宽度及小脑横径等。

(1)丘脑水平横切面(即双顶径与头围测量标准平面):要求清楚显示透明隔腔(CSP)、两侧丘脑对称、背侧丘脑之间的裂隙样结构,即第三脑室;颅骨光环完整呈椭圆形,左右对称。此切面主要观察脑中线、透明隔腔、丘脑、第三脑室。

(2)侧脑室水平横切面:这是测量侧脑室的标准平面。要求无回声的侧脑室后角显示,其内可见不完全充满的高回声脉络丛。

（3）小脑横切面：在得到丘脑平面后声束略向尾侧旋转，即可得到小脑横切面，要求同时显示清晰的小脑半球且左右对称以及前方的透明隔腔。

此切面是测量小脑横径的标准切面。小脑横径随孕周增长而增长。在孕 24 周前，小脑横径（以 mm 为单位）约等于孕周（如 20 mm 即为孕 20 周），孕 20～38 周以每周 1～2 mm 的速度增长，孕 38 周后以每周 0.7 mm 的速度增长。

2. 胎儿脊柱

主要切面包括矢状切面、横切面及冠状切面。

矢状切面上脊柱呈两行排列整齐的串珠状平行强回声带，从枕骨延续至骶尾部并略向后翘，最后融合在一起。在腰段膨大，两强回声带略增宽，两强回声带之间为椎管，其内有脊髓、马尾等。横切面上脊椎呈 3 个分离的圆形或短棒状强回声，2 个后骨化中心较小且向后逐渐靠拢，呈"Λ"字形排列，前方中央较大者为椎体骨化中心。冠状切面上可见整齐排列的 2 条或 3 条平行强回声带，中间一条反射回声来自椎体，两侧的来自椎弓骨化中心。

3. 胎儿面部

可通过矢状切面、冠状切面及横切面来检查，主要观察结构有双眼、眼眶、鼻骨、上唇。

4. 胎儿肢体骨骼

中孕期时，羊水适中，胎动活跃，四肢显示较易获得，此时是检查胎儿四肢畸形的最佳时期。四肢超声检查应遵循一定的检查顺序，对胎儿每条肢体从近段逐一追踪至远段，分别依次显示肱骨、尺骨、桡骨、手掌；股骨、胫骨、腓骨、脚踝。

5. 胎儿胸部

最常用的切面是横切面，此切面上肺位于心脏的两侧，两侧肺大小相近，呈实质性均匀中等回声，随妊娠进展，肺回声渐强。胎儿胸廓的大小与肺的大小有关。

6. 胎儿心脏

主要切面有四腔心切面、左室流出道切面、右室流出道切面、三血管切面或三血管气管切面、主动脉弓切面、动脉导管弓切面、上下腔静脉长轴切面。通过这些切面可观察胎儿心脏的各个结构，包括左心房、右心房、左心室、右心室、主动脉、肺动脉、动脉导管、房间隔、卵圆孔及卵圆孔瓣、室间隔、二尖瓣、三尖瓣等。

7. 胎儿腹部

腹部脏器主要有肝、胆囊、胃、肠、双肾、膀胱。主要筛查切面有上腹部横切面、双肾横切面、腹壁脐出口切面、膀胱两侧脐动脉切面等。

腹围的测量：腹围（abdominal circumference，AC）标准测量切面是胎儿腹部最大横切面，该切面显示腹部呈圆或椭圆形，脊柱为横切面，胎胃及胎儿肝内门静脉 1/3 段同时显示。

测量方法：① 分别测量前后径及横径，测量腹部皮肤外缘到外缘的距离。腹围＝（前后径＋横径）×1.57。② 椭圆功能键沿腹壁皮肤外缘直接测量。

注意事项：① 腹围测量切面要尽可能接近圆形。② 肝内门静脉段显示不能太长。③ 腹围与胎儿的体重关系密切，常用于了解胎儿宫内营养状况，若腹围小于正常值，则要小心胎儿是否有宫内发育迟缓（intrauterine growth retardation，IUGR）状况。④ 孕 35 周前，腹围小于头围；孕 35 周左右，两者基本相等；孕 35 周后，胎儿肝脏增长迅速，皮下脂肪积累，腹围大于头围。

8. 胎儿外生殖器

男胎外生殖器较女胎者易显示。胎儿生殖器在 20 周后 94%～100% 可正确辨认。男性可显示阴茎和阴囊,32周后睾丸开始下降,在阴囊内可显示双侧椭圆形中等回声。女性可显示大、小阴唇回声。

9. 胎盘

包括胎盘着床位置、范围、数目、内部回声、成熟度、与宫颈内口关系、胎盘后方回声以及胎盘内多普勒血流情况等。一般情况下,胎盘厚度为20~40 mm,在测量胎盘厚度时应在近胎盘中心的横切面或纵切面上,垂直于胎盘内外缘测量最厚处的厚度。

胎盘分级(见表4.3.1):临床上通常用胎盘分级来估计胎盘功能和胎儿成熟度,胎盘分级主要根据绒毛膜板、胎盘实质、基底膜3个部分的回声特征进行判断。

表 4.3.1 胎盘成熟度声像分级

级别	绒毛板	胎盘实质	胎盘基底层
0	绒毛板平直	分布均匀的点状回声	没有回声增强
Ⅰ	呈轻微波浪起状	出现散在的点状强回声	没有回声增强
Ⅱ	切迹伸入胎盘实质,未达基底层	回声不均,点状,回声增多	出现短线条状强回声
Ⅲ	切迹深达基底层,呈不规则环状	回声更不均匀,强回声增多伴有声影	大而融合的回声增强区可伴声影

10. 脐带

横切面见2条脐动脉和1条脐静脉的横断面,呈"品"字形排列,纵切面上表现为2条脐动脉围绕脐静脉呈螺旋状排列。整个孕期脐带长度几乎和胎儿身长一致,但超声尚不能确定正常妊娠脐带长度。

脐动脉多普勒血流成像可评估胎盘—胎儿循环。脐动脉搏动指数(PI)、阻力指数(RI)及收缩期最大血流速度(S)与舒张末期血流速度(D)比值(S/D)均可用来反映胎盘血管阻力,正常情况下 PI,RI,S/D 随孕周增大而降低,孕7周脐动脉阻力大,只可测量到脐动脉收缩期血流信号,孕14周后所有胎儿都应出现舒张期血流,晚孕期 S/D 值通常小于3.0。

11. 羊水超声测量

(1) 羊水指数(amniotic fluid index,AFI):以母体脐部为中心,划分出左上、左下、右上、右下4个象限,声束平面垂直于水平面,分别测量4个象限内羊水池的最大深度,4个测值之和即为羊水指数。若孕37周前 AFI<80 mm 或孕37周 AFI<50 mm,则为羊水过少;若孕37周前 AFI≥240 mm 或 AFI>200 mm,则为羊水过多。

(2) 最大羊水池深度:即羊膜腔内最大羊水深度,图像内没有肢体或脐带,声束垂直于水平面,测量其最大垂直深度即为最大羊水池深度。最大羊水池深度<20 mm,为羊水过少;最大羊水池深度>80 mm,为羊水过多。

12. 胎儿生物物理评分

胎儿生物物理评分主要应用于晚孕期评估胎儿是否存在宫内缺氧,通过实时超声持续观察30 min 评价4项指标:胎儿呼吸样运动、胎动、胎儿肌张力及羊水量,总分8分(详见表4.3.2)。

(1) 胎儿呼吸样运动(fetal breathing movement,FBM):在实时超声观察下见胎儿胸廓或腹壁有节律地运动为胎儿呼吸样运动,也可经矢状面观察膈肌的上下节律运动。

（2）胎动（fetal movement，FM）：胎动是指胎儿在宫内的活动，指躯体旋转及四肢运动。

（3）胎儿肌张力（fetal tone，FT）：正常情况下胎儿在宫内有一定张力，肌肉有一定的收缩性，肢体一般处于屈曲状态，胎体和肢体活动后又回复到原来的屈曲状态为正常的胎儿肌张力。

（4）羊水量（amniotic fluid volume，AFV）：即羊膜腔内羊水容量，最大羊水池深度≥2 cm为正常。

表 4.3.2　胎儿生物物理评分

项目	2分（正常）	0分（异常）
FBM	30 min 内至少有 1 次且持续 30 s 以上	30 min 内无 FBM 或持续时间不足 30 s
FM	30 min 内出现 3 次以上躯干、胎头或大的肢体活动	30 min 内出现＜3 次躯干、胎头或肢体活动或无胎动
FT	胎儿躯干或肢体至少有 1 次伸展并恢复至原来的屈曲状态，手指推开合拢	无活动，胎儿肢体伸展不屈或胎动后不回复屈曲位
AFV	最大羊水池深度≥2 cm	最大羊水池深度＜2 cm

临床医师可根据评分做出相应的处理。8 分：无明显缺氧改变，可于 1 周内或后再重复监测 1 次；6 分：可能有缺氧，如胎肺成熟，宫颈条件好，予以引产；≤4 分：胎儿宫内情况不良，特别是 0～2 分，需终止妊娠。

三、妊娠胎龄的估计与胎儿生长的评估

1. 早孕期妊娠胎龄与胎儿生长的评估

（1）孕囊平均直径：膀胱充盈适度，完整显示孕囊，孕囊平均内径（mm）=（纵径＋横径＋前后径）/3。

妊娠胎龄（d）=孕囊平均内径（mm）+30。应注意该方法仅适用于孕 7 周内，且各径测量值只取孕囊内径。

（2）头臀长：妊娠 9～13^{+6}周，测量头臀长（CRL）是早孕期估计妊娠龄最准确的方法。

标准切面是取胎体或躯干最长、最直的正中矢状切面图像。测量胚胎的颅顶部到臀部皮肤外缘间的距离，一般取 3 次测量的平均值，且测量时不能包括胎儿肢体或卵黄囊。

妊娠龄（周）=CRL（cm）+6.5。

2. 中、晚孕期妊娠胎龄与胎儿生长的评估

（1）双顶径：双顶径（biparietal diameter，BPD）标准切面为丘脑横平面，可观察到头颅外形呈椭圆形，颅骨对称，可见前方的透明隔腔（CSP）、两侧丘脑对称、两丘脑之间显示裂隙样第三脑室和部分侧脑室后角。目前有三种测量方法：① 测量近侧颅骨外缘至远侧颅骨内缘间的距离，该种测量方法较多见；② 测量远近两侧颅骨骨板强回声中点之间的距离；③ 测量近侧颅骨外缘至远侧颅骨外缘间的距离。

注意事项：测量时不要将颅骨外的软组织包括在内。受胎方位或不同头型或胎头入盆等因素的影响，晚孕期双顶径测量值会出现较大偏差。

（2）头围：头围（head circumference，HC）测量平面同双顶径测量平面一样。测量方法：

① 分别测量颅骨最长轴和最短轴的颅骨外缘到外缘间的距离,或颅骨壁中点的距离,即枕额径(OFD)和双顶径(BPD),HC=(BPD+OFD)×1.6。② 用椭圆功能键沿胎儿颅骨声像外缘直接测出头围长度。

注意事项:HC测量值不包括颅骨外的头皮等软组织。不论胎头是圆形或椭圆形,头围测量都可全面显示出胎头的实际大小,在晚孕期头围测量已基本取代了双顶径测量。

(3) 小脑横径:在丘脑平面得到后声束略向尾侧旋转,即可获得小脑的横切面,此切面的标准平面要求同时显示清晰的小脑半球且左右对称以及前方的透明隔腔。小脑横径随孕周增长而增长。在孕24周前,小脑横径(以mm为单位)约等于孕周(如20 mm即为孕20周),孕20～38周以每周1～2 mm的速度增长,孕38周后以每周0.7 mm的速度增长。

(4) 腹围:腹围(abdominal circumference,AC)标准测量切面是胎儿腹部最大横切面,该切面显示腹部呈圆形或椭圆形,脊柱为横切面,胎胃及胎儿肝内门静脉1/3段同时显示。测量方法:① 分别测量前后径及横径,测量腹部皮肤外缘到外缘的距离。腹围=(前后径+横径)×1.57。② 椭圆功能键沿腹壁皮肤外缘直接测量。

注意事项:① 腹围测量切面要尽可能接近圆形。② 肝内门静脉段显示不能太长。③ 腹围与胎儿的体重关系密切,常用于了解胎儿宫内营养状况,若腹围小于正常值,则要小心胎儿是否有IUGR。④ 孕35周前,腹围小于头围;孕35周左右,两者基本相等;孕35周后,胎儿肝脏增长迅速,皮下脂肪积累,腹围大于头围。

(5) 股骨长度:股骨长度(femur length,FL)主要用于中、晚孕期妊娠胎龄评估,尤其是在晚孕期,较其他径线测量值更有意义。标准切面:声束与股骨长径垂直,完全显示股骨长轴且平行。测量方法:从一端测量至另一端,不包括骨骺端。

注意事项:应从股骨外侧扫查,当从股骨内侧扫查时,显示股骨有些弯曲,为正常现象。当晚孕期以胎头测量估测胎龄不准时,应取股骨测量值来评估胎龄。

(6) 肱骨长度(humerus length,HL):测量时应完全显示肱骨,声束与肱骨长径垂直,清晰显示肱骨的两端。测量方法:从一端测量至另一端,不包括骨骺端。

注意事项:在中孕期,肱骨可以与股骨等长,甚至可以略长于股骨。必要时应测量对侧肱骨以做对比。在怀疑胎儿有短肢畸形时,肱骨则不适合用于估测胎龄。

若股骨与肱骨的测量值低于平均值的两个标准差以上,则可以认为股骨或肱骨偏短;低于平均值的两个标准差以上5 mm,则怀疑可能有骨骼发育不良的情况。

(7) 体重:根据胎儿一项或多项径线的测量值,经统计学处理,来估算胎儿的体重。

估测胎儿体重的公式有很多,但目前基本不需按公式去计算,大多数超声仪都有产科胎儿发育与体重估计的计算软件,输入各超声径线测量值后,就可迅速得出胎儿的胎龄与体重;也可采用查表法获得。在各项预测胎儿体重的生物学测量值中,以腹围与体重关系最为密切。较为准确的体重估测对指导临床决定分娩时机与方式有重要意义,而想要获得较为准确的胎儿体重,须注意以下几点:① 标准切面的准确测量;② 测量多项胎儿径线指标,尤其当胎儿生长不匀称时;③ 多次测量获得平均测量值(一般测三次),以缩小测量误差。

要获得准确的超声测量值,在实际工作中,需要超声医师积累经验,对计算公式加以校正,若能采用由自己的资料统计而得到的公式或关系图表,误差会缩减到最小范围。

第四节　异常妊娠超声表现

一、流产

流产(abortion)是指妊娠不足 28 周、胎儿体重不足 1000 g 而终止妊娠,发生在妊娠 12 周前称早期流产,发生在妊娠 12 周后称晚期流产。

1. 临床与病理

临床上分为先兆流产、难免流产、不全流产、完全流产、稽留流产。病因包括子宫畸形、染色体异常、孕妇内分泌失调(黄体功能不足、严重甲状腺疾病和糖尿病)、免疫因素、宫颈功能不全、母体传染性疾病、服用抗癌类药物、酗酒、外伤等,但 68% 的自然流产病因不明。

流产的主要临床表现:有停经史,妊娠试验呈阳性,阴道流血,腰背部酸痛,腹部阵发性疼痛。早期流产通常先出现阴道流血,后出现腹痛;晚期流产则先出现腹痛,后出现阴道流血。

大多数早期流产物是蜕膜和不成熟绒毛或胎盘组织的混合物,少数可同时见到胚胎或胎儿。晚期流产物则可见胎儿及胎盘。

2. 超声表现

(1) 先兆流产:子宫、孕囊、囊内胚芽或胎儿大小与停经孕周相符,可见胎心搏动,但宫颈内口尚未开放。部分先兆流产患者表现为孕囊一侧新月形无回声区或絮状低回声区。

(2) 难免流产:宫颈内口开放,孕囊部分下移至宫颈内口甚至位于宫颈管内,孕囊变形呈"葫芦"状。胚胎停止发育后流产症状迟早会发生,也可称为难免流产。胚胎停止发育超声可以发现孕囊变形,囊壁欠光滑。诊断标准:经腹超声孕囊平均内径为 20 mm 及以上或经阴道超声孕囊平均直径为 8 mm 及以上时,未显示卵黄囊;经腹部超声孕囊平均内径为 25 mm及以上时,未显示胚芽;经阴道超声孕囊平均内径为 16 mm 及以上时,未显示胎心搏动;胚芽≥5 mm 时,未显示胎心搏动。

(3) 不全流产:部分胚胎组织排出宫腔,但宫腔内仍可见不规则团状回声,CDFI 未探及明显血流信号。

(4) 完全流产:胚胎组织已完全排出,子宫内膜清晰显示呈线状高回声,宫腔内可有少许积血。

(5) 稽留流产:胚胎或胎儿已死亡,无胎心搏动;孕囊存在但皱缩变形,囊壁回声减弱、变薄,内壁毛糙;孕囊未探及,宫腔内回声杂乱,不能区分孕囊和胚胎结构,呈团块状实质性回声和低或无回声区混合回声。CDFI 包块周边可见较丰富的血流信号。宫颈内口未开,但子宫较停经孕周小。

3. 鉴别诊断

(1) 双胎妊娠:当先兆流产合并宫腔积液时声像图可表现为宫腔内显示两个无回声区,此时需与双胎妊娠相区别。要点为:① 无回声形状。先兆流产的宫腔内的积血大多呈月牙形,强回声壁不明显;双绒毛膜双胎妊娠的 2 个孕囊外形饱满,囊壁呈强回声环,形态规则。

② 囊腔回声。先兆流产无回声区内无卵黄囊及胚芽组织,而双胎妊娠的每个孕囊内均可见卵黄囊及胚芽,当达到一定孕周后其内均可见原始心管搏动。

(2)宫颈妊娠:难免流产的孕囊下移至宫颈时应与宫颈妊娠相区别。宫颈妊娠时,宫颈膨大,与宫体大小差别不大,甚至可以超过宫体,宫腔内膜蜕膜样增厚,宫颈内口未开放,宫颈孕囊内或可见胚芽及原始心管搏动。

(3)异位妊娠:异位妊娠合并宫腔内积血容易被误诊为假孕囊,此时需与胚胎停止发育的空孕囊相区别,特别是当异位妊娠的包块较小时,经腹超声易将假孕囊误诊为胚胎停止发育。假孕囊周边由子宫内膜包绕,无"双环"征,形态与宫腔一致。

(4)葡萄胎:稽留流产需与葡萄胎相区别,葡萄胎子宫大于停经月份,质地软,内可见蜂窝状或葡萄样改变,CDFI未探及明显血流信号。

4. 临床意义

超声医师通过孕囊、卵黄囊、胚芽、胎心搏动及宫颈内口情况,结合停经史来初步判断胚胎是否存活,如果超声检查不能确定胚胎存活状况,可再结合血 hCG 检查。对超声诊断为难免流产及稽留流产的,临床可以及时处理,避免出现盲目安胎,造成不全流产大出血,甚至宫内感染后果。

二、异位妊娠

病理与临床:孕卵在子宫腔以外着床发育,称异位妊娠(ectopic pregnancy)。约 95% 发生在输卵管,其中 80% 发生在输卵管壶腹部,也可发生在腹腔、宫颈、卵巢等部位。

导致异位妊娠的病因主要有盆腔炎、输卵管结核、子宫内膜异位、输卵管手术、盆腔手术、宫内节育器、性激素与避孕药、血吸虫病、辅助生育技术、受精卵游走、输卵管发育异常、吸烟、多次流产史等。

异位妊娠时子宫内膜对异位妊娠产生的激素有反应,腺体呈分泌亢进、蜕膜样变和局灶 Arias-Stella 反应。异位妊娠手术切除送检标本有绒毛、胚胎/胎儿组织或新鲜种植部位,卵巢孕囊壁上必须有卵巢组织,输卵管完整。

(一)输卵管妊娠(tubal pregnancy)

主要临床表现:有停经史、腹痛、阴道流血、晕厥;未破裂的输卵管妊娠可无明显腹痛;流产型有腹痛但不剧烈;破裂型腹痛较剧烈,伴贫血;陈旧性输卵管妊娠的不规则阴道流血时间较长,曾有剧烈腹痛,后持续性隐痛。体征:腹部压痛或反跳痛、一侧髂窝压痛、宫颈举痛(包括阴道超声检查时)、宫体增大柔软。后穹隆穿刺可抽出不凝血。

输卵管间质部妊娠(intramural pregnancy)是特殊、少见的输卵管妊娠,输卵管间质部肌层较厚,因此妊娠维持至 14~16 周后才发生破裂并伴有大出血。临床表现多为妊娠 14~16 周时突发性腹痛,伴有脸色苍白、手脚冰冷、大汗淋漓等失血性休克症状。

1. 超声表现

输卵管妊娠的共同声像图表现为子宫稍增大,子宫内膜明显增厚,呈蜕膜样改变,但宫内无孕囊结构,有时可见宫腔内积液或积血,形成假孕囊声像图。根据输卵管妊娠症状的轻重、结局可分为 4 种类型。

(1)未破裂型:附件区可见一类孕囊环状高回声结构,壁厚回声强,中央呈无回声,似

"甜面圈",故称为甜面圈征(Donut 征)。在类孕囊周围可探及类滋养层周围血流频谱。停经 6 周以上经阴道超声可以观察到卵黄囊、胚胎和原始心管搏动。此时盆腔和腹腔大多无积液。

(2)流产型:附件区可观察到边界不清、形态不规则的混合回声包块,包块内有时可以辨认类孕囊结构,盆腔内可见积液,但量较少。

(3)破裂型:附件区可探及较大、形态不规则混合回声包块,无明显边界,内部回声紊乱,难以辨认孕囊结构,盆、腹腔可见大量游离液性暗区,内有大量细密点状回声或絮状回声。

(4)陈旧型:附件区可见实质性不均匀中、高回声包块,边界清晰,包块内不能辨认孕囊结构,可有少量盆腔积液。CDFI 包块内血流信号不丰富。

输卵管间质部妊娠是一种较特殊的输卵管妊娠,与宫腔距离近,需要与宫角妊娠相区别。间质部妊娠超声表现为子宫内膜增厚,宫腔内无孕囊图像,宫底一侧向外突出一包块,内见孕囊结构,囊内可见胚芽或胚胎,孕囊周边可见薄层肌组织围绕,内膜线在宫角部融合,内膜与包块未见明显连续性。

2. 鉴别诊断

(1)难免流产:难免流产时宫腔可见孕囊形状发生改变,周边强回声环变薄,回声减低,此时与输卵管妊娠时宫腔积血形成的假孕囊表现相似,但是难免流产的孕囊内有时可见变形的卵黄囊(直径多>7 mm)及胚芽,且双侧附件区无异常包块图像。

(2)黄体破裂:多发生在月经周期后期即黄体期,无停经史,突发腹部剧痛。超声显示子宫未见明显增大,子宫内膜无明显增厚,患侧卵巢增大,其内可见不规则混合回声包块,盆、腹腔可见积液或积血。血、尿 hCG 为阴性。

(3)宫角妊娠:孕囊偏向一侧宫角,孕囊位于宫腔内,子宫内膜在宫角部呈"Y"形,孕囊周边可见内膜包绕。宫角妊娠一般有两种转归:① 当大部分绒毛种植于宫腔内膜时,随着孕囊的增长,孕囊逐渐向宫腔发展,成为正常宫内妊娠,临床表现无特殊性;② 当绒毛种植于输卵管开口附近时,孕囊沿着输卵管方向生长,发展为输卵管妊娠。

3. 临床意义

超声是诊断输卵管妊娠的主要方法。经阴道超声较经腹超声检查能更早检出附件区包块,从而进行早期治疗,避免出现腹腔内大出血等危急情况。超声检查可描述输卵管妊娠包块的大小及盆腔出血的深度,帮助临床医生决定治疗方案及手术方式。

(二)腹腔妊娠(abdominal pregnancy)

腹腔妊娠患者可呈贫血貌,早期妊娠时可有突然腹部剧痛或伴有少量阴道流血病史。如胎儿能存活至足月,检查时可较清楚扪到胎儿肢体,却难以扪清子宫轮廓,胎心清晰。

1. 超声表现

宫腔未见明显孕囊,中孕期宫颈纵切面无法显示宫颈与宫体组成的倒喇叭口声像。早期腹腔妊娠较难发现,因为孕囊可以异位于腹腔内任何部位。较大孕周的腹腔妊娠,孕囊或羊膜囊未见子宫肌层包绕,胎儿与孕妇腹壁贴近。若胎儿死亡,胎体边界则不清晰;由于羊水量不足,胎盘多处粘连,且部分被肠管所覆盖,胎盘显示为边界不清的不均质性回声包块。

2. 鉴别诊断

(1)输卵管妊娠:早期腹腔妊娠与输卵管妊娠不易区分;若孕囊位于盆腔以外,如脾肾之间、肝肾之间,则易与输卵管妊娠相区分。

(2)残角子宫妊娠:较大孕周的残角子宫妊娠由于孕囊周边的低回声肌层菲薄,难以与腹腔妊娠时孕囊周边的腹膜、大网膜包裹相区别,故极易被误诊为腹腔妊娠。但残角子宫妊娠的包块在多切面扫查后能够显示其与子宫相连的某些特征,而腹腔妊娠的包块则不与子宫相连。

3. 临床意义

腹腔妊娠后若胎死腹腔,可继发感染、脓肿等并发症。超声检查是诊断腹腔妊娠的可靠方法,一经诊断,需及时剖腹取胎。

(三)宫颈妊娠(cervical pregnancy)

宫颈妊娠多见于经产妇,有停经史及早孕反应,阴道流血,起初为血性分泌物或少量出血,继而出现大量阴道出血,可从孕 5 周开始,在孕 7~10 周出血常为大量出血。妇科三合诊检查宫颈明显增大。

1. 超声表现

子宫腔内无孕囊,但宫颈膨大,宫颈与宫体呈"葫芦"样,孕囊着床在宫颈管内。CDFI 探查宫颈肌层血管扩张,血流异常丰富。宫颈内口未见明显开放。早早孕时,宫颈可无明显增大。

2. 鉴别诊断

宫颈妊娠易与难免流产后孕囊脱落至宫颈管内相混。难免流产时宫腔内孕囊变形、下移至宫颈管内,胚胎无原始心管搏动,宫颈大小正常,宫颈内口开放,宫颈肌层血流正常。

3. 临床意义

临床早期诊断宫颈妊娠易被误诊为难免流产,盲目刮宫可发生大出血。超声对诊断宫颈妊娠非常有意义,其准确率为 80% 以上。

(四)卵巢妊娠(ovarian pregnancy)

卵巢妊娠较为罕见,与输卵管异位妊娠表现相似,同样有停经、腹痛、阴道出血、腹腔内出血、腹部压痛、反跳痛、后穹隆触痛等,临床很难区分,但卵巢妊娠症状体征出现较早。

1. 超声表现

超声通过扫查孕囊与卵巢的关系来判断。卵巢妊娠未破裂时,超声可见一侧卵巢增大,形态不规则,其内可见一小的环状强回声,卵巢周围无肿块。破裂后因出血而形成杂乱的混合回声包块,与输卵管妊娠破裂难以区分。

2. 鉴别诊断

输卵管妊娠:未破裂型输卵管异位妊娠包块通常位于卵巢旁。当卵巢妊娠破裂后与输卵管妊娠难以区分,但输卵管妊娠破裂后经阴道超声可探及两侧正常卵巢组织,而卵巢妊娠破裂后则不能显示正常卵巢图像。

3. 临床意义

卵巢妊娠未破裂时可以注射甲氨蝶呤保守治疗,若破裂一般则需手术治疗。

三、生殖道畸形合并妊娠

1. 临床与病理

生殖道畸形包括子宫畸形和阴道畸形。子宫畸形包括双子宫、双角子宫、纵隔子宫、残角子宫等。

(1) 双子宫合并妊娠(double uterus with pregnancy)：由于双子宫一侧子宫仅接受同侧子宫动脉的血供，血供相对不足，故在早孕期蜕膜反应不良，流产率高；在中孕期及晚孕期，可导致胎盘功能不全，胎儿生长受限发生率增高。严重时胎盘缺血缺氧，妊娠高血压综合征发病率高于正常妊娠。

(2) 双角子宫合并妊娠(bicornuate uterus with pregnancy)：双角子宫分完全双角子宫、部分双角子宫及弓形子宫。完全双角子宫宫底完全不融合，宫角分离起始于宫颈内口处，与双子宫不同的是只有一个宫颈；部分双角子宫两侧宫角分离处距宫颈内口距离不一，宫底横断面如马鞍形，未分离的宫体部仅为一个宫腔；弓形子宫是程度最轻微的双角子宫，仅宫底内侧壁向子宫内腔突出，宫底外侧壁向内凹陷，宛如弓状。不同类型的双角子宫合并妊娠的临床表现不一样。双角子宫流产率较高，为 $26\%\sim61\%$。

(3) 纵隔子宫合并妊娠(uterus septus with pregnancy)：包括不全纵隔子宫及完全性纵隔子宫，多无明显临床症状。但纵隔子宫亦会导致不孕及流产。

(4) 残角子宫妊娠(pregnancy in rudimentary horn)：残角子宫妊娠早期无特殊表现；中孕期由于胎儿逐渐增大可导致残角子宫破裂，其临床表现与异位妊娠相似，突发下腹剧痛，伴脸色苍白、手脚冰冷、大汗淋漓等失血性休克症状。

(5) 阴道斜隔合并妊娠(oblique septus of vagina with pregnancy)：先天性阴道斜隔综合征有两个发育完好的子宫体，亦有双宫颈。阴道斜隔起于两个宫颈间，斜行至阴道侧壁，使该侧宫颈被覆盖；常合并斜隔侧的肾缺如。阴道斜隔综合征有 3 种类型：① 无孔斜隔型(Ⅰ型)：一侧阴道完全闭锁，隔后的子宫与外界及对侧子宫完全隔离，经血聚积在阴道斜隔内。② 有孔斜隔型(Ⅱ型)：阴道斜隔上有一个小孔，隔后子宫亦与对侧隔绝，经血经小孔排出，但会引流不畅。③ 无孔斜隔合并宫颈瘘管型(Ⅲ型)：一侧阴道完全闭锁，在两侧宫颈间或隔后阴道腔与对侧宫颈间有一小瘘管，经血可由此瘘管排出，也会引流不畅。由于发育的异常，该病合并妊娠常可致胚胎停育，如着床于斜隔侧宫腔内，则易引起人工流产困难或难产。

2. 超声表现

(1) 双子宫合并妊娠：盆腔内见双宫体、双宫颈。一侧宫体相对增大，且该侧宫腔内可见孕囊、胚芽，甚至胎儿及胎心搏动等妊娠特征。而另一侧宫体则相对较小，宫腔内无孕囊，但内膜增厚。

(2) 双角子宫合并妊娠：类型不同的双角子宫合并妊娠的超声表现不一样。完全性双角子宫合并妊娠与双子宫合并妊娠超声表现相似，只是前者仅见一个宫颈。部分双角子宫孕囊可见于一侧宫角，也可见于未分离的宫腔内。弓形子宫妊娠与正常子宫妊娠相似，但宫底向内凹陷，宛如弓形。

(3) 纵隔子宫合并妊娠：横切时子宫横径明显增宽，并见一带状低回声将内膜分成左右两段，完全性纵隔子宫低回声纵隔可从宫底向下延伸至宫颈内口甚至外口，不完全纵隔子宫低回声纵隔自宫底至宫颈内口以上的某个部位,两侧内膜线在宫颈内口上方融合。合并妊娠时,两侧宫腔不等大,孕囊位于一侧较大宫腔内,另一侧宫腔内膜增厚。

(4) 残角子宫合并妊娠:子宫内膜较厚,宫腔内未见孕囊,仅显示一侧宫角,不与对侧相通,但对侧可见一明显突出的包块,内见孕囊图像,当胚胎存活时可见胚胎及心管搏动,孕囊周边可见肌层包绕。

(5) 阴道斜隔合并妊娠:阴道斜隔综合征超声的诊断图像特征是双子宫双宫颈畸形伴或不伴宫腔积液、阴道包块,斜隔侧肾缺如。如果患侧阴道内积液较多,可挤压健侧宫颈及阴道,给超声诊断带来一定困难。妊娠期检查因巨大的妊娠子宫可遮挡另一侧的宫体,容易导致漏诊、误诊。当斜隔高位或较小时,超声不容易发现,应注意肾脏是否有肾缺如,用以协助诊断。除了腹部超声检查外,应行阴道超声检查,特别对有些斜隔高位、斜隔有孔较难发现或未婚怀疑斜隔的病人,必要时可在麻醉状态下进行阴道探查以发现较为隐蔽的阴道畸形,并对阴道斜隔综合征进行正确分型,明确孕囊位于双子宫的哪个宫腔内,从而判断进行人工流产是否可行及是否有难产风险。

3. 鉴别诊断

(1) 浆膜下子宫肌瘤合并宫内妊娠:浆膜下肌瘤与宫体肌层相连,肿块常为低回声,CDFI 探及肿块周边可见环状血流信号,宫腔内可见孕囊。

(2) 腹腔妊娠:按顺序探查宫颈及宫体,均不能显示孕囊,腹腔妊娠时胚胎周围无光滑且较厚的子宫肌层回声,包块与子宫不相连,中、晚孕期胎儿与孕妇腹壁贴近。

4. 临床意义

超声提示子宫畸形合并妊娠后,临床通过加强监测,以防止流产、早产及其他并发症的发生,对清宫的处理及分娩的选择也有帮助。由于残角子宫肌层发育不良,常于中孕期随胎儿的增大而破裂,引起大出血,可危及患者生命,故准确的超声诊断有助于及时进行手术治疗。

四、盆腔肿块合并妊娠

1. 临床与病理

盆腔肿块可以是子宫肌瘤或附件区包块等。

(1) 子宫肌瘤合并妊娠(myoma with pregnancy):当肌瘤加速生长,发生红色变性时,临床可出现剧烈腹痛并伴恶心、呕吐、发热、白细胞计数升高,较大的肌壁间肌瘤由于机械性阻碍或宫腔畸形容易发生流产;较大的浆膜下肌瘤则易发生蒂扭转;子宫颈部肌瘤较大时会阻碍产道引起难产。

(2) 附件区包块合并妊娠(adnexal masses with pregnancy):附件区包块可以是妊娠前就已存在的包块,或是促孕激素所致的卵巢囊肿,可无明显临床表现,但易发生蒂扭转,发生率较非孕期高 3～5 倍,当发生蒂扭转时孕妇会出现中下腹绞痛状况,并呈持续性或阵发性加重。这些附件包块可以是畸胎瘤或囊肿等。

2. 超声表现

(1) 子宫肌瘤合并妊娠:子宫轮廓可饱满或不规则,病变部位可见实质性包块,一般呈低回声,呈类圆形或圆形,CDFI 可探及少许血流信号。随着妊娠的进展,子宫增大,子宫壁伸展,肌瘤位置及形状也会随之发生变化。少数子宫肌瘤发生软化、红色样变性等,有相应的超声表现。

（2）附件区包块合并妊娠：附件区包块，如生理性囊肿、畸胎瘤、巧克力囊肿、卵巢恶性/交界性肿瘤、输卵管积水等声像表现见相关章节。合并蒂扭转时，患者正常卵巢形态消失，出现异常回声包块，包块常较大，CDFI探查包块内血流信号稀少或无明显血流信号。

3. 鉴别诊断

子宫肌瘤合并妊娠应与子宫收缩波相区分。中、晚期妊娠常有子宫局部收缩，似肌瘤，动态观察可区分，子宫收缩波在数分钟后形态明显变化或完全消失。

4. 临床意义

子宫肌瘤对妊娠的影响视肌瘤的大小和部位而异，超声可判断肌瘤的部位、大小、回声改变等，这对临床处理有着重要意义。

早孕期超声检查应对附件区仔细观察，及时发现并诊断附件区包块，一旦患者出现妊娠期急腹症时，临床医师可以及时诊断并处理，如果蒂扭转处理不当，将严重影响孕妇及胎儿的安全，甚至导致死亡。

五、多胎妊娠

多胎妊娠（multiple pregnancy）是指一次同时有 2 个或 2 个以上胎儿的妊娠。人类的多胎妊娠中以双胎多见，三胎少见，四胎或四胎以上较为罕见。双胎妊娠可以是由 2 个独立的卵子或单个卵子受精而成。大约有 2/3 的双胎是双卵双胎，1/3 是单卵双胎。所有双卵双胎均是由 2 个胚泡种植而成，形成双绒毛膜双羊膜囊双胎妊娠。单卵双胎是在从卵裂到原条出现这一阶段，尚具有全能分化潜能的细胞群，每份都发育成一个完整胚胎的结果。根据 2 个全能细胞群分离时间的早晚不同，单卵双胎的绒毛膜、羊膜数目也不同，从而形成双绒毛膜囊双羊膜囊双胎、单绒毛膜囊双羊膜囊双胎、单绒毛膜囊单羊膜囊双胎。

（一）双胎类型的确定

1. 早孕期双胎类型的确定

（1）绒毛膜囊的计数：绒毛膜囊数等于孕囊数目。孕 6 周以前超声可能会出现少计数孕囊数目的情况。而孕 6～10 周，超声计数孕囊数目很准确，此时通过超声显示孕囊数目可预测绒毛膜囊数。

（2）羊膜囊的计数：① 双绒毛膜囊双胎妊娠的羊膜囊计数。由于羊膜分化晚于绒毛膜，双绒毛膜囊一定有双羊膜囊，孕囊和胚芽的数目为 1∶1，因此如果 2 个孕囊各自有单个胚芽或胎心搏动，则可诊断为双绒毛膜囊双羊膜囊双胎妊娠。② 单绒毛膜囊双胎妊娠的羊膜囊计数。单绒毛膜囊双胎妊娠，可以是双羊膜囊，也可以是单羊膜囊。如果超声显示 1 个孕囊内含有 2 个胚芽，则可能为单绒毛膜囊双羊膜囊或单绒毛膜囊单羊膜囊双胎妊娠。

2. 中、晚孕期绒毛膜囊、羊膜囊的确定

（1）胎儿性别：如果双胎性别不同是源于两个不同的卵子受精而致，则一定是双绒毛膜囊双羊膜囊双胎妊娠。如果胎儿性别相同或外生殖器不能确定，则不能通过这个方法来评估绒毛膜囊个数。

（2）胎盘数目：如果超声显示两个独立的胎盘，则可确定为双绒毛膜囊双胎妊娠。但当两个胚泡植入地相互靠近，两胎盘边缘融合在一起时，则难以仅凭超声显示胎盘数目来区分单绒毛膜囊双胎妊娠和双绒毛膜囊双胎妊娠。

（3）双胎之间分隔膜：双绒毛膜囊双胎妊娠，两胎之间的分隔膜通常较厚，一般＞1 mm或者显示为3～4层；单羊膜囊双胎妊娠，两胎之间的分隔膜较薄，或者只能显示两层。但当羊水过少时，由于分隔膜贴附胎儿则难以显示。

（4）双胎峰（twin peak）：在胎盘融合的双绒毛膜囊双胎妊娠中，一个呈三角形与胎盘实质回声相等的滋养层组织从胎盘表面突向间隔膜内。超声横切面呈三角形，较宽的一面与绒毛膜表面相连接，尖部指向两胎分隔膜之间，呈"人"字形，而单绒毛膜双羊膜囊的双胎峰呈"T"形。这一特征也是中、晚期妊娠区分双胎类型的一种有效方法。

（二）双胎（及多胎）妊娠的生长发育

1. 双胎（及多胎）早期妊娠的生长特点

在多胎妊娠的早期，头臀长（CRL）的生长和单胎妊娠类似。精确估计孕龄的办法是对所有胚胎的CRL进行平均，通过平均CRL估计孕龄。早孕期胚胎的生长主要与遗传因素有关。子宫内的种植位置也起到很重要的作用。正常情况下，早孕期CRL之间存在的差异较小，如早孕期CRL存在明显的差别，提示可能有异常，如与预计的孕周相差5周以上，则极可能存在生长不协调，且较小的胎儿存在先天畸形的可能性较大。

2. 双胎（及多胎）中、晚期妊娠的生长特点

迄今认为，在孕27～30周双胎的生长率与单胎相似，在以后的妊娠过程中，双胎增加体重较单胎变慢。

3. 双胎体重生长的不协调

双胎之间生长不协调通常表现为体重相差20%以上，据报道可发生在23%的双胎妊娠中。生长不协调的原因有很多：① 双卵双胎中可能存在潜在的不同遗传因子，但通常不会引起明显的生长不协调。② 无论是单卵双胎或双卵双胎，结构畸形，非整倍体染色体畸形，可能仅影响双胎之一，导致严重的生长不协调。③ 胎盘的不平衡，双胎之一由不良胎盘供养，可能会限制该胎儿的生长。④ 单绒毛膜囊双胎的2个胎儿共享一个胎盘，两胎儿通过胎盘产生不平衡的血管短路可引起严重的生长不协调，产生双胎输血综合征。相对体重基本相等的双胎而言，生长不协调双胎的发病率和死亡率明显增高。

（三）双胎妊娠与胎儿畸形

双胎（及多胎）妊娠时，胎儿先天性畸形的发生率明显高于单胎妊娠。两胎儿可能均有畸形，所发生的畸形可以相同，也可以完全不同；或也可以出现一胎儿完全正常，而另一胎儿却有严重的畸形，即使是单卵双胎妊娠也不例外。双胎妊娠胎儿除了存在一些与单胎妊娠相同的畸形外，还可存在一些与双胎有关的特殊畸形，下面对此进行具体阐述。

1. 联体双胎

（1）临床与病理

联体双胎（conjoined twins）是一种罕见畸形，发生率为1/50000～1/100000。联体双胎只发生于单绒毛膜囊单羊膜囊双胎，即单卵双胎妊娠中。联体双胎可分为相等联胎（对称性联胎）和不相等联胎（不对称联胎），后者两胎大小不一，排列不一，小的一胎又称为寄生胎。

对称性联胎有多种类型，根据两胎相连融合的解剖部位来命名，其命名一般是在相连融合的解剖部位后加上"联胎"即为某种联胎畸形。如头部联胎指头与头相连，胸部联胎指胸与胸相连,腹部联胎指腹与腹相连等。此类联胎一般多为前后相连的联胎,相连融合的范围一般较局限,仅为身体的某一部分相连。如果为侧侧相连融合的联胎,相连融合的范围一般较广泛,常从头或臀开始向下或向上出现身体侧侧广泛融合,且常融合至胸部,这种大范围、多部位的联胎习惯上用未融合的解剖结构来命名,如双头畸形指胸、腹部广泛相连而头部未相连,有两个完整的头。

（2）超声表现

联体双胎的类型不同,超声表现亦不同,主要特征有:① 两胎胎体的某一部位相连在一起不能分开,相连处皮肤相互延续。② 胎儿在宫内的相对位置无改变,总是处于同一相对位置,胎动时也不会发生改变。③ 两胎头总是在同一水平,出现胎动后也不会发生胎头相对位置的明显改变。④ 仅有一条脐带,但脐带内的血管数增多,有 3 条以上的血管。⑤ 早孕期检查时,如果胚胎脊柱显示分叉则应高度怀疑是否有联体双胎的可能,应在稍大孕周时进行复查以便确诊。⑥ 大多数联体双胎在腹侧融合,表现为面对面,颈部则各自向后仰。最常见的类型为胸部联胎、脐部联胎、胸脐联胎。⑦ 双头联胎时,常为侧侧融合,其融合范围广泛,可于颈以下完全融合。⑧ 寄生胎则为不对称性联体双胎,表现为两胎大小不一,排列不一,一个胎儿的各器官可正常发育,而另一个较小的寄生胎则未能发育成形,声像图上有时类似一肿物样图像。

（3）鉴别诊断

主要与口腔畸胎瘤、骶尾部畸胎瘤等相区别。

（4）临床意义

大多数联体双胎可有早产状况,约 40% 为死胎,35% 左右在出生后 24 h 内死亡。存活者根据联体的具体部位不同以及是否合并其他畸形,其预后也不同。胎儿产后的生存能力取决于联体的器官和该器官的融合程度,以及是否能进行外科分离手术。

2. 无心畸胎序列征

（1）临床与病理

无心畸胎序列征(acardiac twins sequence)又称动脉反向灌注综合征,发生率在所有妊娠中约为 1/35000,在单卵双胎中约为 1%。无心畸胎对双胎均是一种致死性的严重畸形。

无心畸胎综合征只发生在单卵双胎妊娠中,一胎发育正常,一胎为无心畸形或仅有心脏痕迹或为无功能的心脏。发育正常的胎儿称为"泵血"儿,泵血儿不仅要负责其自身的血液循环,还要负责无心畸胎的血液供应,因此无心畸胎是受血儿。泵血儿与受血儿之间的血管交通非常复杂,但两者之间至少必须具备动脉-动脉及静脉-静脉两大血管交通才能完成上述循环过程。由于无心畸胎血液供应来源于泵血儿脐动脉血液(静脉血),首先通过的髂内动脉供应无心畸胎的下半身,因此受血儿下半身发育相对较好,而上半身因严重缺血缺氧会出现各种不同的严重畸形。中、晚孕期泵血儿由于高心排血量,常会导致心力衰竭、羊水过多及胎儿水肿。

（2）超声表现

① 双胎儿中其一胎形态、结构发育正常,另一胎出现严重畸形,以上半身畸形为主,可有下半身,可发育正常,如双下肢等结构。② 无心畸胎体内常无心脏搏动,但若无心畸胎存在心脏残腔或心脏遗迹,可有微弱搏动。③ 无心畸胎上半身严重畸形,可表现为无头、无双上肢、胸腔发育差。④ 部分无心畸胎上部身体结构难辨,仅表现为一不规则实质性团块组织回声,内部无内脏器官结构。⑤ 无心畸形常伴有广泛的皮下水肿,在上半身常有明显的

水囊瘤。⑥ 频谱及彩色多普勒血流显像可显示无心畸胎脐动脉及脐静脉血流从胎盘流向胎儿髂内动脉达胎儿全身,脐静脉血流从胎儿脐部流向胎盘,正好与正常胎儿的脐动脉、静脉血流方向相反。

（3）鉴别诊断

双胎之一死亡:在妊娠较早时期检查,无心畸胎二维声像图与双胎之一死亡类似,彩色多普勒较容易鉴别两者,双胎之一死亡的死胎中无血流信号显示,无心畸胎可检查到血流信号。动态追踪观察也可以鉴别两者,无心畸胎会继续生长、增大。

（4）临床意义

无心畸胎的病死率为100%,结构正常的泵血儿病死率可达50%,后者死亡的主要原因是早产及充血性心力衰竭。本病为散发,遗传倾向尚未见报道。

无心序列畸形中当泵血儿出现充血性心力衰竭常提示预后不良。无心畸胎与泵血儿之间的体重比可作为泵血儿预后好坏的指标。有学者报道,该体重比>70%的泵血儿早产、羊水过多、心力衰竭的发生率明显高于体重比<70%者。

本病治疗方面,目前的一个显著进展是栓塞或结扎无心畸胎的脐动脉,可取得良好效果。亦有用地高辛治疗胎儿心力衰竭,用吲哚美辛治疗羊水过多的报道。

（四）双胎输血综合征

1. 临床与病理

双胎输血综合征(twin-twin transfusion syndrome,TTTS)是指 2 个胎儿循环之间通过胎盘的血管吻合进行血液灌注,从而引起一系列病理生理变化及临床症状。TTTS 在单绒毛膜囊双胎中的发生率为 4%~35%,在所有双胎妊娠中的发生率约为 1.6%。

2. 超声表现

（1）两胎儿性别相同,共用一个胎盘,双胎峰见"T"形征,两胎间可见分隔膜薄。

（2）两个羊膜囊大小有差异,受血儿羊水过多,最大羊水深度≥8 cm,膀胱增大;供血儿羊水过少,最大羊水深度≤2 cm,膀胱不显示,严重时出现胎儿"贴附"在子宫壁上,常贴于子宫前壁和侧壁。

（3）由于受血儿心排出量增加,故严重时会出现胎儿水肿或有充血性心力衰竭,表现为心脏增大、胸腔积液、三尖瓣 A 峰<E 峰,并可出现三尖瓣反流等。

（4）胎儿各生长参数有显著差异。两胎儿间体重估计相差大于 20%或腹围相差大于 20 mm。两胎股骨长相差>5 mm。双胎之间生长参数不同仅能作为参考,而不能作为诊断标准。

（5）Quintero 等根据双胎输血综合征超声表现,将 TTTS 分为Ⅰ～Ⅴ级。

Ⅰ级:一胎羊水过多,而另一胎羊水过少,供血儿的膀胱仍然可以显示。

Ⅱ级:供血儿的膀胱不显示(经过 60 min 后再次复查确定),胎儿肾衰竭。

Ⅲ级:供血儿的膀胱不显示,同时具有特征性多普勒频谱异常——脐动脉舒张末期血流消失或反向;受血儿膀胱增大,同时具有特征性多普勒频谱异常——脐静脉出现搏动性血流,静脉导管心房收缩期反流(A 波反向)。

Ⅳ级:受血儿或两胎儿均水肿。

Ⅴ级:出现至少 1 个胎儿死亡。

3. 鉴别诊断

（1）双胎之一胎羊膜早破：当一胎羊水外漏时，其内胎儿可表现为"贴附儿"，在双绒毛膜囊及单绒毛膜囊双胎中均可发生，应与 TTTS 相区分。前者另一胎羊水正常，且不会出现 TTTS 受血儿的改变，如水肿、膀胱增大等。

（2）双胎之一生长受限（FGR）：FGR 大胎儿羊水正常，而 TTTS 大胎儿（受血儿）羊水过多。如果鉴别有困难，可通过检测胎儿心排出量对两者进行鉴别，FGR 大胎儿的心排出量正常，TTTS 受血儿的心排出量增多。

4. 临床意义

TTTS 的严重程度取决于吻合血管的大小、范围、部位及分流发生的时间。如果发生在 12～20 周，可能导致双胎之一死亡，最终形成纸样儿。如果发生在 20 周以后，可以发生典型的 TTTS。据报道，发生在 28 周以前未治疗的 TTTS 者，其围生期死亡率可高达 90%～100%。孕 28 周后发生 TTTS 者，其围生儿死亡率亦可达 40%～80%。围生儿一胎宫内死亡则可造成存活儿的大脑、肾、肝等血管梗死，存活儿中 27% 有神经系统后遗症。近年来，随着激光治疗的开展和技术水平的不断提高，胎儿存活率也由 2004 年的 57% 上升到 2007 年的 77%。

六、胎儿生长受限

胎儿生长受限（fetal growth retardation，FGR）是指孕 37 周后，胎儿出生体重小于 2500 g；或胎儿体重小于正常值的第 10 百分位数或低于同孕龄平均体重的 2 个标准差。

1. 临床与病理

临床表现为孕妇子宫大小与孕周不符，宫高低于正常宫高平均值 2 个标准差，孕妇体重增加缓慢甚至停滞。凡能影响以下环节均可导致 FGR，如营养物质和氧气传输至胎盘，通过胎盘或胎儿对这些物质的吸收，胎儿生长速度的调节等。这些影响因素可分为母体因素、子宫因素、胎盘因素和胎儿因素。

生长受限胎儿可分为匀称型（头部和身体成比例减小）和非匀称型（腹围缩小与头部、肢体不成比例）。匀称型生长受限是指早孕期暴露于化学物品、发生病毒感染或非整倍体引起遗传性细胞发育异常等造成头部和身体成比例减小。非匀称型是指在晚孕期因高血压等引起的胎盘功能下降，从而使反映肝大小的胎儿腹围减小，而大脑和头部可正常发育。

50% 的 FGR 病例病理学检查可发现胎盘存在异常，其中最常见的有胎儿血管血栓形成、慢性胎盘缺血、慢性绒毛膜炎，少见的异常包括梗死、慢性绒毛间质炎和感染性慢性绒毛炎。

2. 超声表现

（1）FGR 的二维超声表现：① 生长参数异常。头围（HC）、腹围（AC）、股骨长（FL）均低于正常平均值 2 个标准差及以上，匀称型 FGR 的 HC/AC 正常；非匀称型 FGR 的 HC/AC（或 FL/AC）比值异常增加。② 胎儿大小与生长。当胎儿体重低于均数的 2 个标准差或低于第 10 百分位数时，可能为小于胎龄儿或 FGR，但 FGR 者多次超声评价可见生长速度减慢，而小于胎龄儿者则稳定生长。③ FGR 常合并羊水过少。当合并羊水增多时，胎儿染色体异常风险明显增高。

（2）FGR 的多普勒超声表现：多普勒超声可以支持 FGR 的诊断，但不可排除 FGR 的可能。① 子宫动脉:在孕 34 周以前检查母体子宫动脉多普勒较有意义,主要表现为子宫动脉血管阻力增高,舒张早期出现明显切迹。② 脐动脉:正常情况下,晚孕期脐动脉 S/D≤3。如出现脐动脉血流舒张期流速变慢、缺如或反向,则提示胎盘功能不良,胎盘循环阻力增高。脐动脉舒张末期血流缺如或反向者,围生期死亡率高,预后极差。

3. 鉴别诊断

小于胎龄儿稳定生长,生长速度正常,且多普勒超声脐动脉、子宫动脉等频谱无异常改变。而 FGR 胎儿生长参数异常,均低于正常平均值 2 个标准差及以上,常合并羊水减少,子宫动脉及脐动脉多普勒检查显示血管阻力增高。

4. 临床意义

怀疑 FGR 者应进行脐血管穿刺染色体核型分析,每 2～3 周超声检查一次,了解羊水量、胎儿生长发育径线及脐血流多普勒参数的变化。

七、巨大儿

新生儿体重达到或超过 4000 g 者为巨大儿(fetal macrosomia)。

1. 临床与病理

糖尿病孕妇、孕妇肥胖或身材高大的父母易导致巨大儿的出生。临床表现:孕妇肥胖、孕期体重增加明显,腹部明显膨隆,子宫长度大于 35 cm。

2. 超声表现

胎儿生长指标超过正常范围,胎儿双顶径(BPD),HC,AC,FL,体重均超过正常值范围的上限,部分巨大胎儿 BPD 及 HC 可不超过正常值范围的上限,但 AC 和体重超过正常值范围的上限。此外,巨大儿常合并羊水过多。

3. 临床意义

巨大儿分娩时可出现头盆比例不称、出肩困难等情况,此时发生难产的概率高,肩难产可造成新生儿臂丛神经损伤、锁骨骨折、颅内出血等分娩并发症,甚至可造成新生儿死亡。母亲方面则可发生严重产道裂伤,甚至子宫破裂、尾骨骨折、尿漏等,因此产前超声预测巨大胎儿,指导分娩方式选择,对围生期保健有重要意义。

八、子宫颈功能不全

子宫颈功能不全(cervical incompetence)亦称宫颈内口闭锁不全或子宫颈内口松弛症,是指妊娠期宫颈过早地松弛、扩张,呈漏斗样改变,剩余宫颈长度短,羊膜囊突入宫颈管内,到一定程度可以发生羊膜破裂,是造成习惯性流产及早产的主要原因。

1. 临床与病理

子宫颈功能不全患者的宫颈含纤维组织、弹性纤维及平滑肌等均较少,也可以是由于宫颈内口纤维组织断裂、峡部括约肌能力降低,宫颈呈病理性扩张和松弛。病因大致有如下几种:① 分娩损伤,产时扩张宫颈均引起子宫颈口损伤,如急产、巨大儿、子宫口未开全行臀位牵引术、产钳术等;② 人工流产时扩张宫颈过快过猛;③ 宫颈楔形切除术后;④ 子宫颈发育不良。

患有此病的孕妇常有明确的反复中期妊娠自然流产病史,流产时往往无下腹痛且宫颈管消失,在非孕期宫颈内口可顺利通过 8 号宫颈扩张器。

2. 超声表现

当怀疑子宫颈功能不全时,可采用经会阴超声,也可采用经阴道超声。经会阴超声检查时探头用无菌手套包裹后置于左、右侧大阴唇之间,探头纵轴与阴唇平行。探头可前、后、左、右摆动,以尽可能显示宫颈及宫颈内口的情况。

正常情况下,孕妇宫颈长≥3.0 cm。子宫颈功能不全表现为宫颈管长度缩短<2.0 cm,宫颈内口扩张,扩张的宫颈管呈"V"形、"Y"形、"U"形或"T"形,羊膜囊突入宫颈管内。

3. 临床意义

子宫颈功能不全常导致习惯性流产和早产。超声可以观察子宫内口是否开放、子宫颈管形态,测量宫颈长度,对诊断子宫颈功能不全有重要价值,提示临床早注意早防范,避免不良后果发生。

九、胎死宫内

胎死宫内(intrauterine fetal death)是指妊娠物从母体完全排出之前胎儿发生死亡,胎心停止搏动。不同国家对胎死宫内的孕周界定不一,我国对死胎的定义为孕 20 周以后的胎儿死亡及分娩过程中的死产。

1. 临床与病理

胎儿严重畸形、脐带打结、胎盘早剥等均可造成胎儿宫内死亡。孕妇自觉胎动消失,子宫不再增大。腹部检查:宫高与停经月份不相符,无胎动及胎心。胎儿死亡时间大于 4 周时,孕妇可感到乏力、食欲不振、下腹坠痛或阴道少量流血。

2. 超声表现

胎死宫内时间较短者,胎儿形态结构无明显变化,实时二维、M 型、多普勒超声均显示胎儿无胎心搏动和胎动征象,CDFI 检测胎体、胎心均无血流信号,羊水、胎盘无明显变化。

胎死宫内时间较长者,除无胎心搏动和胎动外,可出现明显形态学异常,包括胎儿全身软组织水肿,皮肤呈双层回声;颅骨重叠呈"叠瓦"征,颅内结构模糊不清;脊柱弯曲度发生改变,甚至成角;胸腹腔内结构模糊不清,可见胸腔积液或腹水;胎盘肿胀,内部回声减弱,绒毛膜板模糊不清,甚至胎盘轮廓难以分辨,呈片状或团状强回声;羊水无回声区内出现大量漂浮点状回声,羊水少。

3. 临床意义

胎死宫内超过 4 周后则可能引起母体凝血功能障碍。因此超声需及时诊断,使死胎尽快排出母体,以防止胎盘组织发生退行性变,释放凝血活素进入母体循环,引起弥散性血管内凝血等不良后果。

十、羊水异常

羊水异常有两种:羊水过多(polyhydramnios)和羊水过少(oligohydramnios)。测量羊水有两种方法:① 羊水指数(AFI),正常范围为 5～25 cm;② 最大羊水池深度(DVP),正常范围为 2～8 cm。超声无法准确测量羊水量,只能半定量评估,因而误差较大。测量羊水时要注意避开胎儿脐带和肢体。一般 28 周前采用 DVP 指标,28 周后采用 AFI 指标。多胎妊娠除了单绒毛膜单羊膜囊双胎外,应该测量各自羊膜囊内的 DVP 指标。羊水过多或者过少,胎儿结构观察均较困难,应仔细分析羊水异常的原因。

(一) 羊水过多

妊娠期羊水量超过 2000 mL 为羊水过多。分慢性羊水过多和急性羊水过多两种,前者是指羊水量在中、晚期妊娠即已超过 2000 mL,呈缓慢增多趋势,后者指羊水量在数日内急剧增加。

1. 临床与病理

若胎儿尿液生成过多,或者吞咽受阻(消化道闭锁、神经管缺陷、颈部肿物、膈疝、多发性关节挛缩、13-三体、18-三体)、羊膜与绒毛膜电解质转运异常(糖尿病、感染)都可发生羊水过多。

羊水过多常出现于中期妊娠以后,伴有孕妇腹围大于孕周、腹部不适或子宫收缩等症状。90%病例表现为缓慢发展的过程,10%病例可表现为严重急性羊水增多。急性羊水增多者,子宫迅速增大造成的机械性压迫可以导致孕妇出现一系列的症状,如压迫膈肌导致呼吸急促,或压迫盆腔血管导致外阴及下肢水肿,偶见压迫输尿管引起少尿。临床检查方法包括测量宫高及腹部触诊,当出现腹部紧张、胎儿肢体触诊或胎心听诊不清时可怀疑羊水过多。

2. 超声表现

羊膜腔内可见多处羊水较深区域,胎儿自由漂浮或大部分沉于羊水底部,活动频繁且幅度大,胎盘变薄,AFI≥25.0 cm 或羊水最大深度>8.0 cm 为羊水过多。

3. 临床意义

(1) 当羊水过多时,应仔细观察胎儿有无合并畸形存在,较常见的胎儿畸形有神经管缺陷,以无脑儿、脊柱裂最多见,其次为消化道畸形,主要有食管闭锁、十二指肠闭锁等,胎盘绒毛膜血管瘤、妊娠合并糖尿病,双胎输血综合征,胎儿贫血,胎儿畸胎瘤等也常导致羊水过多。

(2) 超声检查不仅是评估羊水量的重要手段,也是寻找导致羊水过多的原因的重要方法,如果超声未发现明显胎儿畸形,临床上可根据羊水增长的速度及临床症状、孕周大小决定处理方案。

(二) 羊水过少

晚期妊娠时羊水量少于 300 mL 为羊水过少。

1. 临床与病理

导致羊水过少的原因有双肾缺如、双肾发育不全、多囊肾、肾多发性囊性发育不良、尿道梗阻、严重胎儿生长受限、胎膜早破、染色体异常(通常为三倍体)等。胎盘功能不良者常有胎动减少。胎膜早破者有阴道流液。腹部检查:宫高、腹围小于孕周。

2. 超声表现

超声图像上很少出现羊水无回声区,胎儿紧贴子宫及胎盘,胎儿肢体明显聚拢,胎动减少,胎儿姿势固定,AFI<5 cm 或 DVP<2 cm。

发现羊水过少时,应进行详细系统的胎儿畸形检查,尤其是胎儿泌尿系统畸形,如双肾缺如、多囊肾、肾多发性囊性发育不良、尿道梗阻、胎膜早破、胎盘功能不良、人体鱼序列征等。

3. 临床意义

超声检查亦是寻找导致羊水过少原因的重要工具,重点应注意胎儿泌尿系统的解剖结构检查。对于确诊羊水过少且不伴有胎膜早破及胎儿畸形的患者,超声应每周随诊以监护胎儿生长发育,包括羊水量、脐动脉血流及妊娠 26 周以后的生物物理评分等一系列生长指标监测。

第五节 胎盘与脐带异常

一、胎盘异常

胎盘是胎儿与母体之间物质交换的重要器官,由羊膜、叶状绒毛膜、底蜕膜构成,具有物质交换、防御、组合、免疫、贮藏及代谢调节等功能。

胎盘成熟度分级:

0 级(13～28 周):绒毛膜板光整、实质回声细密均匀,胎盘未成熟。

Ⅰ级(30～32 周):绒毛膜板轻微的波状起伏,实质内散在的增强光点标志胎盘趋于成熟。

Ⅱ级(36 周后):绒毛膜板切迹进入胎盘实质,未达基底膜,胎盘实质及基底膜内均见散在的增强光点,标志胎盘成熟。

Ⅲ级(38 周后):绒毛膜板深达基底膜,胎盘实质内见强回声环和不规则的强光点及光团,基底膜强光点增大融合,标志胎盘已经衰老。若在 37 周前就已达到Ⅲ级,则考虑胎盘早熟,注意胎儿宫内发育迟缓的可能。

(一)前置胎盘

前置胎盘(placenta previa)是指妊娠 28 周后胎盘部分或全部位于子宫下段,下缘达到或覆盖宫颈内口,其位置低于胎先露部位,分为完全性、部分性、边缘性及胎盘低置。发病原因一般与子宫内膜受损有关,剖宫产或多次流产史是高危因素,常会导致晚孕期无痛性流血。

1. 超声表现

(1)完全性前置胎盘:胎盘组织完全覆盖宫颈内口。

(2)边缘性或部分性前置胎盘:胎盘下缘达宫颈内口边缘,或胎盘组织覆盖部分宫颈内口。

(3)低置胎盘:胎盘位于子宫下段,下缘距宫颈内口<2 cm。

2. 注意事项

(1)经腹检查时,膀胱应适度充盈,过度充盈会拉长宫颈及子宫下段造成假阴性。

(2)子宫下段收缩可引起宫颈内口上抬导致胎盘下移的假象,需休息后复查。

(3)晚孕期胎头位置较低会影响胎盘位置的检查,建议经会阴或者经阴道超声检查。

(4)完全性前置胎盘应予以重视,建议 32 周左右随访。

（二）胎盘早剥

胎盘早剥（placental abruption）是指在妊娠 20 周后或分娩期胎儿娩出前，胎盘部分或全部从子宫壁剥离，病理改变是底蜕膜层出血。临床表现主要是腹痛和阴道流血，伴子宫收缩，胎心率异常。发病原因主要与孕妇高血压、腹部外伤等因素有关。根据出血方式，分为显性剥离、隐性剥离及混合性剥离。

1. 超声表现

（1）胎盘异常增大增厚，内部回声紊乱，CDFI 显示增厚胎盘内部回声紊乱无血流。

（2）早期剥离范围较小时，胎盘后方显示无回声区，且随孕周增大可逐渐吸收变小。

（3）胎盘剥离范围较大时，可形成高回声团块，会出现胎儿宫内缺氧表现，甚至胎死宫内。

（4）如果剥离发生在胎盘边缘与子宫壁，则表现为胎膜下出血，不会形成胎盘后血肿。

2. 注意事项

胎盘早剥的超声图像多变，超声检出率较低，特别是后壁胎盘，因此超声诊断时应结合临床表现和体征，必要时建议 MRI 进一步检查，防止重型胎盘早剥抢救不及时，危及母胎生命。

（三）胎盘植入

胎盘植入（placenta accreta）是指胎盘附着在子宫蜕膜发育不良的部位，绒毛异常植入子宫肌层。其与宫腔操作史、前置胎盘、多产等因素有关，会导致产后胎盘滞留、产后大出血、子宫穿孔等严重并发症。根据植入深度分为 3 类：① 轻度，胎盘绒毛接触子宫肌层；② 中度，绒毛深入子宫肌层；③ 重度，绒毛穿透浆膜层，甚至侵及邻近脏器。

1. 超声表现

（1）胎盘增厚，内见大小不等、不规则的无回声，CDFI 显示无回声内见丰富的彩色血流，呈旋涡状，常称作"胎盘陷窝"。

（2）胎盘后间隙消失，胎盘后方子宫肌层消失或明显变薄。

（3）严重者穿透浆膜层时，胎盘绒毛组织侵及膀胱，可显示膀胱浆膜层连续性中断，有时可见胎盘组织突向膀胱内。CDFI 可显示胎盘穿透部位血流明显增多。

2. 注意事项

胎盘植入应与胎盘内血池相区别，胎盘内血池表现为胎盘内低回声或无回声区，内见细小光点缓慢流动，通常不显示血流信号，胎盘后方子宫肌层回声正常。

（四）胎盘畸形

1. 帆状胎盘

帆状胎盘（velamentous placenta）是指脐带附着于胎膜，脐血管经过羊膜与绒毛膜之间走行一段距离后再呈放射状进入胎盘实质内。目前对帆状胎盘的发生机制尚不清楚。大部分学者认为其是由子宫内膜发育不良，囊胚附着处血供不好，促使胎盘向蜕膜发育较好的部位迁移而导致。由于胎膜内脐血管无华通氏胶保护，故易发生脐带血管破裂和栓塞，导致围生儿死亡。帆状胎盘易合并血管前置，临床表现为破膜时出血以及胎儿宫内窘迫，围生儿死亡。

（1）超声表现：脐带插入口位于胎膜上，脐血管呈放射状分支在胎膜内走行一段距离后再进入胎盘实质内,CDFI能更好地显示这一图像特征。帆状胎盘易合并血管前置,应注意扫查宫颈内口。

(2)注意事项:帆状胎盘是一种严重威胁围生儿安全的疾病,特别是合并血管前置时,一旦前置血管破裂出血,则围产儿死亡率极高。若产前超声诊断帆状脐带入口,则提醒产科医生,可让孕妇行选择性剖宫产。

2. 球拍状胎盘

球拍状胎盘(battledore placenta)是指脐带附着于胎盘边缘,附着点距离胎盘边缘2 cm以内,形似球拍,CDFI显示脐血管可直接进入胎盘实质内。

3. 轮状胎盘

轮状胎盘(circumvallate placenta)是指胎盘边缘呈环带状或片状突向羊膜腔,内部回声与胎盘实质回声相似,环是由双折的羊膜和绒毛膜构成的。可分为完全型与部分型,临床以部分型多见,一般不引起胎儿异常。

4. 副胎盘

副胎盘(succenturiate placenta)是指在主胎盘之外的胎膜内有1个或数个胎盘小叶发育,并与主胎盘之间有胎儿来源的血管相连。其可能与胎膜绒毛不完全退化有关。副胎盘如在产前未得到诊断,容易造成副胎盘残留,引起产后大出血及感染。

(1)超声表现:二维超声显示在主胎盘之外有1个或数个类似胎盘回声的副胎盘,两者间隔一般超过2 cm。CDFI显示副胎盘与主胎盘之间可见血管相连,PW提示为胎儿血管。

(2)注意事项:由于胎盘之间的血管走行在胎膜里,容易造成血管前置,故应注意扫查宫颈内口。

(五)胎盘绒毛血管瘤

胎盘绒毛血管瘤(placental chorioangioma)是指胎盘内绒毛血管不正常增殖而形成的血管畸形,是一种较少见的良性毛细血管瘤,主要由血管和结缔组织构成。可发生在胎盘的各个部位,临床症状与肿瘤大小及生长部位有关,较小时位于胎盘组织中,无明显临床症状。如肿瘤较大(>5 cm)或生长在脐带附近,则可压迫脐静脉,致羊水过多、胎儿水肿。

1. 超声表现

胎盘内边界清晰,显示圆形或类圆形实性肿块,回声表现多样,周边有包膜或无包膜,大部分位于脐带根部附近,部分突向羊膜腔。肿物大者可合并羊水过多。CDFI可显示肿块内及周边较丰富的血流信号,PW探及胎儿动脉频谱。

2. 注意事项

(1)较小的绒毛膜血管瘤因影响不大,故容易漏诊。

(2)较大的绒毛膜血管瘤容易引起胎儿贫血、水肿、心衰,故应定期随访。

(六)血管前置

血管前置(vasa previa)指异常走行于胎膜间的血管出现位于胎儿先露下方,并跨越宫颈内口或接近宫颈内口,该血管无华通胶包裹。该疾病的病因目前尚不明确,但胎盘绒毛发育异常(如脐带帆状入口、副胎盘、双叶状胎盘等)都可能导致血管前置。血管前置被称为"胎儿杀手",原因在于当胎先露下降时可直接压迫前置血管,导致胎儿窘迫;破膜以后,覆盖在宫颈内口的血管破裂出血,可导致胎儿死亡。

1. 超声表现

（1）宫颈内口或内口边缘可见一条或多条脐血管跨过，位于胎先露与宫颈内口之间。

（2）PW 显示该血管为胎儿血管。

（3）多次检查该血管固定在胎膜上，不随体位改变而移动。

2. 注意事项

（1）与脐带脱垂的区别：脐带脱垂指脐带通过开放的子宫颈，在胎儿之前进入阴道；而前置的胎膜血管不会位于宫颈管内。

（2）与脐带先露的区别：脐带先露可以在孕妇活动后或者胎动后漂离宫颈口。

（3）母体子宫下段血管扩张：扩张血管通常在子宫颈肌层内或子宫下段，一般不会在子宫颈内口上方，CDFI 及 PW 可以鉴别该血管来自母体动脉，而不是胎儿脐动脉。

二、脐带异常

脐带是连接胎儿与胎盘之间的管状结构，表面有羊膜覆盖，内有 2 条脐动脉和 1 条脐静脉，周围有华通胶包裹。

（一）单脐动脉

单脐动脉（single umbilical artery，SUA）指脐带内只有 1 条脐动脉和 1 条脐静脉。单脐动脉发生可能是一支脐动脉先天未发育或发育不良，本身可无明显临床表现，但可能增加 FGR、染色体异常的风险。

1. 超声表现

在膀胱两侧只能显示 1 条脐动脉，CDFI 显示更清楚。在游离段脐带的横切面上，可显示 1 条脐动脉和 1 条脐静脉组成的"吕"字形。

2. 注意事项

（1）双脐动脉之一细小：膀胱横切面，CDFI 检查似只见 1 条脐动脉，但将探头向头侧或足侧偏斜时，还可见另一条细小的脐动脉，脐带游离段横切面可见 3 个圆形无回声断面，其中 1 个相对细小。

（2）胎儿股动脉：当胎儿下肢屈曲贴近胎儿腹壁时，膀胱横切面上有时可将胎儿股动脉误认为脐动脉，从而漏诊单脐动脉。追踪血管的走行方向可资鉴别。

（3）单纯单脐动脉预后良好，合并畸形时，其预后视合并畸形情况而定，到目前为止，尚未发现单脐动脉与某种特定畸形存在明确的相关性。

（4）单脐动脉可能与所有较大畸形有关，也可能与染色体异常有关，而且具有单脐动脉的胎儿，即使无相关畸形存在，其 FGR 的危险性也可能增加。超声检查发现单脐动脉后，应仔细扫查胎儿有无合并其他部位畸形。

（二）脐静脉曲张

脐静脉曲张（umbilical vein varix）指脐静脉血管局限性或全程扩张。病理上表现为显著的脐静脉壁明显变薄，并可伴有肌层坏死。常发生于脐静脉的腹内段，也可发生于脐静脉游离段或全程曲张。曲张静脉内因血流动力学发生变化可导致血栓形成，也可继发溶血性贫血、胎儿心力衰竭、胎儿水肿、胎儿宫内死亡等不良后果。

发生机制未明,可能是由于脐孔狭窄、脐静脉受压后形成狭窄后扩张,或部分血管壁平滑肌缺失、管壁薄弱,当血循环压力增加时致局部管腔逐渐扩张所致,其中脐静脉腹腔内肝外段易受脐静脉压的影响,任何使脐静脉压升高的原因均可导致该段脐静脉扩张。

正常胎儿腹内段脐静脉内径随孕周的增大而呈线性增大,15 周时均值为 0.3 cm,足月时均值为 0.8 cm。大多数脐静脉曲张时,其内径超过正常平均值的 6～12 倍标准差,具体来说,15 周可达 0.8 cm,而足月时达 1.4 cm 以上。

1. 超声表现

病变部位脐带横切面及纵切面显示脐静脉直径明显增大,正常脐带横切面的"品"字形上面的"口"明显增宽,另外两个内径大小相仿。CDFI 显示扩张的脐静脉内可见五彩镶嵌的湍流血流信号。频谱多普勒检测扩张的管腔内血流为静脉血流信号,可探及流速增高。

2. 临床意义

脐静脉曲张是胚胎发育过程中出现的异常,而非胚胎本身的畸形。产前检出脐静脉曲张的临床意义尚有争论。有学者认为脐静脉曲张时胎儿可发生宫内死亡,但也有报道不发生胎死宫内。Sepulveda 等报道有脐静脉曲张者,24%的胎儿死亡,12%的胎儿有染色体畸形,5%的胎儿可发展为胎儿水肿。当扩张脐静脉内径>1.4 cm 时易出现湍流状况,易发生血流动力学异常而导致胎儿血液循环障碍。也有脐静脉曲张直径达 8.5 cm 的报道。当脐静脉内出现血栓时,80%的胎儿会出现宫内死亡。

(三)脐带囊肿

脐带囊肿(cyst of cord)分真性囊肿和假性囊肿两种。真性脐带囊肿囊壁有一层上皮细胞,包括脐肠系膜管或尿囊管。累及羊膜的囊肿有一层羊膜上皮。脐肠系膜管或尿囊管囊肿发生在脐带的胎儿端,常合并胃肠道及泌尿生殖道畸形,这可能与它们存在胚胎发育上的联系有关,特别是尿囊管囊肿常与脐膨出、开放性脐尿管有关。假性囊肿无上皮覆盖,由于包绕脐带的华腾胶局部水肿或局部蜕变形成的囊腔内黏液较真性囊肿更常见,故文献报道认为其与 18-三体有关。

1. 超声表现

脐带内部可见圆形无回声肿块,包膜完整,内部透声好。CDFI 显示囊肿内部无血流信号。局部脐带血管可能有受压改变。

2. 临床意义

(1)早孕期脐带囊肿常随孕周进展消失,对妊娠结局影响不大。

(2)中、晚孕期发现脐带囊肿,胎儿结构畸形、IUGR、染色体畸形(非整倍体)的风险增加,如果于中、晚孕期发现脐带囊肿宜行胎儿染色体检查。

(3)有研究发现囊肿持续存在者胎儿畸形的发生率较囊肿早期消失者明显增高。另外,当囊肿位于脐带的胎儿端或胎盘端即囊肿位置相对脐带长轴呈偏心分布时,胎儿畸形的风险也明显增大。

(四)脐带其他肿块

脐带其他肿块(other mass of umbilical cord)通常包括肿瘤、血肿、脐动脉瘤等。

1. 超声表现

(1)脐带血管瘤同人体其他部位血管瘤回声基本相同,是最常见的脐带肿瘤,常位于近胎盘脐带入口处,表现为边界清楚的强回声或内部蜂窝状液性暗区。彩色多普勒血流显像可显示肿块内部有低速的静脉血流。

(2)脐带畸胎瘤的声像表现多样,依其内部所含成分不同而异,可呈囊性、囊实性或实性,可有强光团伴声影。

(3)脐静脉瘤表现为脐静脉呈圆形无回声区,CDFI 显示其内部有彩流充填并低速静脉频谱。

(4)脐带血肿常见于侵袭性操作后或因脐带打结扭曲后静脉出血,多表现为无血流信号的低回声区。

2. 临床意义

脐动脉瘤极罕见,而脐静脉瘤相对多见。有报道称脐静脉瘤妊娠 39 周胎儿伴有先天性心脏畸形(右心室双出口),脐静脉血染色体核型分析为 18-三体。脐带血肿有胎儿丢失危险。

(五)脐带绕颈

脐带绕颈(umbilical cord around the neck)是最多见的脐带缠绕,发生于 25% 的妊娠中,躯干及肢体缠绕次之。缠绕 1～2 圈者居多,3 圈以上者较少。脐带绕颈 2 圈以上且绕得很紧,可导致胎儿宫内窘迫及胎儿其他并发症。

1. 超声表现

2D 超声在颈部纵切面显示颈部皮肤有"U"或"W"或锯齿状压迹,并在其前方有等号状的脐带血管横断面回声。CDFI 横切胎儿颈部可显示环绕颈部的脐带内红蓝相间的血管花环样图像。适当侧动探头可获得完整的圆圈样彩色脐带血管环绕胎儿颈部。

2. 临床意义

脐带绕颈对胎儿的影响视其缠绕程度而不同,较松的缠绕不影响胎儿及正常分娩,缠绕紧者可影响脐带供血,造成胎儿缺氧,甚至死亡。脐带绕颈可影响胎先露下降,表现为临产后胎心率异常、胎头先露不下降等。注意位于胎儿颈部的单个脐带襻是最常见的伴随现象,与胎儿病死率和发病率无关。

(六)脐带打结

脐带打结(knot of umbilical cord)可分为真结和假结两种。脐带真结较为少见,为早期妊娠(3～4 个月)因脐带过长,脐带在宫腔内形成环套,胎儿活动穿越环套所致,发生率为 0.5%～3%。脐带真结也是单绒毛膜囊单羊膜囊双胎妊娠的并发症。假结仅代表血管的局部过长、血管蜷曲,而并非成结。

1. 超声表现

彩色超声多普勒对脐带打结的诊断仍有一定困难,检出率低。采用高分辨率彩色多普勒超声动态连续追踪扫查,有可能显示脐带扭转形成的一个脐带襻和脐带打结。当发生脐带真结时,脐血管走行难以清楚显示,与脐带襻或假结易于显示形成对比。三维超声可正确判断脐带在宫腔内的走向及其与胎儿的关系,对脐带打结有一定帮助。脐带假结主要显示在脐带局部某一切面血管突出成团,但不持续存在于所有扫查切面,血管走行易于追踪显示。

2. 临床意义

真结形成后,如结未拉紧则尚无症状,如拉紧后胎儿血循环受阻,将导致胎儿发育不全或胎死宫内。据报道,脐带真结胎儿的总死亡率为 10%。假结一般无临床危害。

第六节　胎　儿　畸　形

一、中枢神经系统畸形

（一）无脑畸形与露脑畸形

1. 无脑畸形

无脑畸形(anencephaly)指胎儿颅骨缺如(包括眶上嵴以上额骨、顶骨和枕骨的扁平部缺如),并大脑及小脑缺如,但面部骨骼、脑干、部分颅底部枕骨和中脑常存在;眼球突出,呈"蛙样"面容。无脑畸形是由前神经孔闭合失败导致,是神经管缺陷的最严重类型,预后极差,出生后数小时内就会死亡。

(1) 超声表现:① 孕 11 周后,胎儿颅骨光环缺失,两侧大脑半球漂浮于羊水中,呈"米老鼠"样,表现为露脑畸形;② 随着孕周增大,脑组织的破碎和脱落,仅显示颅底部分强回声的骨化结构及脑干与中脑组织,无大脑半球,双眼球向前突出,呈"蛙状"面容;③ 常合并羊水过多,脑组织脱落于羊水中,使羊水变"浑浊"。

(2) 注意事项:① 颅骨在孕 11 周后才骨化,超声在此前一般不能诊断无脑畸形;② 注意与巨大脑膨出相区分;③ 该疾病易合并其他畸形(如脊柱裂、心脏畸形、肢体畸形等),故检查时注意筛查。

2. 露脑畸形

前神经孔不闭合伴有颅骨大部分缺失,称露脑畸形(exencephaly)。

(1) 超声表现:① 胎儿颅骨大部分缺失;② 妊娠 10 周以后已可以见到露脑畸形,脑组织大部分拖到颅骨外,漂在羊水中,早期大脑半球的结构较清楚,两个大脑半球分开时,形成典型的"米老鼠"征;③ 中孕期可能因脑组织较长时间浸泡在羊水中和胎儿手可抓到脑组织,这时漂在羊水中的脑组织结构杂乱。

(2) 注意事项:① 和大的脑膨出区别在于露脑畸形明显有大部分的颅骨缺失,而即使是大的脑膨出,只要我们仔细检查也可以见到大部分的颅骨回声;② 注意和无脑儿区别,从发病机制上来说,两者都属于前神经孔未闭合引起的极其严重的神经管畸形,而无脑儿主要表现为顶部颅骨及脑组织缺失;露脑畸形则表现为大部分颅骨缺失,脑组织大部分裸露在外。两种畸形的预后及处理均一样,必须终止妊娠。因此鉴别诊断对临床处理意义不大。

（二）脑膨出及脑膜膨出

脑膨出(cephalocele)是指胎儿颅骨缺损伴有脑膜和脑组织从缺损处膨出,脑膜膨出(meningiocele)则仅有脑膜而没有脑组织从颅骨缺损处膨出。从胎头额部起,沿颅顶中线至后枕部均可发生脑或脑膜膨出,大部分发生在枕部(约 85%)。常伴有小头、脑积水、脊柱裂,可见于羊膜带综合征、Meckel-Gruber 综合征、Walker-Warburg 综合征等。额部脑或脑膜膨出常伴有面部中线结构畸形,如眼距过远、鼻畸形等。大多数预后不佳。

1. 超声表现

(1)颅骨强回声光环连续性中断,多位于枕部。

(2)中断处可见脑或脑膜膨出形成包块,当有大量脑组织膨出时会形成不均质包块,可导致小头畸形。当仅有脑膜膨出时,可见薄壁囊性包块,无分隔,且与脑室相通。

(3)可伴颅内异常,如脑室扩张、中线移位等。

(4)羊膜带综合征伴发的脑膨出大都不是位于脑中线部位,且常合并其他畸形,如截肢。

2. 注意事项

(1)颈部脑膜膨出需与颈后水囊瘤相区别,而位于额部的应与额鼻部的畸胎瘤相区别。

(2)与头皮软组织包块相区别。

(3)常合并其他畸形,如小头畸形、脑室扩张、小脑及胼胝体发育异常、脊柱裂等,以及其他器官结构异常。约10%的脑膨出合并染色体异常(如13-三体或18-三体综合征)。

(三)脊柱裂

脊柱裂(spina bifida)是后神经孔闭合失败所致,主要特征是背侧两个椎弓未能融合,脊膜和(或)脊髓可通过未完全闭合的脊柱部位向外疝出。可以发生在脊柱的任何一段,常见于腰骶部和颈部。主要类型有闭合性脊柱裂、开放性脊柱裂。闭合性脊柱裂在产前超声检查中不易发现,少部分病例在闭合性脊柱裂处的皮下出现较大脂肪瘤时有可能被检出。较大的开放性脊柱裂(累及3个或3个以上脊椎)产前超声较易发现,较小的开放性脊柱裂因病变较小,超声容易漏诊。出生后主要表现为下肢运动功能受损、大小便失禁、智力受损及神经精神障碍。

1. 超声表现

(1)开放性脊柱裂:① 脊柱矢状切面显示病变椎体及椎弓的强回声线连续性中断,并累计其表面的皮肤及软组织,中断处膨出一囊性或混合性包块,内有脊膜、马尾神经或脊髓组织。可伴有脊柱后凸或侧凸畸形;② 脊柱横切面显示脊柱裂部位的双侧椎弓骨化中心向两侧展开,呈"V"或"U"形;③ 脊柱冠状切面亦可显示后方的两个椎弓骨化中心距离增大;④ 开放性脊柱裂的脑部特征主要有小脑异常(小脑变小、弯曲呈"香蕉"状,小脑发育不良甚至小脑缺如)、颅后窝池消失、柠檬头征(横切胎头时出现前额隆起,双侧颞骨塌陷,形似柠檬)、脑室扩大等;⑤ 开放性脊柱裂合并其他畸形,包括足内翻、足外翻、膝反屈、先天性髋关节脱位、脑积水、肾畸形、羊水过多等。

(2)闭合性脊柱裂:① 与开放性脊柱裂有相似的椎体异常表现,但是脊柱缺损处表面皮肤无缺损、连续性完好,椎管内组织经缺损处向后膨出或不膨出,无开放性脊柱裂脑部特征,可分为有包块型和无包块型;② 有包块型闭合性脊柱裂多位于腰段和腰骶段;③ 无包块型闭合性脊柱裂,裂口较小,超声表现不典型,容易漏诊。

2. 注意事项

(1)腰骶部脊柱裂注意与骶尾部畸胎瘤相区别。

(2)颈部脊柱裂注意与颈部水囊瘤相区别。

(3)部分闭合性脊柱裂在妊娠后期、生产时或出生后可能发展为开放性脊柱裂。

（四）脑积水

胎儿脑积水（hydrocephalus）是指脑脊液过多地聚集于脑室系统内，致使脑室系统扩张和压力升高。侧脑室后角宽径＞10 mm 且≤15 mm 为轻度脑室扩张。侧脑室后角宽径＞15 mm 为脑积水或重度脑室扩张，第三脑室和第四脑室也可扩张，如果没有合并其他脑发育异常，称为孤立性脑积水。中脑导水管狭窄是脑积水最常见的原因，也可因宫内病毒感染、染色体异常导致。脑积水预后与其是否伴发畸形有密切关系。

1. 超声表现

（1）脑室系统扩张，脉络丛似"悬挂"于侧脑室内。选择后角最宽的部位，垂直于内侧壁测量，轻度扩张：10 mm≤侧脑室宽度＜12 mm；中度扩张：12 mm≤侧脑室宽度＜15 mm；重度扩张：侧脑室宽度＞15 mm。

（2）可合并第三脑室、第四脑室扩大。中脑导水管狭窄导致的脑积水，第四脑室不扩张。由梗阻程度、扩张的脑室可推测梗阻平面位置。

（3）脑积水严重时，脑组织可受压变薄。侧脑室比率增大：脑中线到侧脑室外侧壁的距离与脑中线到颅骨内侧面的距离之比增大（正常＜1/3）。

2. 注意事项

（1）发现胎儿有脑积水时，应排查颅内其他畸形，可能引起脑积水的脑外畸形及其他脏器可能的合并畸形。

（2）大部分脑积水要到晚孕期时才能发现，因此一次超声检查未发现脑室扩张，不能排除后期发育过程中不会出现脑积水情况。

（3）脑室扩张也可以是一过性或进行性病变，需要定期复查。

（4）轻度侧脑室扩张（≤15 mm）一般预后良好，大部分不会发展成为脑积水，但当脑室后角扩大超过 15 mm 时神经系统发育异常风险增加。但轻度侧脑室扩张发生染色体异常（21-三体）的危险性增高。此外，少数单侧脑室扩张者可伴有大脑发育不良（如无脑回畸形）或坏死病灶（如脑室周围白质软化）。

（五）全前脑

全前脑又称前脑无裂畸形（holoprosencephaly），为前脑没有分裂或未完全分裂成左右两叶而导致的一系列脑畸形，常合并面部中线结构异常，如眼距过近、独眼畸形、单鼻孔畸形、喙鼻畸形、正中唇腭裂、小口、无人中等。本病常与染色体畸形，如 13-三体、18-三体综合征有关。

全前脑畸形根据脑分裂的程度，分为以下 3 种类型：

（1）无叶全前脑：最严重类型，大脑半球完全融合，仅见单个原始脑室，大脑镰、胼胝体、透明隔腔缺失，丘脑融合。

（2）半叶全前脑：为一种中间类型，介于无叶全前脑和叶状全前脑之间。大脑半球及侧脑室仅在后半段分开形成两个后角及下角，前角相连相通，丘脑部分融合，无透明隔腔，胼胝体发育不良。

（3）叶状全前脑：大脑镰部分发育，大脑半球的前后裂隙发育尚好，侧脑室前角部分融合，丘脑和第三脑室正常，无透明隔，胼胝体发育不全。该型颜面多无明显异常，可有眼距过近。无叶全前脑和半叶全前脑常为致死性的，出生后不久即死亡。而叶状全前脑可存活，但常伴有脑发育迟缓,智力低下及视力、嗅觉障碍等。

1. 超声表现

(1) 无叶全前脑:可表现为单一原始脑室、丘脑融合、大脑半球间裂缺如、脑中线结构消失、透明隔腔与第三脑室消失、胼胝体消失、脑组织变薄及一系列面部畸形,如喙鼻、眼距过近或独眼、正中唇腭裂等。

(2) 半叶全前脑:主要表现为前部为单一脑室腔且明显增大,后部可分开为 2 个脑室,丘脑部分融合,枕后叶部分形成,第四脑室或颅后窝池增大,面部畸形可能较轻,眼眶及眼距可正常,扁平鼻;也可合并有严重面部畸形,如猴头畸形、单鼻孔等。

(3) 叶状全前脑:由于脑内结构及面部结构异常不明显,胎儿期很难被检出。透明隔腔消失时应想到本病可能,可伴有胼胝体发育不全,冠状切面上侧脑室前角可在中线处相互连通。

2. 注意事项

(1) 与脑积水的区别:脑中线存在,丘脑未融合,可有第三脑室扩大。

(2) 与积水性无脑畸形的区别:颅腔内广大范围均为无回声区,几乎呈一囊性胎头,不能显示大脑半球和大脑镰,更不能显示任何大脑皮质回声,在颅腔下部近枕部可见小脑、中脑组织,似小鸟样的低回声结构突向囊腔内,与无叶全前脑极易混淆。但无叶全前脑可显示大脑皮质、丘脑融合,同时可检出相应的面部畸形。

(3) 与视隔发育不良的区别:颅内表现与叶状全前脑相似,但视隔发育不良伴视神经发育不全,MRI 对此鉴别有帮助。

(六) Dandy-Walker 畸形

Dandy-Walker 畸形(Dandy-Walker malformation,DWM) 又称 Dandy-Walker 综合征,以小脑蚓部完全或部分缺失、第四脑室和颅后窝池扩张,且两者相通,小脑幕上抬,约 1/3 伴脑积水。目前,对 Dandy-Walker 畸形的分类尚不统一,一般可将其分为以下 3 种类型:

(1) 典型 Dandy-Walker 畸形:以小脑蚓部完全缺失为特征,此型少见。

(2) Dandy-Walker 变异型:以小脑下蚓部发育不全为特征,可伴有或不伴后颅窝池增大。

(3) 单纯颅后窝池增大:小脑蚓部完整,第四脑室正常,小脑幕上结构无异常。

Dandy-Walker 畸形多伴有严重的神经系统发育低下,预后较差,典型 Dandy-Walker 畸形的产后死亡率高(约 20%)。单纯颅后窝池增大、无染色体异常和其他结构畸形,可能是颅后窝池的一种正常变异,预后较好。Dandy-Walker 变异型与是否合并其他畸形或染色体畸形预后差异较大。

1. 超声表现

(1) 典型 Dandy-Walker 畸形:两侧小脑半球分开,蚓部完全缺如,中间无连接。颅后窝池及第四脑室增大,两者相互连通。

(2) Dandy-Walker 变异型:两侧小脑半球之间在颅后窝偏上方可见小脑上蚓部,下蚓部缺失,两小脑半球下半部分开。颅后窝池增大,可伴有第四脑室扩张,两者相互连通。

(3) 单纯颅后窝池增大:超声检查仅显示颅后窝池增宽(>10 mm),而小脑、小脑蚓部、第四脑室及小脑幕上结构无异常发现。

2. 注意事项

（1）与颅后窝池蛛网膜囊肿的区别：该囊肿有包膜，呈类圆形，位置可正中或偏离中线，小脑可受压移位，但蚓部发育良好。

（2）与 Blake 囊肿的区别：该疾病表现为筛查小脑半球下部分开，第四脑室扩张与后颅窝池囊肿相通呈"沙漏"征，后颅窝池无增宽，小脑蚓部正常。

（3）18 周前小脑蚓部未发育完善，故孕周较小时不宜诊断 Dandy-Walker 畸形。

（4）部分病例合并染色体异常（约 1/3 合并 13-三体、18-三体畸形）及其他系统畸形（心脏、肾脏等畸形），故需仔细筛查。

（七）胼胝体发育不全

胼胝体是连接左右大脑半球新皮质的一处很厚的纤维板，一般在 18～20 周发育完成。胼胝体发育不全（agenesis of the corpus callosum，ACC）可分为完全性胼胝体缺失（complete agenesis of the corpus callosum，CACC）、部分性胼胝体缺失（partical agenesis of the corpus callosum，PACC）和胼胝体发育不良（hypoplasisa of the corpus callosum，HPCC）。ACC 预后与引起 ACC 的病因有关，复杂型 ACC 预后较差，单纯型预后存在争议，大都合并癫痫、智力缺陷、运动障碍或精神异常症状。

超声表现如下：

（1）间接征象：① 侧脑室增宽呈"泪滴"状；② 透明隔腔消失或者明显变小；③ 第三脑室扩张上抬。

（2）直接征象：二维颅脑的冠状面或矢状面显示胼胝体结构完全或者部分缺失。但是此切面因胎儿体位关系很难获得。

（3）三维超声可以获得容积数据，通过自由解剖成像模式获得颅脑正中矢状切面，从而获得胼胝体全貌判断胼胝体发育情况。

（4）CDFI 显示胼周动脉消失或短小，大脑前动脉向上方直线走行，分支呈放射状分布。

（八）小头畸形

小头畸形（microencephalus）是指由于各种原因导致胚胎时期脑发育不良、胎儿头颅过小。其发病率低，发病原因可能与染色体异常或基因突变有关，也可能与宫内感染（如寨卡病毒）等因素有关。预后一般较差，伴有智力障碍及神经功能、内分泌功能缺陷。

1. 超声表现

（1）双顶径及头围较正常同孕龄胎儿头围小 3 个标准差以上，以头围缩小显著。

（2）而其他生物学指标（如腹围、股骨长、肱骨长等）在正常值范围内。

（3）颅内额叶明显较小，前额狭窄，正中矢状面可显示前额后缩。

（4）可能伴发其他颅内畸形，如胼胝体发育不良、脑积水、小脑发育不良等。

2. 注意事项

（1）如发现仅仅胎儿头围小于正常孕周 2～3 个标准差，不伴其他颅内结构异常，可能是正常变异或遗传导致，产后智力可正常。

（2）小头畸形应与匀称型宫内发育迟缓相区别，后者所有生物学指标均减小，且无颅内结构异常。

(九) 蛛网膜囊肿

蛛网膜囊肿(arachnoid cyst)是指一种脑组织外的良性囊性占位病变,囊内充满清亮或黄色液体。可发生在有蛛网膜分布的任何部位,但好发于大脑裂、大脑凸面、半球间裂、鞍上、胼胝体旁、小脑桥脑角池及小脑蚓部的蛛网膜下隙内。中线部位多见,约 2/3 见于小脑幕上、第三脑室后方、大脑半球间隙内,1/3 位于小脑幕下。可分为以下两类:① 蛛网膜内囊肿,通常是由于蛛网膜的分离和重叠所致,并伴有蛛网膜下腔不通,即非交通性囊肿;② 蛛网膜下囊肿,是由于蛛网膜下腔粘连所致,继发性蛛网膜下腔扩大而形成。该囊肿和蛛网膜下腔交通即交通性囊肿。预后取决于囊肿的大小,小病灶无症状可不需处理,大囊肿需手术治疗。

1. 超声表现

(1) 蛛网膜囊肿为局限清楚的无回声肿块或低回声,边清,囊壁薄而光滑。囊肿不与侧脑室相通,中线囊肿可导致脑积水。

(2) 多位于脑半球表层,囊肿近脑实质部分可有脑组织受压,而囊肿表面多直接紧贴硬脑膜下,不能显示蛛网膜下隙间隙。

(3) 颅中窝或大脑外侧裂的蛛网膜囊肿常致同侧侧脑室萎缩,并向对侧移位,小脑后部的蛛网膜囊肿使第四脑室向上移位,小脑幕显著抬高,幕上脑室系统扩大。

(4) 囊肿壁及囊内常无血流信号显示。

2. 注意事项

(1) 小脑后部囊肿须与 Dandy-Walker 畸形相区别,Dandy-Walker 畸形有小脑形态的异常,体积变化,第四脑室扩张,蛛网膜囊肿不伴有上述征象。

(2) 孔洞脑的液性暗区应在脑实质内,液性暗区周边可见脑组织回声,蛛网膜囊肿多位于大脑表面,和蛛网膜下腔有明显的关系,诊断困难时可借助 MRI,其对蛛网膜囊肿的定位与诊断优于超声。

(3) CDFI 显示其内无血流信号可与 Galen 静脉瘤相区别。

(十) 孔洞脑

孔洞脑(porencephaly)又称脑穿通囊肿,指脑实质内有囊性腔隙,内含有脑脊液,该腔隙与侧脑室和蛛网膜下腔可以相通也可以不相通。由于脑血管梗阻继发脑软化或颅内脑实质出血后形成囊肿,本病极其少见。预后与囊肿的大小和部位及是否伴发脑积水有关。

1. 超声表现

脑实质内见单个或多个囊性回声,以一侧大脑半球较多见,形态不规则,多与侧脑室相通,也可以不相通。囊性病灶较大时常伴有侧脑室受压、变形及脑中线移位。CDFI 显示其内无血流信号。

2. 注意事项

(1) 注意与脑积水相区别,脑积水观察到的液性病灶一定在脑室内,可以观察到扩大的脑室和脑室内漂浮脉络丛结构和清楚的侧脑室壁。

(2) 注意与蛛网膜囊肿相区别,蛛网膜囊肿常是多发的,多位于脑实质表面或颅后窝,液性病灶一定有一面直接与蛛网膜下腔相通,多靠近颅骨,而在这一面我们不能见到脑组织回声。孔洞脑常常在脑实质内,其周边可见脑组织回声。

（十一）其他颅脑畸形

1. Galen 静脉血管瘤

Galen 静脉又称大脑大静脉,长约 1 cm,位于胼胝体和丘脑的后下方,该静脉管壁薄弱。Galen 静脉瘤是由于一种动静脉畸形导致的 Galen 静脉呈瘤样扩张,其畸形供血动脉来源于 Willis 环或椎基底动脉系统。

超声表现:在胎儿丘脑平面,脑中线部位三脑室及丘脑后方显示无回声囊性包块,边清,CDFI 显示其内充满血流信号。约 50% 患儿合并心衰,预后较差。

2. 神经元移行异常

神经元移行异常指在大脑皮质发育过程中,成神经细胞从胚胎生发基质向大脑表面移行过程中受阻,导致脑组织发生不同程度的发育畸形,包括无脑回-巨脑回畸形、灰质异位、脑裂畸形、多小脑回畸形、半侧巨脑畸形和局部皮质发育不良。产后表现为智力低下和癫痫。

超声表现如下:

（1）无脑回畸形:脑表面光滑,脑沟变浅,23 周后顶枕沟和距状沟缺失、外侧裂和脑岛异常,要考虑该病的存在。

（2）脑裂畸形:典型表现为左、右侧大脑半球在颞叶部位裂开形成前、后两部分,裂开处与侧脑室相通,侧脑室与蛛网膜下腔可相通。脑裂畸形可以一侧或双侧裂开。根据严重程度分为两种类型:Ⅰ型即闭合型,裂唇相连,此型产前超声很难发现;Ⅱ型即开唇型,畸形裂隙可延伸至侧脑室水平,此型产前可 28 周后发现,超声表现为胎头横切时,大脑半球裂开呈前、后两部分,裂开处呈液性暗区与侧脑室及蛛网膜下腔相通,80%～90% 合并透明隔腔缺失。

3. 积水性无脑畸形

双侧大脑半球组织缺如,小脑和中脑存在,是一种罕见的致死性畸形。发病原因可能是颈内动脉主干或其分支的梗阻导致脑组织缺血坏死。超声表现为颅内大面积的液性暗区,无大脑半球及大脑镰回声,可见小脑及中脑结构。本病应注意与重度脑积水、前脑无裂畸形相区别。

4. 宫内胎儿颅内出血

较少见,发生率约 1‰,多发生在室管膜下、脑实质内、硬脑膜下,出血可导致颅内压升高及新生儿窒息。超声表现早期出血为均匀性强回声,边界清,后者血肿吸收形成囊肿,与侧脑室相通时形成脑穿通畸形。一般脑实质及脑室内出血、蛛网膜下隙出血及硬脑膜下出血预后不良,室管膜下出血囊性变者预后良好。

5. 胎儿颅内钙化

极其罕见,可能与感染有关,如巨细胞病毒、弓形体病、风疹等,另外与某些颅内疾病钙化有关,如颅内结节性硬化症、畸胎瘤等疾病。超声表现为脑实质内强回声点状或团状回声,可伴声影。

6. 胎儿颅内肿瘤

非常罕见,预后一般都很差。大都在中孕晚期或晚孕期发现,因此 18～24 周胎儿系统超声可表现为正常。根据组织类型表现为以下几种:① 畸胎瘤。最常见的胎儿颅内肿瘤,体积一般较大,内部回声多样,可无回声、低回声、强回声或混合回声,可向口腔内生长,还可侵蚀颅骨。② 星形细胞瘤。最常见的神经上皮性肿瘤,表现为大脑一侧白质内实性病灶,边界不清,常侵犯脑皮质,脑中线受压移位,肿瘤内可伴发出血。③ 胶质细胞瘤。表现为均匀的高回声占位,可伴脑积水征象,肿瘤随着孕周生长迅速,可发生瘤内出血。④ 颅咽管瘤。良性肿瘤,肿瘤发生在蝶鞍区,表现为颅底中央部位高回声病灶,CDFI 显示病灶内血流信号丰富,MRI 对此肿瘤定位较准确。⑤ 脉络丛肿瘤。极罕见,超声表现为病变侧的脑室扩张,脉络丛内回声增大,可见异常占位回声,CDFI 显示病灶周边可见血流信号。

二、面颈部畸形

(一)唇腭裂

唇部及腭部先天性缺损,唇、腭裂可单独发生,大部分情况可同时发生。80%唇裂/腭裂(cleft lip/cleft palate)不合并其他畸形,正中唇裂常与全前脑或口-面-指综合征等染色体异常有关。不伴其他结构畸形的单纯唇腭裂可手术修补预后较好。正中唇腭裂及不规则唇裂常预后不良。唇腭裂伴有其他结构畸形或染色体异常者,其预后取决于伴发畸形的严重程度。

根据唇腭裂的部位、程度可分为以下几类:

(1)单纯唇裂:可分为单侧和双侧唇裂。根据唇裂的程度可分为以下 3 种:Ⅰ度唇裂,裂隙只限于唇红部;Ⅱ度唇裂,裂隙达上唇皮肤,但未达鼻底;Ⅲ度唇裂,从唇红至鼻底完全裂开。Ⅰ,Ⅱ度唇裂为不完全唇裂,Ⅲ度唇裂为完全唇裂。

(2)单纯腭裂:可分为单侧与双侧腭裂。根据腭裂的程度可分为以下 3 种:Ⅰ度腭裂,悬雍垂裂或软腭裂;Ⅱ度腭裂,全软腭裂及部分硬腭裂,裂口未达牙槽突;Ⅲ度腭裂,软腭、硬腭全部裂开且达牙槽突。

Ⅰ,Ⅱ度腭裂为不完全腭裂,Ⅲ度腭裂为完全腭裂。前者一般单独发生,不伴唇裂,仅偶有伴发唇裂者;后者常伴有同侧完全唇裂。

(3)完全唇裂伴牙槽突裂或完全腭裂:可分为单侧和双侧。

(4)正中唇腭裂:常发生于全前脑和中部面裂综合征的患儿中,唇中部、原发腭缺失,裂口宽大,伴鼻发育畸形。

(5)不规则唇裂:与羊膜带综合征有关,唇裂不规则、奇形怪状,常在少见的部位出现,另外常伴其他部位结构畸形,如裂腹、缺肢、脑膜膨出等。

1. 超声表现

(1)单纯唇裂:一侧或双侧上唇连续性中断,可延伸至鼻孔。上牙槽突连续性好,乳牙排列整齐。

(2)单侧完全唇裂合并牙槽突裂或完全腭裂:除上述唇裂征象外,另显示上颌骨牙槽突连续性中断,乳牙排列呈"错位"征象。

(3)双侧完全唇裂合并牙槽突裂或完全腭裂:双侧上唇、牙槽突连续性中断,在鼻的下方可见一向前突出的强回声块,称为颌骨前突,该征象在正中矢状切面显示最好。

(4)正中唇腭裂:上唇及上腭中部连续性中断,裂口宽大,伴鼻形态异常,常伴发于全前脑和中部面裂综合征。

(5)不规则唇裂:表现为面部及唇严重变形,裂口形态不规则,可发生在唇的任何部位。常见于羊膜束带综合征,并发胎儿其他结构异常,如不规则脑或脑膜膨出、腹壁缺损、缺肢、缺指(趾)等。常伴有羊水过少。

2. 注意事项

(1) 假性唇裂:由于切面不标准,脐带压迫唇部、子宫壁贴近唇部、人中过深等均可造成唇裂假象,所以诊断唇裂应多个切面扫查,必要时可随访复查。

(2) 与上颌骨肿瘤的鉴别:双侧完全唇腭裂常有颌骨前突表现,需与上颌骨肿瘤,如畸胎瘤相区别,后者肿块从口腔或鼻腔内突出,唇和牙槽突连续。

(3) 中央唇裂及双侧唇腭裂合并染色体风险较高,注意排查胎儿其他结构畸形。

(4) 单纯腭裂产前超声很难诊断。

(二) 眼距过近

眼距过近(hypotelorism)是指眼内距及眼外距均低于正常孕周的第 5 百分位数,其主要原因是全前脑。Meckel-Gruber 综合征、某些染色体畸形、三角头畸胎、小头畸形、Williams 综合征、母亲苯丙酮尿症、强直性肌营养不良及眼齿发育不良等畸形亦可有眼距过近。除眼距过近外,全前脑的面部畸形还有独眼畸形、头发育不全畸胎、猴头畸形(单鼻孔)和正中唇腭裂等。

1. 超声表现

眼内距及眼外距均明显减小,低于正常孕周的第 5 百分位数。此外,还可能伴有独眼畸形、头发育不全畸胎、猴头畸形(单鼻孔)和正中唇腭裂等。同时应仔细检查颅内结构有无畸形,如有无丘脑融合、单一侧脑室等。

2. 注意事项

(1) 眼距过近患者的预后取决于伴发畸形的严重程度,由于眼距过近主要与全前脑有关,因此其预后亦与全前脑的预后类似。

(2) 检出眼距过近时,应仔细检查胎儿颜面部其他结构有无异常。主要有:

① 独眼畸形:面部特异性超声表现为单眼眶、单眼球或极度眼距过近,眼眶上方或两眼眶之间出现一长的柱状软组织回声向前方伸出,即为发育不良的长鼻,长鼻中央常无鼻孔。

② 头发育不全畸胎:其面部超声表现与独眼畸形相似,但无单眼眶、单眼球畸形,常为眼距极度过近,鼻缺如或为长鼻,长鼻常位于两眼眶之间,无鼻孔。

③ 猴头畸形:其特征性超声表现为明显的眼距过近,鼻的形态明显异常,常无鼻翼结构,呈一软组织回声,位于两眼眶之间的下方,鼻的中央仅有一小的单鼻孔。这种面部畸形产前超声诊断较独眼畸形困难,因为面部畸形较前述独眼畸形和头发育不全畸形要轻得多。

④ 正中唇腭裂:上唇中央回声连续性中断,上颌骨中央亦缺如,连续性中断,鼻结构异常,常伴有鼻扁平、矮小、眼距明显过近或仅有轻度眼距过近。

(三) 眼距过远

眼距过远(hypertelorism)的原因主要有中部面裂综合征(额鼻发育不良)和额部脑或脑膜膨出(眼距过远最常见的原因),其他少见原因有颅缝早闭等。

1. 超声表现

眼距过远主要以眼内距超过正常预测值的第 95 百分位为判断标准。引起眼距过远的最常见原因为前额部的脑或脑膜膨出。超声有相应表现。

2. 注意事项

（1）当显示明确包块时,应注意与前额部血管瘤、畸胎瘤等相区别。中部面裂综合征极少见,其主要表现为眼距过远、鼻畸形、分裂鼻、两鼻孔距离增大,可伴有正中唇裂或腭裂。其与全前脑的区别在于后者眼距过近、鼻缺如、长鼻、单鼻孔。

（2）眼距过远可合并有染色体畸形,主要有 Turner 综合征。少见的染色体畸形有染色体缺失、易位及染色体三体综合征,因此眼距过远应行染色体核型分析。

（3）前额部脑或脑膜膨出引起眼距过远者,其预后较其他脑或脑膜膨出要好,50%患儿有面部变形、嗅觉缺失、视力障碍等。

（4）中部面裂综合征80%病例智力正常,约20%患儿智力在临界水平或轻度下降,智力严重障碍者不到10%。但多数患儿有严重面部畸形,包括眼、鼻、唇等畸形,严重影响患儿的面部外观。

（四）小眼畸形与无眼畸形

小眼畸形(microphthalmia)的主要特征是眼球及眼眶明显缩小,眼裂亦小,又称为先天性小眼球。可仅单眼受累,亦可双侧受累。轻者受累眼球结构可正常,晶状体存在。重者眼球极小、虹膜缺失、先天性白内障、玻璃体纤维增生等,可伴有其他器官或系统的畸形,如面部其他畸形、肢体畸形、心脏畸形、肾脏畸形、脊柱畸形等。严重小眼畸形时,其临床很难与无眼畸形相区别。

无眼畸形(anophthalmia)的主要特征是眼球缺如,眼眶缩小或缺如,眼睑闭锁,眼区下陷。其发生主要为胚胎期眼泡形成障碍所致,病理学上除有眼球缺如外,还有晶状体、视神经、视交叉及视束缺如。可单侧或双侧发生。与小眼畸形相似,可伴发于许多畸形综合征中。

1. 超声表现

（1）单侧小眼畸形表现为病变侧眼眶及眼球明显小于健侧,在双眼横切面上明显不对称;双侧小眼畸形时表现为双侧眼眶及眼球明显缩小,此时可有眼内距增大,两眼眶直径、眼内距不再成比例,眼内距明显大于眼眶左右径。轻度小眼畸形产前超声诊断困难。

（2）无眼畸形在双眼水平横切面上一侧或双侧眼眶及眼球图像不能显示,在相当于眼眶部位仅显示一浅凹状弧形强回声。当超声能显示一小的眼眶时,应仔细检查有无晶体回声,如果晶状体缺如,则多为无眼畸形;如果能显示晶体,则多为小眼畸形。

2. 注意事项

小眼畸形的预后在很大程度上取决于合并畸形或综合征的严重程度。畸形的小眼可通过整形美容手术达到美容效果。轻者眼球结构可正常,但有视力差、斜眼、眼颤或远视,重者完全无视力。无眼畸形患者完全无视力。

（五）小下颌畸形

小下颌畸形(micrognathia)指下颌骨短小、后缩,下唇较上唇更靠后。小下颌常与耳低位同时发生;且其常与染色体异常(最常见于 18-三体)及骨骼发育不良疾病伴发,可导致新生儿因呼吸困难而死亡。

1. 超声表现

（1）正常胎儿下颌症状矢状切面下唇与下颌呈"S"或反"S"形,小下颌时该形态消失呈短小弧形。

（2）冠状切面下颌与面颊之间的平滑曲线变得不规则或中断。

（3）动态观察时胎儿口部常呈张口状,舌伸出口外。

（4）常伴羊水过多。

（5）大多数患儿合并其他畸形,如耳低位、染色体异常的其他结构畸形。

2. 注意事项

部分轻度小下颌是正常的变异,与父母遗传有关。

三、胸腔畸形

胸腔畸形主要有肺发育不良、肺缺如、肺囊腺瘤畸形、先天性膈疝、隔离肺、胸腔积液、喉-气管闭锁、一侧支气管闭锁等。

（一）先天性肺囊腺瘤畸形

先天性肺囊腺瘤畸形(congenital cystic adenomatoid malformation,CCAM)是一种肺组织错构畸形,以支气管样气道异常增生、缺乏正常肺泡的肺实质异常为特征,占先天性肺部疾病的76%～80%。CCAM可分为3种类型:Ⅰ型为大囊型,以多个较大囊肿为主,囊肿直径为2～10 cm;Ⅱ型为中囊型,内有多个囊肿,囊肿直径<2 cm;Ⅲ型为小囊型,病变内有大量细小囊肿,直径<0.5 cm,大多呈实质性改变。CCAM大小、纵隔移位程度、是否伴有胎儿水肿和羊水过多等,均是判断预后的重要指标。合并胎儿水肿、肺发育不良和(或)羊水增多的患儿预后差。CVR(cystic-adenomatoid-malformation volume ratio)是产前评估胎儿隔离肺、肺囊腺瘤样病变预后的有效指标,当CVR≥1.6时,胎儿水肿及出生后呼吸系统症状出现的风险增高。

1. 超声表现

（1）Ⅰ型及Ⅱ型CCAM以囊性为主,表现为囊性或囊实混合性包块;Ⅲ型基本上呈均匀强回声包块。CDFI可探及包块滋养血管来自于肺动脉。

（2）CCAM包块较大时可造成心脏及纵隔移位,对同侧肺组织产生压迫引起肺发育不良,严重时还会引起心衰并发胎儿水肿。

（3）可伴发羊水过多。

2. 注意事项

（1）大部分CCAM包块可随孕周增大而缩小,需对CCAM胎儿进行连续动态观察。

（2）与膈疝的区别:膈肌连续性中断,胸腔内出现腹部脏器构成的混合性包块。

（3）与隔离肺的区别:胸腔内叶状或三角形均质性高回声团块,左侧较常见,CDFI包块血供来源于主动脉。

（4）CCAM的预后评估参数CVR计算方法:(肿块长度×宽度×高度×0.523)÷头围,注意所有测量值单位均采用"cm"。

（二）隔离肺

隔离肺(pulmonary sequestration)又称肺隔离症,是一种少见的先天性肺发育畸形,是由胚胎的前原肠、额外发育的气管和支气管肺芽接受体循环的血液供应而形成的无功能肺组织团块,与正常的肺组织气道不相通。可分为叶内型隔离肺(intralobar sequestration,

ILS)和叶外型隔离肺（extralobar sequestrations，ELS）两大类，胎儿 ILS 罕见，大多数为 ELS。隔离肺预后可借鉴上述评价 CCAM 的 CVR 指标，一般来说，隔离肺预后良好，与 CCAM 预后类似。

1. 超声表现

（1）边界清晰的高回声包块，呈叶状或三角形，多位于左侧胸腔内，包块可大可小，较大时可引起纵隔移位和胎儿水肿，或伴羊水过多。少数内部可见囊肿（即扩张的支气管或与 CCAM 共存）。ELS 还可出现在腹腔内，常表现为膈下腹腔内高回声团块。

（2）CDFI 有助于诊断隔离肺，可见包块的滋养血管来自胸主动脉或腹主动脉。

2. 注意事项

（1）与 CCAM Ⅲ型、支气管闭锁相区别，CDFI 检查供血动脉，CCAM 及支气管闭锁包块血供均来自肺动脉。

（2）与膈疝的区别：胸腔内异常回声包块由腹内脏器组成，同时显示膈肌连续性中断。

（3）膈下 ELS 还需与腹腔内其他来源肿块相区别，如肾上腺出血、神经母细胞瘤。

（三）先天性膈疝

先天性膈疝（congenital diaphragmatic hernia，CDH）是膈肌的发育缺陷导致腹腔内容物疝入胸腔，可压迫肺组织引起肺发育不良及产后新生儿肺动脉高压。可分为三类：胸腹裂孔疝、胸骨后疝、食管裂孔疝。疝的内容物常为胃、小肠、肝、脾等。

1. 超声表现

（1）胸腔内出现由腹部脏器回声构成的包块，心脏向对侧移位。如左侧 CDH，表现为心脏后方出现胃泡及肠管回声。若为右侧 CDH，则疝入胸腔的器官主要为肝右叶。由于肝为实质性器官，回声与肺实质回声相近，易给诊断带来困难，故可根据胆管及血管回声来确定胸内实质性回声为肝脏。

（2）由于内脏疝入胸腔，故腹围缩小。

（3）膈肌弧形低回声带中断或消失是直接征象，但一般都很难确认。

（4）晚孕期可伴有胎儿水肿、胸腔积液、羊水过多等征象。

2. 注意事项

（1）左侧膈疝需与 CCAM Ⅰ型相区别：CCAM Ⅰ型胎儿上腹部可见胃泡、脐静脉等正常结构，矢状切面显示膈肌连续。

（2）与膈膨升的区别：膈肌水平高于肋骨水平，可出现纵隔移位，但是膈肌连续性完整。

（3）右侧膈疝需与隔离肺及 CCAM Ⅲ型相区别：隔离肺及 CCAM Ⅲ型包块回声均较肝脏偏高，隔离肺呈叶状或三角形、边界清晰的均质高回声团块，CDFI 显示供血动脉来源于主动脉。

（4）常用肺头比（lung-to-head ratio，LHR）来预测膈疝胎儿的预后，计算方法：四腔心切面测量右肺的长径和短径，LHR＝（右肺长径×右肺短径）÷头围，单位为"mm"。有研究认为，妊娠 24～26 周时，LHR＞1.4 提示预后良好，LHR＜1.0 提示预后较差，而 LHR＜0.6 的病死率为 100%。

（四）支气管闭锁及喉/气管闭锁

支气管闭锁及喉/气管闭锁均属罕见病例。支气管闭锁以右肺上叶闭锁多见，表现为累及闭锁肺叶回声增强、体积增大,纵隔向对侧移位,与 CCAM Ⅲ型难区分,与隔离肺的区别主要是位置及血供来源不同。喉/气管闭锁表现为双肺对称性明显增大,回声增强,气管及支气管扩张,扩张的气管与口咽部相通,双侧膈肌受压反向。心脏受压,心胸比明显减小。可伴发胎儿腹水。

四、心脏畸形

先天性心脏病(congenital heart disease,CHD)是严重的先天性畸形,其中 50％ 的 CHD 为简单畸形,可通过外科手术矫正。大样本量的研究显示,CHD 占活产儿的 8‰～ 9‰,是新生儿最常见的严重畸形,超声产前检查能为孕妇提供较好的妊娠期咨询并能改善新生儿出生状况。

由于 CHD 的一些危险因素已被确定,故其针对性胎儿超声心动图的检查适应证可分为母体因素、胎儿因素、家族因素等方面。

由于胎儿时期血流动力学与新生儿及小儿血流动力学明显不同,故不能根据血流动力学原理做简单的推理,而应根据先天性心脏畸形的顺序节段诊断法有序地、逐一地进行分析,并结合胎儿心脏生长发育特点才能准确地发现和诊断先天性心脏结构畸形。

(一)心脏方位的判断

1. 内脏及心脏位置

正常位置:心脏大部分位于左侧胸腔,心尖朝向左下方,左心房室在左后方,右心房室在右前方;肝脏在身体右侧,胃和脾脏在身体左侧;腹主动脉在脊柱左侧,下腔静脉在脊柱右侧。

反位:心脏和内脏位置与正常人完全相反,犹如镜面人,称内脏转位。心脏大部分位于右侧胸腔,心尖朝向右下方,左心房室在右前方,右心房室在左后方;肝脏在身体左侧,胃和脾脏在身体右侧;腹主动脉在脊柱右侧,下腔静脉在脊柱左侧。

心脏移位:因胸廓、胸膜、纵隔、肺等器官的畸形或疾病而使心脏离开其正常的位置,向左侧或右侧移位,各房室相互关系基本正常,称为心脏移位,属于继发性改变。如一侧肺不张或切除后,心脏可向患侧移位;而一侧胸腔大量积液、气胸、纵隔占位等,可使心脏向健侧移位。此时心脏只是发生位置改变,心轴没有改变,各房室的相互位置没有改变,心脏超声检查时只是探头位置发生变化,而方向基本不变。

2. 心房

心房可以是正位(atrial situs solitus,S)、反位(atrial situs inversus,I)和不定位(atrial situs ambiguous,A)。心房的位置和形态结构是分析心脏大血管的基础,称为心房位。区分左、右心房形态学的主要固定标志是心耳,左心耳通常细长,呈管状或指状,右心耳短粗呈锥状或三角形。

3. 心室

心室肌小梁的结构是区分左、右心室的主要形态学特征。右心室:肌小梁多、粗、厚,走行不一致,互相交错,超声显示心尖部较粗糙。左心室:肌小梁少、纤细、整齐,走行基本一致,超声显示心尖部较光滑。超声不容易从形态方面区分二尖瓣和三尖瓣,心尖四腔心切面可见三尖瓣隔叶附着点比二尖瓣前叶附着点低 5～10 mm,二尖瓣与左心室相连,三尖瓣和右心室相连。

心室襻(ventricular loop)：表示心室的位置和空间排列关系,心室襻与内脏位置关系密切,通常分为：① 心室右襻(D-loop,D),属正常心脏位置关系,右心室位于左心室的右前方,左心室位于右心室的左后方；② 心室左襻(L-loop,L),属于心室反位,右心室在左后方,左心室在右前方；③ 襻不定位(X-loop,X),心室呈上下或左右并列。

4. 大动脉

从心脏发出的大动脉为主动脉和肺动脉。肺动脉从心室发出后分叉较早,分为左肺动脉和右肺动脉；主动脉上可见冠状动脉的开口,向上行走较长距离后形成主动脉弓,有无名动脉、左颈总动脉、左锁骨下动脉发自主动脉弓,也就是主动脉分支较晚。可以通过这些特征判断主动脉和肺动脉。一般以肺动脉瓣水平为基础来确定两条大动脉的相互位置关系,即以主动脉瓣与以肺动脉瓣为基础的360°位置关系。

5. 心脏大血管节段变化的表达

对于伴发心脏及内脏位置关系变化的复杂心脏畸形,如心脏转位、大动脉转位等,均应从心脏的位置和方位、腔静脉和心房的位置、心室的位置和连接、大动脉的位置和连接进行表述,即心脏大血管的阶段变化表达法。为了叙述和表达方便,常用字母来表达(见表4.6.1),其中第一个字母代表心房,第二个字母代表心室,第三个字母代表大动脉。

表 4.6.1　心脏大血管节段字母表

字段	位置	英文	字符	意义
心房	正位	atrial situs solitus	S	心房位置正常,左房在左侧,右房在右侧
	反位	atrial situs inversus	I	心房位置相反,左房在右侧,右房在左侧
	不定位	atrial situs ambiguous	A	心房位置不定
心室	右襻	D-loop	D	心室位置正常,左室在左侧,右室在右侧
	左襻	L-loop	L	心室位置相反,左室在右侧,右室在左侧
	襻不定	X-loop	X	心室位置不定
大动脉	正位	situs solitus	S	大动脉位置正常,肺动脉在左前,主动脉在右后
	反位	situs inversus	I	大动脉位置相反,肺动脉在右前,主动脉在左后
	右位	D-positioned aorta	D	主动脉位于肺动脉右侧或右前
	左位	L-positioned aorta	L	主动脉位于肺动脉左侧或左前
	前位	antero-positioned aorta	A	主动脉位于肺动脉正前方
	后位	postero-positioned aorta	P	主动脉位于肺动脉正后方

(二)静脉-心房连接处异常导致的先天性心脏畸形

主要包括体静脉连接异常和肺静脉连接异常。

1. 永存左上腔静脉

永存左上腔静脉(persistent left superior vena cava,PLSVC)是由胚胎发育过程中左前主静脉近端退化不完全所致,在正常人群中发生率为0.3%～0.5%,在先天性心脏病患者中发病率为3%～10%。根据其连接部位分为两种类型：Ⅰ型永存左上腔静脉连接到冠状静脉窦；Ⅱ型永存左上腔静脉连接到左心房。

（1）超声表现：在三血管切面及三血管-气管切面有其恒定的超声表现，双侧上腔静脉时，主要表现为肺动脉左侧及主动脉右侧分别显示左、右上腔静脉的横断面，管径大小相等，左上腔静脉伴有右上腔静脉缺如时，主动脉右侧的右上腔静脉不显示，即仅显示肺动脉左侧的左上腔静脉。左上腔静脉汇入冠状静脉窦，在后四腔心切面上可显示冠状静脉窦扩张，不汇入时在后四腔心切面可无异常。永存左上腔静脉向上追踪，可发现其与颈内静脉延续，伴有无名静脉缺如者不能检出左无名静脉。

（2）鉴别诊断：当发现三血管切面肺动脉左侧多一条血管时，应判断该血管是左上腔静脉还是心上型肺静脉异位引流的垂直静脉，左上腔静脉管径与右侧上腔静脉管径相当，两者血流均为回心血流，心上型肺静脉异位引流的垂直静脉管径明显小于右侧上腔静脉管径，两者血流方向相反。

（3）临床意义：单纯永存左上腔静脉回流到冠状静脉窦或右心房时，由于没有血流动力学改变，临床上多无症状，不必手术治疗，临床预后较好。永存左上腔静脉回流到左心房或合并冠状静脉窦无顶时，会导致心内右向左分流，患儿出现不同程度的发绀和左心室容量负荷增加，需行手术治疗。

2. 下腔静脉连接异常

肝段下腔静脉缺如并下腔静脉与奇静脉或半奇静脉异常连接，主要表现为下腔静脉肝段缺如或下腔静脉肝段和肝上段均缺如，肾前段下腔静脉与奇静脉或半奇静脉异常连接，常伴有其他复杂的心内畸形，如左房异构、房室传导阻滞、房室间隔缺损、共同心房、完全性大动脉转位等，85%的病历合并有左房异构。

（1）超声表现：腹部横切面显示腹主动脉右前方无肝段下腔静脉，而其右后方可显示扩张的奇静脉或左后方显示扩张的半奇静脉，多数病例合并多脾，但由于脾小，产前诊断很难对其数目进行判断。下腔静脉肝段存在时，肝静脉通过下腔静脉汇入右心房，下腔静脉肝段缺如时，肝左、中、右静脉可以分别汇入左、右心房，也可以只汇入左心房或右心房。奇静脉（半奇静脉）长轴切面显示下腔静脉在肾静脉水平与奇静脉（半奇静脉）连接，胸腹腔冠状切面或斜矢状切面，可显示主动脉与扩张奇静脉伴行进入胸腔内，CDFI 显示两者血流方向相反，合并左心房异构时，左、右心房均为形态学左心房，双侧心耳均成狭长指状。另三血管切面显示扩张奇静脉（半奇静脉）汇入右上腔静脉或左上腔静脉内，常伴其他心脏畸形如房室传导阻滞，永存左上腔静脉，完全性大动脉转位，右心室双出口等。

（2）鉴别诊断：肺静脉畸形引流等。

（3）临床意义：单纯下腔静脉缺如时，由于没有血流动力学改变，临床上多无症状，不必手术治疗，临床预后较好。但本病较容易发生深静脉血栓，若伴发其他严重心脏结构，临床预后主要取决于伴发畸形的类型与严重程度。

3. 肺静脉畸形引流

肺静脉畸形引流（anomalous pulmonary venous drainage）临床分为完全型肺静脉畸形引流和部分型肺静脉畸形引流。本病常合并房间隔缺损，亦可伴有其他复杂先天性心脏病。

完全型肺静脉畸形引流，根据肺静脉异常引流的部位，将本病分为心上型、心内型、心下型和混合型。心上型：左右肺静脉先发生融合，形成共同肺静脉干，多数通过左垂直静脉与左无名静脉相连，少数通过垂直静脉与上腔静脉直接相连，极少数与奇静脉相连；心内型：左右肺静脉发生融合，形成共同肺静脉干，多数与冠状静脉窦相连，少数与右心房直接相连；心下型：左右斜行向下汇合为垂直静脉干，最常见的连接方式为与门静脉相连，少数与胃静脉、左或右肝静脉、下腔静脉相连；混合型：肺静脉通过上述两种或以上方式相连，其中最常见的连接方式是左上肺静脉汇入左垂直静脉，其他肺静脉引流入冠状静脉窦。

部分型肺静脉畸形引流，根据肺静脉异常引流的部位，将本病分为心内型、心上型和心下型。较常见的连接方式有：① 右肺静脉与右上腔静脉或右上肺静脉与右心房相连，最常见约占 3/4；后者常伴有静脉窦型房间隔缺损，偶尔上腔静脉骑跨在缺损上；② 左肺静脉与左无名静脉相连，左上肺静脉或全部左肺静脉通过垂直静脉与左无名静脉相连；③ 右肺静脉与下腔静脉相连，右肺静脉汇入下腔静脉，此类型不多见。共干与下腔静脉的连接在胸片上右下肺野呈特征性新月形镰刀状阴影，故又称弯刀综合征（scimitar syndrome）。

（1）超声表现：产前超声诊断本病较困难，首先由于胎儿肺静脉较细小，超声不一定能显示出所有四支肺静脉，异常时畸形血管的走行方向亦难以追踪显示，再者由于胎儿血流动力学的特殊性，部分病例并不引起房室的异常增大或明显缩小，缺乏明显的产前诊断特征。因此，产前超声检出率不高，对于完全型肺静脉畸形引流有以下特征的，应高度怀疑本病的可能：① 四腔心切面可表现为右心较大，左心较小，但左心的大小与是否合并房间隔缺损、室间隔缺损等有关，左心房后方显示扩张的肺静脉共同腔，或左侧房室沟处显示扩张的冠状静脉窦时，均应该想到肺静脉畸形引流的可能，左心房后壁光滑，不能显示肺静脉开口（完全型），仅显示部分肺静脉开口（部分型）；② 3VV 及 3VT 切面上，肺动脉的左侧可显示垂直静脉，此时应与左上腔静脉相区别，区别的方法是追踪血管的走行与汇入部位，两者血流方向正好相反；③ 由于肺静脉细小，正常情况下要完全显示出四支肺静脉相当困难，因此产前诊断肺静脉畸形引流，无论部分型或完全型检出率均不高，只有在左心房后方形成较粗的共同静脉腔时，产前才能较容易被发现，尤其在心上型或心下型时，垂直静脉的走行有时很难追踪清楚，因此往往不能确定诊断；④ 合并畸形：可合并存在于无脾综合征、房间隔缺损、室间隔缺损、房室间隔缺损、左心发育不良等。

（2）鉴别诊断：三房心应与心内型肺静脉畸形引流相区别，永存左上腔静脉应与心上型肺静脉畸形引流相区别等。

（3）临床意义：完全型肺静脉畸形引流出生后可手术纠正，预后较好。如果合并肺静脉狭窄，可发展为肺循环高压，尤其是弥漫型肺静脉发育不良，则预后较差。如果合并其他心内外畸形，临床预后与合并其他畸形类型及严重程度有关。部分型肺静脉畸形引流病变的轻重程度主要取决于畸形引流的肺静脉支数、是否有心房水平分流存在及畸形引流的肺静脉是否存在梗阻。单支的肺静脉血流量约占肺静脉总回心血量的 20%，由左向右分流所导致的血流动力学改变不大，如果不合并其他心内结构畸形，则可以不行外科矫治。两支以上肺静脉畸形引流则对血流动力学的影响较大，应该早期手术治疗。

（三）单心房

1. 病理与临床

单心房（single atrium）是一种罕见的先天性心脏病，系胚胎发育期房间隔的第 1 隔和第 2 隔均未发育所致，有 2 个心耳，但仅有 1 个共同心房腔，房间隔的痕迹也不存在，而室间隔完整，故又称为二室三腔心或单心房三腔心。

2. 超声表现

胸骨旁四腔心及心尖四腔心切面显示房间隔回声消失，由房间隔、室间隔、二尖瓣、三尖瓣在心脏中央形成的"十"字形交叉消失,变为"T"形。二、三尖瓣处于同一水平。

当发现单心房后,应详细检查心内其他结构,排除合并其他心内畸形状况,如二尖瓣裂、单心室、永存动脉干、永存左上腔静脉等。

3. 鉴别诊断

房间隔缺损:巨大房间隔缺损似单心房,前者在心房底部可显示房间隔回声,合并有原发孔缺损者,二尖瓣和三尖瓣附着在房间隔同一水平,后者心房内不能显示任何房间隔回声,二尖瓣和三尖瓣附着在室间隔同一水平。

4. 临床意义

单心房可因房内存在混合血而引起缺氧、发绀症状,也可因红细胞增多而发生脑栓塞、感染等。故诊断明确的患儿,只要尚未发生严重的肺血管阻塞性病变,均应争取早期手术。

(四) 房室连接处异常导致的先天性心脏畸形

1. 房室间隔缺损

房室间隔缺损(atrioventricular septal defects)又称心内膜垫缺损(endocardial cushion defects)或房室共道畸形(common atrioventricular canal defects),是一组累及房间隔、房室瓣和室间隔的复杂先天性心脏畸形。本病发病率约占先天性心脏畸形的 7%。在心内膜垫形成和发育的过程中,心内膜垫向上发育与原发隔的下缘接合,封闭原发孔,向下发育与室间隔上缘接合,封闭室间孔,向左发育形成二尖瓣,向右发育形成三尖瓣。如果这一发育过程中出现障碍,可导致房室间隔缺损的多种畸形。具体可分为以下两大类:

部分型:主要特点是单纯原发孔型房间隔缺损,可合并二尖瓣前叶裂,二尖瓣和三尖瓣位于同一水平且均附着于室间隔的上缘。

完全型:主要特点是原发孔型房间隔缺损、共同房室瓣、室间隔缺损三大畸形同时存在。此型又可分为 A,B,C 三种亚型。

A 型:共同房室瓣的上桥瓣可辨别出二尖瓣和三尖瓣的组成部分,各自有腱索与室间隔顶端相连。

B 型:此型很少见。共同房室瓣的上桥瓣可辨别出二尖瓣和三尖瓣的组成部分,腱索均连于右心室壁或其粗大的乳头肌上。

C 型:共同房室瓣的上桥瓣为一整体不分离,无腱索与室间隔相连,形成自由漂浮状态。

(1) 超声表现:四腔心切面是发现本病的主要切面。房室瓣水平短轴切面可观察共同房室瓣的形态和运动情况。完全型房室间隔缺损时,心脏十字交叉结构消失特征性的超声图像使得产前超声诊断相对容易,而部分型房室间隔缺损诊断相对较困难。

部分型房室间隔缺损:① 四腔心切面房间隔下部连续中断;② 二尖瓣和三尖瓣在室间隔的附着点在同一水平上;③ 伴有房间隔不发育时,可出现共同心房声像;④ 原发孔型房间隔缺损易合并二尖瓣前叶裂。

完全型房室间隔缺损:① 四腔心切面上可显示房间隔下部、室间隔上部连续性中断(十字交叉结构消失),仅见一组共同房室瓣,共同房室瓣横穿房、室间隔缺损处,4 个心腔相互交通;② 心脏房室大小可正常,也可有心房增大,左、右心室大小一般在正常范围,基本对称,对位不良的完全型房室间隔缺损可出现左、右心大小比例失调;③ 心室与大动脉连接关系可正常或异位;④ 彩色多普勒超声能更直观地显示 4 个心腔血流交通,正常双流入道血流消失,代之为一粗大血流束进入两侧心室,收缩期可有明显的房室瓣反流。

（2）临床意义：相对其他先天性心脏畸形，胎儿房室间隔缺损伴染色体畸形的风险较高。50%伴发于染色体三体，尤其是 21-三体（占 60%）和 18-三体（占 25%）。此病自然病程预后不佳。部分型房室间隔缺损与完全型房室间隔缺损病人均视具体情况和严重程度择期手术。

2. 三尖瓣闭锁

三尖瓣闭锁（tricuspid atresia）的主要特征是右心房和右心室连接的中断。可分为三尖瓣缺如、三尖瓣无孔两种类型，可合并埃布斯坦畸形。三尖瓣缺如时，三尖瓣瓣环、瓣叶、腱索及乳头肌均缺如，三尖瓣所在部位由一肌性组织所代替。三尖瓣无孔时，三尖瓣瓣环、瓣叶和瓣下组织仍然保留，但瓣膜无孔。心房排列正常，形态学左心房与形态学左心室相连。右心室发育不良而明显缩小或仅为一残腔。可伴有室间隔缺损，心室与大动脉连接关系可一致或不一致。

（1）超声表现：① 四腔心切面上明显异常，左、右心明显不对称，右心室明显小或不显示，仅见左房室瓣启闭运动，右房室瓣无启闭运动，在相当于右房室瓣处呈强回声光带。② 常伴有室间隔缺损，缺损的大小将直接影响右心室的大小；不伴有室间隔缺损时，右心室仅为一残腔而几乎不能显示。③ 大多数病例心室与大动脉连接关系一致，20%的病例可出现心室与大动脉连接关系不一致。④ CDFI 不能检出右侧房室瓣血流；在心脏舒张期彩色多普勒仅显示一条流入道彩色血流信号；不伴有室间隔缺损的三尖瓣闭锁，动脉导管内血流可出现反向血流，即血流方向为降主动脉经动脉导管流向肺动脉。

（2）临床意义：在三尖瓣闭锁胎儿中，22q 微缺失的发生率高达 7%～8%。均需手术治疗。

3. 二尖瓣闭锁

二尖瓣闭锁（mitral atresia）的主要特征是左心房与左心室连接中断，可分为二尖瓣缺如和二尖瓣无孔两种类型。二尖瓣缺如，二尖瓣环、瓣叶、腱索和乳头肌均缺如，左心房底部为一肌肉组织结构形成的房室沟，嵌入左心房和左心室之间。二尖瓣无孔，二尖瓣环和瓣叶仍然保留但瓣膜无孔，瓣下可有发育不全的腱索，此种类型较少见。心房排列正常，形态学右心房与形态学右心室连接。左心室发育不良而缩小或仅为一残腔，位于左后下方。本病可见于主动脉闭锁，左心发育不良综合征。可伴有室间隔缺损，当心室与大动脉连接一致伴有中等大小的室间隔缺损时，主动脉根部可正常，少部分病例主动脉可骑跨于室间隔之上，有时可出现在心室双出口。

（1）超声表现：① 四腔心切面明显不对称，左心室明显缩小或不显示，仅见右侧房室瓣启闭运动，左侧房室瓣无启闭运动，在相当于左侧房室瓣处可见一强回声索带状结构。② 常伴有室间隔缺损，此时左心室可正常或缩小；不伴有室间隔缺损时，左心室仅为一残腔而几乎不能显示。③ 主动脉可缩小，闭锁时主动脉显示不清，仅显示一条大血管即肺动脉；伴中等大小室间隔缺损时，可显示正常大小的主动脉；心室与大动脉连接关系可一致或不一致，常见有右心室双出口。④ 彩色多普勒与脉冲多普勒只显示右侧房室瓣血流，而左侧房室瓣无血流信号；主动脉闭锁时主动脉弓内可显示反向血流，即血流由降主动脉倒流入主动脉弓，供应胎儿头颈部及冠状动脉。

（2）临床意义：在二尖瓣闭锁胎儿中，约 18%的患儿伴有染色体畸形，主要有 18-三体、13 号与 21 号染色体异位与缺失综合征。二尖瓣闭锁是严重的心脏畸形，存活期超过 1 年者少见，患儿出生后需分期手术治疗。手术预后主要取决于房室连接关系、室间隔是否存在、左心室大小、心室大动脉连接关系。

4. 单心室

单心室(single ventricle)指心房(左、右心房或共同心房)仅与一个主要心室腔相连接的畸形,又称为单一心室房室连接畸形(univentricular atrioventricular connection),单心室还有很多其他名称,如单心室心脏(univentricular heart)、心室双入口(double-inlet ventricle)等,以前均强调使用单心室这一名称。判断单心室的主心室是左心室型还是右心室型的特性,应以心室的形态学为基础而不是心室的位置。左心室有相对光滑的内壁且在发育不良的室间隔面上没有房室瓣腱索附着。右心室有更粗糙的小梁化部并且一般有房室瓣腱索附着于室间隔表面上。单心室的主腔心室形态有 3 种类型:

① 左心室型:主腔为形态学左心室,附属腔为形态学右心室,位于主腔的前方(可为正前、左前、右前方),占 65%~78%。

② 右心室型:主腔为形态学右心室,附属腔为形态学左心室,位于主腔的左后或右后方,占 10%~15%。

③ 中间型:亦称不定型,主腔形态介于左心室与右心室之间,无附属腔,占 10%~20%。

单心室根据构成心室的结构以及房室瓣发育和连接心室的关系分为 3 种类型:

① 单流入道心室:只有一侧房室瓣连接到一个心室,对侧房室瓣闭锁或缺如。

② 共同流入道心室:此型即心房由共同房室瓣连接至单心室腔。

③ 双流入道心室:又分为 A-D 型即双流入道左心室型(A 型)、双流入道右心室型(B 型)、双流入道混合形态心室(C 型)及双流入道不确定型心室形态(D 型)。

心室与大动脉连接关系可一致或不一致,连接一致时称 Holmes 心脏,少见,约占 10%。大部分心室与大动脉连接不一致,主要有大动脉转位、心室双出口、心室单出口(只有一条大动脉与主腔相连,另一条闭锁)。

(1) 超声表现:单心室类型较多,各类型超声表现有较大的差别,主要通过四腔心切面判断单心室主腔形态和房室连接关系对单心室进行分型。其共同特征是四腔心切面上室间隔不显示,仅显示一个心室腔。

单心室主腔形态的判断:① 主腔左心室型单一心室腔为左心室结构,内膜面光滑、肌小梁回声细小,往往在主腔前方可见附属残余右心室腔;② 主腔右心室型:单一心室腔为右心室结构,室壁内膜粗糙,肌小梁回声增多增粗,往往在主腔左后方可见附属残余左心室腔;③ 中间型:单一心室腔同具有左、右心室的结构特征,无脾综合征的胎儿常为主腔右心室型单心室,且常为共同房室瓣。

单心室房室连接关系的判断:① 两组房室瓣,一般有双心房,心房可正位、反位或不定位,两心房通过两组房室瓣与单心室连接,两组房室瓣环中线有纤维性组织连接,三尖瓣隔瓣的部分腱索与二尖瓣前瓣的部分腱索可起于同一组乳头肌,该乳头肌常常粗大,位于心室中央,在四腔心切面上可类似正常四腔心的表现,因此,当四腔心切面上把该乳头肌误认为室间隔时,易出现单心室的漏诊,应引起重视;心室短轴切面显示粗大乳头肌和室间隔表现明显不同,可鉴别;由于二、三尖瓣腱索可起源于同一乳头肌,加上无室间隔相隔离,舒张期三尖瓣隔瓣与二尖瓣前瓣几乎相撞。② 共同房室瓣,共同房室瓣开口于心室主腔内,瓣膜活动幅度增大,房间隔可表现为下部回声中断,也可表现为房间隔完全缺失。③ 一侧房室瓣闭锁或缺如,闭锁侧房室瓣呈膜状或索状回声,该侧心房明显较对侧小,心室的大小与有无室间隔缺损有关,无室间隔缺损时心室仅为一潜在腔隙,超声仅表现为该处室壁较厚,一般难以显示腔隙结构,伴室间隔缺损时,心室大小与室间隔缺损大小成正比。

（2）临床意义：该病预后差，均需手术治疗。该病远期并发症有充血性心力衰竭、心律失常、猝死、血栓等。如合并其他心内外畸形，则预后更差。

5. 埃布斯坦畸形

埃布斯坦畸形（Ebstein 畸形）又称三尖瓣下移畸形，它与三尖瓣发育不良在病理解剖上表现为相互重叠，故难以将两者严格区分开来，在产前超声表现上亦较难区分，且两者的预后相似。两者均是因三尖瓣发育异常所致的先天性心脏畸形，都可表现为三尖瓣的冗长、增厚或短小，明显增大的右心房；都可合并心脏其他畸形如室间隔缺损、肺动脉狭窄等，也可合并心外畸形或染色体畸形。埃布斯坦畸形的主要特点在于三尖瓣部分或全部下移至右心室，下移的瓣叶常发育不全，表现为瓣叶短小或缺如，隔叶与室间隔紧密粘连而使瓣叶游离部显著下移，或隔叶起始部虽近于瓣环，但体部与室间隔粘连而使瓣尖下移。房化右心室与原有右心房共同构成巨大的右心房，而三尖瓣叶远端的右心室腔则变小。常合并肺动脉瓣狭窄或闭锁。

（1）超声表现：① 四腔心切面上显示心脏明显增大，尤以右心房扩大为甚；仅有三尖瓣发育不良时，右心室往往明显扩大。② 四腔心切面上三尖瓣明显异常，三尖瓣明显下移至右心室，三尖瓣下移的程度可各不相同，当下移的三尖瓣过小或缺如时超声图像上很难检出；三尖瓣发育不良时，三尖瓣附着点无明显下移，仅表现为三尖瓣的明显增厚、结节状回声增强。③ 彩色多普勒与频谱多普勒常显示出三尖瓣严重反流，反流血流束宽大、明亮，常达右心房底部。④ 心胸比例明显增大，因心脏增大可导致严重肺发育不良。⑤ 常伴发肺动脉闭锁或右心室流出道梗阻。

（2）临床意义：该病预后取决于隔瓣下移、发育不良程度、是否合并心室肌致密化不全等。

（五）心室与大动脉连接处异常导致的先天性心脏畸形

1. 室间隔完整肺动脉闭锁

室间隔完整肺动脉闭锁（pulmonary atresia with intact ventricular septum）是指肺动脉瓣和（或）近端主干的闭锁、室间隔完整、三尖瓣结构和功能异常，右心室有不同程度的发育不良，房室和心脏大血管连接关系正常的先天性心脏畸形。占先天性心脏畸形的 1%～3%。室间隔完整肺动脉闭锁的肺动脉瓣病理特征有两类：一类是肺动脉非膜状闭锁，肺动脉瓣叶融合的联合嵴线在中央，多伴有右心室漏斗部严重狭窄或闭锁；另一类是肺动脉膜状闭锁，肺动脉瓣叶融合的联合嵴线仅在周围，而其中央为一个平滑的纤维膜，向肺动脉干内突出，这种类型右心室漏斗部无明显狭窄，右心室发育不良相对较轻。Bull 等根据右心室腔的流入部、小梁部和漏斗部发育存在与否，将本病分为 3 型：Ⅰ 型为右室腔 3 部均存在，右心室腔或多或少存在发育不良；Ⅱ 型为右心室的小梁部缺如，右心室腔小；Ⅲ 型为右心室的小梁部和漏斗部均缺如。

（1）超声表现：① 四腔心切面：左、右心明显不对称，右心房右心室扩大或右心室小，三尖瓣畸形或中-重度反流。右心房右心室的大小与三尖瓣的发育直接相关，当三尖瓣严重狭窄时，通过三尖瓣进入右心室的血液很少，右心室腔没有血液的扩张，故右心室腔很小，右心室壁肥厚，当三尖瓣瓣环大小正常、发育良好时，从右心房经三尖瓣进入右心室的血液，由于室间隔连续完整，血液不能从右心室腔进入肺动脉，唯一出路是再经三尖瓣反流入右心房，反流束达到心房底部，右心房极度增大，右心室亦明显增大。② 右心室流出道切面：肺动脉闭锁的病理解剖提示肺动脉瓣有 2 种情况,一种是肺动脉瓣叶融合的联合嵴线在中央,多伴有右心室漏斗部严重狭窄或闭锁,这种病理情况超声不能显示肺动脉瓣,难以显示右心室流出道,主肺动脉起始段因闭锁难以显示,有时可显示为一细小索状结构,因此主动脉与主肺动脉起始部交叉关系很难判断。主肺动脉远段及左、右肺动脉可显示,但管径极小。另一种是肺动脉瓣叶融合的联合嵴线仅在周围,而其中央为一个平滑的纤维膜,向肺动脉干内突出,这种类型右心室漏斗部无明显狭窄,右心室发育不良较轻。③ 左心室流出道切面:主动脉增宽,主动脉内血流速度峰值增高。④ 彩色多普勒血流显像:显示动脉导管内反向血流。当动脉导管缺如,侧支血管连接肺动脉与胸主动脉的中段时,3VT 切面上不能显示动脉导管反流特征,但可以通过主动脉弓长轴切面观察侧支血管反向血流。当合并三尖瓣狭窄和右心室小时,应注意观察是否存在依赖右心室的冠状动脉循环存在。⑤ 肺动脉瓣闭锁可以表现为一个逐渐发展的过程,在中孕期妊娠 18～24 周系统超声检查时,肺动脉瓣仅轻度狭窄而超声无任何表现,但在以后的发育过程中,肺动脉瓣狭窄可逐渐加重,最终出现肺动脉瓣闭锁。这种情况产前诊断困难。

(2)临床意义:本病为导管依赖型心脏病,出生后需要前列腺素 E1 来维持动脉导管开放。在治疗方法及术式选择上有一定争议,主要是根据患儿三尖瓣、右心室发育以及是否存在依赖右心室的冠状动脉循环来选择手术方法,预后差。

2. 室间隔缺损肺动脉闭锁

室间隔缺损肺动脉闭锁(pulmonary atresia with ventricular septal defect)是一种复杂的发绀型先天性心脏病。占先天性心脏畸形的 2.5%～3.4%。本病的特征性改变是前向错位的室间隔缺损。主动脉前移并骑跨在室间隔上,右心室漏斗部闭锁。根据有无原位肺动脉、有无肺动脉融合以及是否出现大的主-肺侧支血管,可将该病分为 3 种类型:

A 型:原位肺动脉存在,肺血流由动脉导管供应,没有体肺侧支血管。

B 型:原位肺动脉及体肺侧支存在。

C 型:没有真正的肺动脉,肺血均由大的体肺侧支供应。

(1)超声表现:① 四腔心切面:由于胎儿期血流循环的特点,4 个心腔大小基本相等,右心室壁不肥厚,又由于室间隔缺损多位于流出道,因此本病在四腔心切面上可表现正常;② 左心室流出道切面:可显示主动脉增宽、骑跨流出道型室间隔缺损;③ 右心室流出道切面:三种类型均存在漏斗部闭锁,右心室流出道表现为低回声肌性结构,彩色多普勒未见前向血流信号;④ 三血管及三血管气管切面:A 型和 B 型表现肺动脉内径明显较主动脉内径小,彩色多普勒可显示动脉导管内反向血流,C 型仅能显示一根大动脉回声,这时很难与永存动脉干相区别;⑤ 在发现肺动脉闭锁及单一动脉干时,应寻找肺的供应血管是否来自侧支血管,而侧支血管多从胸主动脉两侧发出,因此利用胸主动脉冠状切面加彩色多普勒更有利于侧支血管的显示。

(2)临床意义:本病有 11%～34%伴有染色体 22q11 微缺失。A 型和 B 型均为导管依赖型心脏病,出生后需要前列腺素 E1 来维持动脉导管开放。

3. 左心发育不良综合征

左心发育不良综合征(hypoplastic left heart syndrome,HLHS)主要包括主动脉闭锁或严重狭窄,同时合并二尖瓣狭窄或闭锁,左心室、升主动脉及主动脉弓严重发育不全。活产儿中的发生率为 1/10000～2/100000。其最具特征的改变为左心室很小,伴有二尖瓣和(或)主动脉闭锁或发育不良。左心系统发育不良,左心系统流出道和流入道均梗阻,导致左心房进入左心室血流明显减少或无血流进入左心室,左心房内压力明显增高。当左心房压力大于右心房时,出现卵圆孔瓣提前关闭,如果房间隔存在缺损,房水平出现左向右分流,如果房间隔完整,左心房压力不断增高,出现左心房增大,张力增高,肺静脉回流受限,导致慢性肺高压,并引起肺毛细血管床发育异常,右心系统血流量增多,导致右心系统较正常增大。由于主动脉起始部闭锁或狭窄,因此,胎儿头颈部与冠状动脉血液供应完全或部分来源于动脉导管血液反向灌注。

(1) 超声表现:① 四腔心切面上左、右心明显不对称,左心房、左心室明显小于正常。当二尖瓣狭窄时,表现为二尖瓣回声增强增厚,启闭运动明显受限,彩色多普勒舒张期显示通过左侧房室瓣血流束细小,右侧房室瓣血流增大。当二尖瓣闭锁时,表现为一强回声带状结构,无启闭运动,彩色多普勒显示左侧房室瓣无前向血流信号。左心房大小与卵圆孔大小或房间隔缺损大小有关,如果不存在房间隔缺损,由于卵圆孔瓣先天构造原因,左心房内压力大于右心房时,卵圆孔瓣出现提前关闭状态,或因左心房压力较大卵圆孔瓣可膨向右心房,而汇入左心房的肺静脉明显扩张。彩色多普勒可探及房水平左向右分流血流信号。② 左心室流出道切面:主动脉狭窄表现为升主动脉明显小于正常,彩色多普勒可显示前向血流信号。主动脉闭锁仅显示细小升主动脉或左心室流出道及升主动脉难以显示,彩色多普勒无前向血流信号,可显示经由主动脉弓反流血流信号。③ 3VV 切面或 3VT 切面:升主动脉或主动脉弓内径明显较主肺动脉小,有时内径小于上腔静脉,二维超声很难显示清楚时,彩色多普勒对诊断有价值,主要表现为主动脉弓来自动脉导管的反向血流。④ 左心发育不良综合征常合并心内膜弹性纤维增生症,表现为左心房、左心室腔内径正常或接近正常,但心脏收缩及舒张功能均明显下降,心内膜回声明显增厚增强。⑤ 对于左心系比例偏小的胎儿,尤其是左心室/右心室内径比例和主动脉/肺动脉内径比例均>0.6,且没有左心室流入道及流出道梗阻者,不要轻易下左心发育不良综合征的诊断。应建议定期随访复查,如果不继续恶化,这些胎儿出生后心脏多数会恢复正常。

(2) 临床意义:本病胎儿心脏在宫内能耐受,血液从动脉导管反向灌入胎儿颈部及冠状动脉而不至于上述部位缺血,宫内生长可以正常,但出生后常常出现明显症状,新生儿预后极差,如果不进行有效治疗,几乎所有受累新生儿会在出生后 6 周内死亡。故胎儿出生后应给予前列腺素治疗以维持动脉导管开放,尽早手术治疗。左心发育不良综合征会增加胎儿染色体三体包括 13-三体、18-三体或 21-三体的风险。

4. 大动脉转位

大动脉转位(transposition of the great arteries,TGA)分为完全型大动脉转位和矫正型大动脉转位两种。

完全型大动脉转位:一种心房与心室连接一致,但心室与大动脉连接不一致的圆锥动脉干畸形。主动脉完全或大部分起源于右心室,肺动脉则完全或大部分从左心室发出。

矫正型大动脉转位:心房与心室和心室与大动脉连接均不一致,此两个连接不一致导致血流动力学在生理上得到矫正,故此畸形又称为生理性矫正型大动脉转位,较少见。

矫正型大动脉转位在临床上分为 SLL 型和 IDD 型,前者占 92%～95%,后者占 5%～8%。① SLL 型是指心房正位,心室左襻,房室连接不一致,大动脉与心室连接不一致(左侧大动脉转位);② IDD 型是指心房反位,心室右襻,房室连接不一致,大动脉与心室连接不一致(右侧大动脉转位),心脏位置大多数为左位心,但有 20%～25%为右位心,极少数为十字交叉心。

（1）超声表现：大动脉转位是宫内产前超声最难诊断的心脏畸形之一。多数病例显示其四腔心切面正常，且心脏腔室大小正常、对称，大动脉内径亦可正常。最初出现的异常征象是大动脉根部的平行排列关系。需仔细分析后才能做出正确诊断。

完全型大动脉转位：① 多数病例四腔心切面表现正常，房室连接一致；② 心室流出道的动态观察可见两大动脉平行排列，主动脉起自右心室，肺动脉起自左心室，心室右襻时，主动脉位于肺动脉的右前方，心室左襻时，主动脉位于肺动脉的左前方；③ 追踪观察两条大动脉，与右心室相连的主动脉行程长，分出无名动脉后主干仍存在，而与左心室相连的肺动脉行程短，分出左、右肺动脉后主干借动脉导管与降主动脉相连；④ 由于主动脉位于肺动脉前方，主动脉弓位置明显较肺动脉高，因此 3VT 切面上仅能显示主动脉弓、上腔静脉和气管；⑤ 主动脉弓较正常跨度大，导管弓较正常跨度小，主动脉弓和动脉导管弓可在同一切面上同时显示；⑥ 单纯大动脉转位，室间隔完整连续。伴有室间隔缺损的大动脉转位，室间隔缺损常较大，位于后方的肺动脉常骑跨在室间隔上，因此产前超声很难将其与右心室双出口（T-B 综合征）区分开来。

矫正型大动脉转位：① 四腔心切面：SLL 型表现为心房正位，心室左襻，房室连接不一致；IDD 型表现为心房反位，心室右襻，房室连接不一致。② 心室流出道切面：两大血管均表现为平行排列。

（2）鉴别诊断：右室双出口、法洛四联症。

（3）临床意义：大动脉转位的自然病程预后较差，矫正型大动脉转位保守治疗远期会有房室传导阻滞、心衰等。完全型大动脉转位均需手术治疗。

5. 法洛四联症

法洛四联症（tetralogy of Fallot）属于心室圆锥发育异常，包括对位不良的室间隔缺损、漏斗部在内的右心室流出道阻塞、主动脉骑跨及继发性右心室壁肥厚一组复杂的心内畸形。

分为单纯和复杂两类，前者为法洛四联症伴肺动脉瓣狭窄，后者则包括法洛四联症伴肺动脉闭锁、法洛四联症伴肺动脉瓣缺如和法洛四联症合并完全性房室间隔缺损。

（1）超声表现：① 四腔心切面：70%病例表现可正常，右心室壁肥厚和心功能不全在胎儿期很少见，室间隔缺损较大时，在此切面上可显示。② 左心室流出道切面：膜周部室间隔缺损，主动脉前壁与室间隔连续性中断，主动脉增宽并骑跨在室间隔之上，CDFI 显示左心室血液及右心室部分血液同时射入主动脉内，从而出现室水平右向左分流。③ 右心室流出道切面及心底短轴切面：a. 漏斗部狭窄，狭窄呈局限型或弥漫型；b. 肺动脉瓣狭窄，肺动脉瓣回声增强增厚，启闭运动受限，肺动脉瓣上扩张，频谱多普勒可检测到血流速度增高；c. 瓣环、肺动脉干及其分支均狭窄，频谱多普勒检测血流速度无明显增高。④ 3VV 切面：在此切面上主要观察肺动脉与主动脉内径大小、比值。⑤ 用 McGoon 比值反映肺动脉分叉远端狭窄程度是比较实用的指标，即心包外左、右肺动脉直径之和除以膈肌平面降主动脉直径。McGoon 比值正常值>2.0，法洛四联症患儿 McGoon 比值>1.2 可考虑行一期根治术。

（2）鉴别诊断：右室双出口，其多为双动脉瓣下圆锥，主动脉瓣与二尖瓣前叶之间无纤维连接，且两条大动脉多为平行关系。

（3）预后：需手术治疗，部分病例需多次分期手术。

6. 右心室双出口

右心室双出口（double outlet right ventricle，DORV）指两大动脉完全起源于右心室，或一大动脉完全起源于右心室、另一大动脉大部分起源于右心室，室间隔缺损是左心室的唯一出口。

主动脉与肺动脉排列关系和走行复杂多变,主动脉可围绕肺动脉呈 360°方位排列。

(1)超声表现:① 四腔心切面:表现可正常,也可为左、右心室不对称,常为左心室小于右心室。室间隔缺损较大时,表现为室间隔上部连续性回声中断。② 心室流出道切面:左心室流出道不能显示,左心室的唯一出口为室间隔缺损。主动脉及肺动脉完全或大部分起始于右心室,主动脉及肺动脉起始部多呈平行排列,而主动脉与肺动脉排列关系和走行复杂多变,以下 4 种排列关系较为常见:a. 主动脉与肺动脉并列,主动脉多位于肺动脉的右侧;b. 主动脉位于肺动脉的右前方;c. 主动脉位于肺动脉的左前方;d. 主动脉位于肺动脉的右后方;e. T-B 综合征心脏畸形:主动脉完全起源于右心室,有肺动脉瓣下室间隔缺损,肺动脉完全或大部分起源于右心室,无肺动脉狭窄。③ 彩色多普勒:室间隔缺损位于主动脉瓣下时,左心室射血经室间隔缺损直接射入主动脉内;室间隔缺损位于肺动脉瓣下时,左心室射血经室间隔缺损直接射入肺动脉内,室间隔缺损远离主动脉及肺动脉瓣时,左心室射血经室间隔缺损分别进入主动脉和肺动脉内。④ 大动脉短轴切面:可以直观地评价主动脉和肺动脉的位置关系。⑤ 3VV 切面:主要了解大血管排列关系和内径相对大小。⑥ 3VT 切面:主要了解主脉弓、肺动脉、动脉导管、气管及上腔静脉位置关系、内径和数目,大血管的排列关系可表现为正常或异常。

(2)鉴别诊断:完全型大动脉转位、法洛四联症。

(3)临床意义:由于胎儿血循环的特殊性,胎儿宫内很少发生心力衰竭。出生后均需手术治疗。

7. 永存动脉干

永存动脉干(common arterial trunk)为一种较罕见的先天性心血管畸形,占先天性心脏病的 1%～2%,是原始动脉干的分隔发育过程中早期停顿,以致保存了胚胎期从心底部发出的一大动脉,心室内血液经一组半月瓣直接供应体循环、肺循环和冠状循环,常合并动脉干下室间隔缺损。

关于永存动脉干的解剖分类,早期 Collett-Edwards 将其分为 4 种类型:

Ⅰ型:肺动脉总干起源于动脉干左侧。

Ⅱ型:左、右肺动脉分别起源于动脉干后方。

Ⅲ型:左、右肺动脉分别起源于动脉干的两侧。

Ⅳ型:左、右肺动脉分别起源于降主动脉。

Van Praagh 分类法也分为 4 种类型:

A1 型与 Collett-Edwards 型相同。

A2 型是 Collett-Edwards Ⅱ 型和Ⅲ型的组合。

A3 型为单一起源动脉干的肺动脉,而动脉导管或侧支供应另一侧肺。

A4 型为永存动脉干合并主动脉弓中断。

Collett-Edwards Ⅳ 型很难与法洛四联症伴肺动脉闭锁侧支供应肺循环的病例相区别,因此,目前将其更确切地称为室间隔缺损、肺动脉闭锁伴侧支血管。

(1)超声表现:① 四腔心切面:由于永存动脉干的室间隔缺损多位于动脉干下,因此四腔心切面可无明显异常表现;室间隔缺损表现为室间隔相应部位的回声连续性中断。② 心室流出道切面:只能显示一组半月瓣,左、右心室只发出一条粗大的动脉干,一般伴室回隔缺损,动脉干骑跨,可偏于一侧心室,也可由单心室发出。③ 3VV 切面:此切面上仅能显示单一动脉干和上腔静脉,可显示动脉干后壁或侧壁直接发出左、右肺动脉,或降主动脉起始部发出侧支。④ 肺动脉的确定:在心室流出道切面、主动脉弓长轴切面、胸主动脉冠状切面、三血管切面、三血管气管切面等均可用于寻找和追踪确认肺动脉的起源。

(2) 鉴别诊断:法洛四联症、完全型大动脉转位等。

(3) 临床意义:对于永存动脉干新生儿唯一有效的治疗方法是手术,由于其早期产生肺动脉高压,因此一经诊断应及时手术治疗,手术效果取决于手术时机及病变类型等因素。

(六)主动脉弓及其分支异常

1. 主动脉弓缩窄

主动脉弓缩窄(coarctation of the aorta)是指在降主动脉上段邻近动脉导管处或主动脉弓等出现先天性狭窄,缩窄范围可以较为局限,也可以是长段缩窄。该病发生率约占先天性心脏病的7%～14%。由于产前超声对主动脉弓缩窄处的显示与辨认难度较大,动脉导管弓与主动脉弓相距较近,不仔细辨认很难发现狭窄,因此许多病例的产前超声诊断受到限制。

(1) 超声表现:① 四腔心切面:左、右心室不对称,左心室小于右心室。② 3VV 切面:可显示肺动脉较主动脉明显增粗。③ 3VT 切面:可完整直观地显示主动脉弓与降主动脉的连接关系,同时可以观察主动脉弓缩窄表现为主动脉弓内径小,尤其是降主动脉汇合处的主动脉弓(峡部)细小。④ 主动脉弓长轴切面:有利于观察主动脉弓形态狭窄处部位和长度等。在此切面上主要表现为主动脉弓形态失常,弯曲度变小并僵直。⑤ 主动脉弓峡部狭窄,也可利用降主动脉上段、动脉导管和主动脉峡部三者"Y"形连接冠状切面进行观察,主要表现为"Y"形连接明显不对称,位于外侧的动脉导管明显大于位于内侧的主动脉峡部,足月胎儿主动脉弓峡部内径应>0.3 cm,其他孕周可与左锁骨下动脉起始部内径相比较,如果峡部内径大于或等于左锁骨下动脉内径,主动脉弓缩窄的可能性很小。⑥ 胎儿期主动脉弓缩窄处的血流动力学改变与婴儿期不同,主动脉弓缩窄处不会产生高速血流,此时彩色多普勒有助于主动脉弓是缩窄还是中断的鉴别诊断。部分严重主动脉弓缩窄的病例在狭窄处可出现舒张期反向血流信号。⑦ 伴发心脏畸形改变:如左心发育不良、主动脉瓣二叶畸形、室间隔缺损、主动脉狭窄、大动脉转位等。

(2) 临床意义:严重主动脉弓缩窄,出生后因动脉导管关闭,可导致新生儿死亡。新生儿及婴幼儿症状严重,伴呼吸困难、顽固性心力衰竭,经积极内科治疗无效者应尽早手术治疗。

2. 主动脉弓中断

主动脉弓近侧弓、远侧弓和峡部任何两个节段之间完全失去解剖学连续性,称为主动脉弓中断(interrupted aortic arch)。其占先天性心脏病尸检病例的1%～4%,占婴幼儿严重先天性心脏病的1.3%。本病的主要特征是主动脉弓某部位完全缺如或纤维条索状闭锁。由于主动脉弓和降主动脉之间无直接交通,降主动脉只接受从动脉导管来的血液,升主动脉常发育不良。Celoria 和 Patton 将本病分为 3 种类型:

A 型:中断位于主动脉弓峡部,左锁下动脉与动脉导管之间,约占40%。

B 型:中断位于左颈总动脉与左锁骨下动脉之间,较为常见,占 55%～69%。

C 型:中断位于右无名动脉与左颈总动脉之间,甚为少见,约占 4%。

本病极少为单纯畸形,常见合并畸形是室间隔缺损。

(1) 超声表现:① 四腔心切面:左、右心明显不对称,左心室较右心室小,合并室间隔缺损时,四腔心切面向左心室流出道稍偏斜即可显示室间隔上部连接性回声中断。② 左心室流出道切面及 3VV 切面发现升主动脉内径明显较主肺动脉内径小。③ 在 3VT 切面上表现为主动脉弓总呈横断面图像,其内径明显较肺动脉内径小,和降主动脉不连续,这是主动脉中断的一个特征性超声表现,这一特征性表现有学者描述为"100"或"001"征。但要对主动脉弓中断进行分型则需要显示主动脉弓长轴切面,不同类型的主动脉弓中断,其主动脉弓中断部位不同。④ 动脉导管弓长轴切面显示动脉导管弓粗大。⑤ 怀疑主动脉中断时,尤其是B 型主动脉弓中断,应观察胎儿胸腺情况,测量胸腺大小。⑥ 合并心脏其他畸形时,可有相应表现。⑦ 由于本病可合并多种心外畸形,故应对胎儿各结构进行系统、详细的检查,尽可能检出相应部位的畸形。

(2)临床意义:本病为动脉导管依赖性先天性心脏病,出生后前列腺素 E 治疗维持动脉导管开放很重要,均需手术治疗。

3. 主动脉弓位置、数目及其分支异常

主动脉弓位置、数目及其分支异常为主动脉及其胸内主要分支在起源、位置及路径上的先天发育异常。这些类型的主动脉弓及其分支异常并非少见,目前产前超声诊断的类型主要如下:

(1)镜面右位主动脉弓、左动脉导管连于无名动脉,或右动脉导管连于主动脉,均不形成血管环。

(2)右位主动脉弓伴迷走左锁骨下动脉或无名动脉,左动脉导管连于迷走动脉,或右动脉导管连于主动脉,前者形成"U"形血管环,后者形成"C"形血管环。

(3)左位主动脉弓伴迷走右锁骨下动脉或无名动脉,左动脉导管连于主动脉,或右动脉导管连于迷走动脉,前者形成"C"形血管环,后者形成"U"形血管环。

(4)双主动脉弓,左动脉导管或右动脉导管均形成"O"形血管环。

(5)旋绕食管后主动脉弓形成"C"形血管环。

(6)颈位动脉弓不形成血管环。

(7)永存第 5 主动脉弓不形成血管环。

(七)其他胎儿期心脏畸形

1. 胎儿动脉导管早闭或收缩

胎儿动脉导管早闭或收缩(closure of the fetal ductus arteriosus)是指动脉导管在胎儿期提前关闭或收缩的一种病理改变,会导致胎儿右心房、右心室压力升高,并引起右心室肥厚、三尖瓣反流及肺动脉瓣关闭不全,右心房的血液更多经卵圆孔进入左心房。若这种状态持续下去,将导致右心室功能不全,引发胎儿水肿、胸腹水的产生,甚至胎死宫内。

(1)超声表现:① 3VV 或 3VT 切面:动脉导管关闭时,动脉导管内无血流通过;动脉导管狭窄时,动脉导管内为双期连续高速低阻血流信号,Trevet 等研究发现动脉导管血流收缩期峰值速度>1.4 m/s,同时舒张期流速>0.35 m/s,则提示动脉导管狭窄,Tulzer 等研究发现动脉导管的 PI 值<1.9 亦可提示动脉导管狭窄。② 心室流出道切面:由于肺动脉压力增高,右心室射入肺动脉血流明显减少,肺动脉瓣口血流速度较正常明显降低。左心室系统血流量相应增加,主动脉血流速度较正常明显增高。③ 四腔心切面:表现为右心系统增大,三尖瓣反流,三尖瓣反流量与肺动脉高压的程度相关。④ 右心功能不全时,胎儿全身水肿,静脉导管 a 波切迹加深或出现反向。

(2)临床意义:动脉导管在胎儿期收缩或闭锁,导致右心系统压力升高,并引起右心室肥厚、三尖瓣反流及肺动脉瓣关闭不全,右心房的血液更多经卵圆孔进入左心房。若这种状态持续下去,将导致右心室功能不全、胎儿水肿,严重者会胎死腹中。因此本病的早期诊断及适时终止妊娠对患儿尤其重要。目前对于如何选择终止妊娠的时机尚无统一标准,大部分学者认为,动脉导管收缩的病例应每周行胎儿超声心动图检查,一旦出现动脉导管完全闭锁并出现右心增大、明显三尖瓣反流等失代偿表现时,尤其是胎儿已接近足月的,应及时终止妊娠。

2. 卵圆孔早闭

卵圆孔早闭(premature closure of foramen ovale)是指胎儿期卵圆孔瓣提前关闭出现的系列病理生理改变,此时右心房血液不能通过卵圆孔进入左心房,导致右心系统血流量增大,前负荷加重,右心系统代偿性肥大,左心系统血流量相应减少,左心系统缩小。有氧血进入左心受阻,左心室射到主动脉血流量不能满足胎儿头臂部需要,只能通过动脉导管舒张期血流反流回主动脉弓来补充,补充不足时可出现胎儿上半身血供障碍、缺氧,出现右侧心力衰竭时,可有三尖瓣反流,静脉导管血流 a 波消失或反向,严重时可出现胎儿水肿、羊水过多、胎死宫内或新生儿死亡。胎儿左心发育不良时常常合并卵圆孔瓣早闭。本病发生率为 $0.2\% \sim 1\%$。

(1)超声表现:① 四腔心切面:右心明显较左心增大,房间隔连续完整,且明显膨向左心房,实时下观察未见卵圆孔瓣在左心房内漂动,彩色多普勒不能显示卵圆孔右向左分流血流束,左侧房室瓣血流量明显较右侧房室瓣少。② 心室流出道切面:由于右心系统血流量明显增多,右心室射入肺动脉血流量明显增多,肺动脉瓣口血流速度较正常明显增快。左心系统血流量相应减少,主动脉瓣口血流速度较正常明显降低。③ 3VT 切面:主动脉弓内舒张期来自动脉导管反向血流。④ 晚孕期发现右心较左心明显增大时,应注意卵圆孔瓣的情况,观察卵圆孔是否有血流通过。⑤ 左心发育不良综合征常合并卵圆孔瓣早闭,是由于左心房血液通过二尖瓣受阻,导致左心房压力升高,当左心房压力大于右心房时,卵圆孔瓣提前关闭。

(2)临床意义:如果胎儿接近足月且肺已经发育成熟,应尽早提前分娩。左心发育不良胎儿发生卵圆孔早闭预后不良。

3. 胎儿内脏异构综合征

内脏异构综合征是胚胎期内脏分侧性异常累及腹腔、胸腔多个器官的复杂畸形。根据侧别趋向的不同,内脏异构综合征可分为左房异构综合征(left atrial isomerism syndrome, LAIS)和右房异构综合征(right atrial isomerism syndrome,RAIS)两种。左心房异构时两侧心耳均为左心耳形态(呈指状),并多伴有多脾或分叶脾,两肺均为两叶,为形态学左肺,约 90% 的病例伴有下腔静脉肝段离断,肾后段下腔静脉与奇静脉或半奇静脉异常连接后汇入上腔静脉,肝静脉可直接汇入右心房,少数汇入左心房,一般来说很少合并严重的心内结构畸形,大部分病例合并心脏传导阻滞;右心房异构时两侧心耳均呈右心耳形态(呈三角形),并多伴发无脾,往往伴有严重的心内结构畸形,预后不良。胎儿期明确诊断右房异构的线索并不多,因为胎儿时期心耳的形态很难明确,脾脏的位置及数目也很难确定。RAIS 涉及多个器官系统,疾病复杂,表现多样。目前,普遍认可的胎儿 RAIS 超声诊断标准如下:① 典型超声表现:下腔静脉、腹主动脉呈前后排列且位于腹中线一侧(该指标为特异性指标);② 内脏异构:中位肝,胃泡位于中线附近,或不定位等;③ 心内畸形:完全性肺静脉异位引流(TAPVC)、心内膜垫缺损(ECD)、动脉圆锥畸形等。

五、消化道畸形

消化道畸形主要有消化道狭窄与闭锁,其他异常有重复肠(胃)、胎粪性肠梗阻、胎粪性腹膜炎、先天性巨结肠、永久性右脐静脉、肝肿瘤等。

(一)消化道闭锁与狭窄

消化道闭锁与狭窄可发生在消化道的任何部位,如食道闭锁(esophageal atresia)、十二指肠闭锁与狭窄(duodenal atresia and stenosis)、空肠闭锁(jejuna atresia)、回肠闭锁(ileal atresia)、结肠闭锁(colonic atresia)、肛门闭锁(imperforate anus)等。消化道闭锁预后与其是否合并其他畸形有关,仅单纯的闭锁与狭窄手术效果较好。

1. 超声表现

闭锁以上消化道扩张呈囊带状,出现逆蠕动,羊水过多。不同部位的闭锁与狭窄有如下特征性表现:

(1)食道闭锁:胃泡小或不显示。伴有气管食管瘘者(此型最多,约为86%),胃可正常充盈。闭锁以上食管可随吞咽出现扩张和缩小交替变化,80%食管闭锁胎儿在晚孕期均羊水过多。

(2)十二指肠闭锁:胃及十二指肠近段明显扩张,蠕动亢进,上腹部可见典型的"双泡"征,位于左侧者为胃、右侧者为扩张的十二指肠近段,侧动探头时两泡在幽门管处相通。

(3)空肠与回肠闭锁:腹中部可见多个扩张肠管切面,内径>7 mm,实时超声下肠蠕动明显增强,并出现逆蠕动,随孕周增大肠管内径进行性增宽。但是闭锁的明确部位、闭锁类型与导致闭锁的原因产前超声很难诊断。

(4)肛门闭锁:主要依靠结肠扩张来推断,正常25孕周结肠直径<7 mm,足月时<18 mm。肛门闭锁患儿有时胎儿盆腔内可探及"V"形或"U"形扩张的肠管,肛门靶环征消失,但很多肛门闭锁不表现结肠扩张,因此产前超声检出率低。

2. 注意事项

(1)与胎粪性腹膜炎相区别,该疾病可出现肠管扩张,但胎粪性腹膜炎回声混杂,可见散在分布的不规则强回声,可有腹水,透声差或假性囊肿。

(2)十二指肠闭锁患儿"双泡征"大部分出现在中、晚孕期。约30%患儿患有21-三体综合征,注意排查其他结构畸形。

(3)空肠与回肠闭锁一般到晚孕期才能检出,注意与大肠扩张、输尿管扩张、腹内囊肿相区别。回肠中度以上扩张会导致肠穿孔。

(二)消化道重复畸形

消化道重复畸形是一种少见的先天畸形,从口腔至直肠的任何部位都可发生,小肠重复畸形最多见,其发病率为0.025%~1%。发病原因可能是多源性的,包括原肠腔化障碍、憩室样外袋增生膨出、脊索-原肠分离障碍、原肠缺血坏死等。一般预后良好,出生后无症状,建议在幼儿期切除。根据其外观形态可分为以下两种类型:① 囊肿型:约占82%,囊肿呈圆形,位于小肠系膜侧,大小不等,多与肠腔不相连,少数可有交通孔。囊肿位于肠壁肌层外者,称肠外囊肿型,位于肠壁肌间及黏膜下层者,称肠内囊肿型。② 管状型:约占18%,重复肠管呈管状,位于主肠管侧缘,与主肠管平行走行,外观呈平行管状,短者数厘米长,长者可超过 100 cm。管状重复畸形与主肠管有共壁,多在其远端有共同开口,但也有在近端开口者或两端均有开口者。近端有开口而远端无开口者,其远端重复肠腔内的潴留液过多,肠腔扩张而形成包块。

1. 超声表现

(1)囊肿型肠重复畸形主要表现为腹腔内圆形或椭圆形囊性无回声区,此型很难与腹腔其他囊肿相区分。如使用高频探头显示囊肿壁的结构层次与肠壁或胃壁相似,则有助于诊断囊肿型肠重复畸形。

(2)管状肠重复畸形由于其多与主肠管相通,超声难以发现。有潴留物积聚者,超声可显示为椭圆形或长条状无回声区,其壁偶可见蠕动波。食管重复畸形亦为囊性包块,位于后纵隔内,向前压迫气管,食管被压向一侧,重复食管可伸展到颈部或腹部,可与主食管、气管、胃及小肠相通,相通者无包块形成,超声难以检出。

(3)胃重复畸形多表现为胃腔内囊性包块或胃近端囊性包块。

2. 注意事项

(1)与女性胎儿卵巢囊肿的区别:多位于下腹部,囊壁薄。

(2)与胎粪性腹膜炎假性囊肿的区别:壁厚,不规则,周边回声混杂,肠管回声异常或内径增宽或粘连,腹腔内可见散在点状、斑状、团状强回声及积液。

(三)胎粪性腹膜炎

胎粪性腹膜炎(meconium peritonitis)是在胎儿期肠道穿孔,胎粪进入腹腔后引起的无菌性化学性腹膜炎。导致胎粪性腹膜炎的主要原因有肠扭转、闭锁、供血不足及胎粪性肠梗阻,此外,也可能与母体吸毒、巨细胞病毒感染有关。本病预后差别较大,主要取决于引起胎粪性腹膜炎的原因及严重程度。

1. 超声表现

(1)胎儿腹腔内探及不规则的强回声钙化斑、肠管扩张、肠管回声增强、腹水、胎粪性假囊肿、混合性不均质包块。

(2)羊水过多。

(3)如果有膈疝者,可出现胸腔内钙化强回声及胸腔积液等。

2. 注意事项

(1)与肝、脾内钙化的区别:胎粪性腹膜炎的腹腔内钙化需与先天性感染、肝坏死及肿瘤导致的肝、脾内钙化灶相区别。前者分布于腹腔的广大区域内,而后者仅局限在肝、脾等部位。

(2)腹腔积液:单纯腹腔积液呈无回声区,透声好,肠管无明显扩张,漂浮于腹水中,无明显异常包块回声,无腹腔内强回声钙化灶。

(3)畸胎瘤:多位于下腹部,呈囊性或囊实性,边界清,包块以外腹腔肠管回声正常。一般不合并腹腔积液。

(四)永久性右脐静脉

永久性右脐静脉(permanent right umbilical vein,PRUV)指本该退化消失的右脐静脉没有退化,而不应该退化的左脐静脉却退化消失了,又持续性右脐静脉。单纯畸形者不伴其他结构畸形,患儿预后良好,出生后不需处理。伴其他畸形的患儿预后取决于其他畸形的严重程度。

超声表现:胎儿上腹部横切面可显示脐静脉进入肝脏后向胎儿左侧走行,指向胃泡方向,胆囊位于脐静脉的左侧,可伴发其他畸形,如心血管畸形、肾畸形等。

(五)先天性静脉导管缺如

先天性静脉导管缺如(ductus venosus agenesis)是罕见的先天畸形。正常胎儿左脐静脉与肝窦相连,形成静脉导管,输送富氧的血液至下腔静脉。一旦缺如,脐静脉可通过以下方式连接:肝内分流(脐静脉与门静脉相连)和肝外分流(脐静脉与体循环相连,如上/下腔静脉、髂静脉等)。预后取决于是否合并其他畸形、染色体畸形、脐静脉分流的方式。

超声表现:

(1)上腹部二维及 CDFI 均探测不到静脉导管。

(2)脐静脉走行异常,可与门静脉、体静脉相连。

(3)脐静脉异常汇入的血管可扩张,如引起门静脉扩张、髂静脉扩张、腹壁静脉扩张等。

六、泌尿系统畸形

(一)肾积水

肾积水由泌尿道梗阻性病变和非梗阻性病变引起。最常见的原因是肾盂输尿管连接处梗阻、膀胱输尿管反流、膀胱输尿管连接处梗阻、后尿道瓣膜以及重复肾中的梗阻。预后取决于梗阻发生的时间、严重程度、单侧还是双侧,以及是否合并其他畸形。单纯轻度积水大部分预后良好,重度积水或者合并输尿管狭窄或膀胱输尿管反流者,出生后需要随访或手术治疗。

1. 超声表现

(1)双肾横切面测量肾盂前后径,胎儿肾盂扩张<4 mm,大多数为正常。胎儿<33 周,肾盂前后径>4 mm,胎儿>33 周,肾盂前后径>7 mm,考虑为肾盂扩张。

(2)肾盂扩张可以单侧或双侧,轻度肾盂积水仅表现为肾盂扩张,中度表现为肾盂肾盏扩张,重度则表现为肾盂肾盏严重扩张,肾皮质受压变薄。

2. 注意事项

(1)对于轻度肾积水的胎儿应在以后妊娠过程中随访观察监测。

(2)注意与单纯性肾囊肿相区别,囊肿与肾盂肾盏不通。

(3)肾积水合并输尿管扩张的胎儿注意膀胱内有无输尿管疝。

(4)重复肾容易并发一侧输尿管扩张合并上肾盂积水,注意鉴别。

(5)双侧肾盂积水合并输尿管扩张,膀胱增大,羊水过少,注意有无尿道梗阻。

(6)梗阻性泌尿系统疾病是一个长期的动态变化过程,需要定期随访。

(二)膀胱扩张

造成膀胱扩张发生的原因有很多,梗阻性原因主要包括后尿道瓣膜(发生男性胎儿)、尿道梗阻或闭锁、泄殖腔异常等;非梗阻性原因包括神经源性膀胱或者合并染色体异常。预后取决于膀胱扩张的原因,若 24 周前出现双肾皮质回声增强及羊水少,则预后差。

1. 超声表现

（1）膀胱增大，膀胱壁增厚。部分病例可显示膀胱颈及尿道近端扩张，呈"钥匙孔"征。

（2）早孕期膀胱矢状径线正常值<7 mm；介于7~15 mm之间者，染色体异常风险增加；>15 mm者可诊断膀胱扩张。早孕期尿道闭锁可导致膀胱巨大，占据腹腔大部分，膈肌上抬，腹壁菲薄，称为"梅干腹"综合征。

（3）早期妊娠尿道闭锁可引起双侧输尿管扩张及双肾积水，肾皮质回声增强，羊水过少，最后发展为梗阻性囊性发育不良肾。

2. 注意事项

（1）膀胱扩张的患儿染色体异常的风险较高，常见于18-三体、13-三体、21-三体综合征，占8%~20%。

（2）注意是否合并遗传综合征，如巨膀胱-小结肠-肠蠕动不良综合征。

（3）注意与生理性膀胱扩张的区别，需要动态观察。

（4）泌尿系统疾病，妊娠14~16周前羊水量可以正常。

（5）后尿道瓣膜与严重的膀胱输尿管反流均表现为膀胱扩张及肾盂输尿管扩张，单后尿道瓣膜还表现为膀胱壁增厚及尿道近端扩张。

（三）肾不发育

肾不发育又称肾缺如，可发生单侧或双侧：单侧缺如以左侧多见，男性多于女性；双侧肾缺如是泌尿系统最严重的畸形，常导致严重羊水过少，胎儿受压及活动受限，进一步导致典型的Potter综合征（如耳低位、眼距过远、小下颌畸形、扁平鼻、内眦上赘、皮肤皱褶、四肢挛缩、足内翻畸形、短头畸形、肺发育不良等）。单侧肾缺如，如果对侧肾发育正常，羊水可正常，预后良好。

1. 超声表现

（1）双肾缺如：双侧肾区、盆腔、腹腔其他部位及胸腔内均未探及胎儿肾图像。CDFI双肾动脉不能显示。肾上腺相对增大呈"平卧"征。膀胱不显示，羊水极少。

（2）单侧肾缺如：缺如肾脏侧未显示肾图像，同侧肾上腺"平卧"征，发育正常的对侧肾呈代偿性增大。CDFI显示患侧肾动脉缺如，而健侧肾动脉存在。胎儿膀胱显示良好。羊水量正常。

2. 注意事项

（1）注意存在异位肾：肾床区不能显示肾图像，肾上腺增大呈"平卧"征，但盆腔异位肾在盆腔可见肾图像，交叉异位肾在另一侧可见2个肾图像，冠状切面上容易显示。

（2）孕周较小时，肾窝处肠管回声与肾脏回声相似，易漏诊。

（3）进行性肾发育不良，中孕期可表现正常，晚孕期或出生后表现肾缺如。

（4）肾脏异常最常合并生殖系统异常，但产前难发现。

（四）多囊肾

1. 常染色体隐性遗传性（婴儿型）多囊肾（Potter type Ⅰ）

常染色体隐性遗传性（婴儿型）多囊肾（autosomal recessive polycystic kidney disease，ARPKD）又称婴儿型多囊肾，是一种常染色体隐性遗传病。病理特征为集合管在肾实质内囊状扩张，并呈放射状排列，类似海绵断面。本病除肾受累外，常累及肝，表现为肝内门静脉周围纤维化和胆管发育不良,且肾与肝受累程度呈典型反比关系。大部分患儿因肺发育不良或肾衰竭而死亡。

(1) 超声表现:① 双侧肾对称性、均匀性增大,弥漫性回声增强,主要是肾髓质增强,皮髓质界限不清,肾盂显示不清;② 膀胱不显示;③ 妊娠 16 周后出现羊水过少。

(2) 注意事项:其与成人型多囊肾的区别为成人型表现为轻度肾增大,肾皮质回声增强,皮髓质分界清,羊水量一般正常。父母一方可检出多囊肾。

2. 常染色体显性遗传性(成人型)多囊肾(Potter type Ⅲ)

常染色体显性遗传性(成人型)多囊肾(autosomal dominant polycystic kidney disease, ADPKD)又称成人型多囊肾,是一种常染色体显性遗传病。病理特征是肾单位的囊状扩张及肾增大。大部分病人在成年期出现症状,主要表现为高血压和肾衰竭。

(1) 超声表现:① 双肾轻度到中度增大,皮质回声增强,皮髓质界限清;② 膀胱显示,羊水量可正常或略减少。

(2) 注意事项:① 与婴儿型多囊肾的区别是成人型多囊肾可较好地显示低回声的肾髓质,且肾髓质无明显增大;羊水在正常范围内。② 当怀疑成人型多囊肾时,应对父母双方均进行检查,如果父母一方患有此病,则对本病的诊断有帮助。

(五)多发性囊性肾发育不良(Potter type Ⅱ)

多发性囊性肾发育不良(multicystic dysplastic kidney,MCDK)是较常见的一种肾囊性疾病。本病无遗传,常为单侧发病,对侧肾大部分发育正常,一般预后良好。少数发生在双侧,因羊水过少致胎儿肺发育不良而死亡。

1. 超声表现

(1) 病变侧肾脏失去正常图像,表现为多房性囊性包块,位于脊柱的前方,其内的囊肿大小不等,囊肿之间互不相通,肾中央或囊之间常可见团状或小岛样肾实质回声,但不能显示正常的集合系统回声。CDFI 显示肾内肾动脉分支紊乱,主肾动脉难显示,动脉频谱为高阻型频谱。

(2) 如为双侧 MCDK,则常有羊水过少及膀胱不显示等特征。

2. 注意事项

(1) 与肾盂积水相区别,肾盂肾盏扩张,且小盏与肾盂相通。

(2) 一侧多囊性肾发育不良,对侧肾脏发病率风险增加。

(3) 多发性囊性肾发育不良主要在中孕期发现,早孕期很难诊断。

(六)胎儿生殖器异常

尿道下裂畸形,表现为阴茎弯曲,尿道开口不在正常位置而在阴茎腹侧或会阴,是男性胎儿外生殖器常见畸形,活产儿中发生率为 0.2‰~4.1‰,病因不明,染色体异常患儿中发病率较高,达 9.46%。单纯畸形预后较好,可以通过手术矫正。

根据尿道口的部位,可将尿道下裂分为阴茎头型、阴茎型、阴囊型及会阴型。

1. 超声表现

(1) 阴茎形态失常,阴茎头变钝,阴茎不同程度弯曲。

(2) 阴茎不同程度短小时要考虑尿道下裂的可能。

(3) 严重的尿道下裂,如阴囊型尿道下裂,钝而曲的阴茎位于两侧阴囊皱褶间,表现为典型的"郁金香"征。

2. 注意事项

产前超声不能确定胎儿尿道开口的具体部位,因此,产前超声对胎儿尿道下裂很难确诊,主要通过发现阴茎、阴囊形态异常而做出推断性诊断。

七、前腹壁畸形

前腹壁畸形是产前超声检查较常见的畸形之一,从仅有肠管疝入脐带根部的小型脐膨出到大的腹壁缺损,包括腹裂、Cantrell 五联症、早期羊膜破裂序列征、膀胱外翻、泄殖腔外翻等。

(一)腹裂

腹裂(gastroschisis)也称内脏外翻,是指胎儿一侧脐旁腹壁全层缺损,腹腔内容物经缺损处突出体外,漂浮于羊水,表面没有皮肤及腹膜覆盖。预后取决于保留的有功能肠管长度,大部分预后良好。

1. 超声表现

(1) 在脐带入口旁前腹壁全层连续性中断,一般为 2～3 cm,大部分位于脐旁右侧,极少数位于左侧。

(2) 腹围小于孕周。胃肠等腹腔内脏器外翻至胎儿腹腔外,表面包膜覆盖,肠管漂浮在羊水中。外翻的肠管有时可见局部节段性扩张,管壁增厚,蠕动差,肠腔内容物呈密集点状低回声,这与继发的肠畸形,如肠闭锁、肠扭转、肠梗阻有关。

(3) 常伴羊水过多,羊水内可见密集光点翻动。

(4) CDFI 可较好地区分外翻的肠管与脐带。

2. 注意事项

(1) 与脐膨出的区别:脐膨出包块表面有包膜,膨出物没有直接漂浮于羊水中,脐带插入部位异常位于包块表面。而腹裂畸形脐带插入口是正常的。

(2) 与体蒂异常的区别:体蒂异常多由羊膜带综合征引起,是多发致死性畸形,腹前壁缺损,胎体紧贴胎盘,脐带短或无,脊柱弯曲异常。

(二)脐膨出

脐膨出(omphalocele)是先天性前腹壁发育不全,脐带插入部位及周围腹壁肌肉、皮肤缺损,致使腹腔内脏器向体外膨出,膨出物表面覆盖有羊膜和腹膜,脐带位于膨出物的表面。根据脐膨出及腹壁缺损大小,可将脐膨出分为巨型(缺损处直径＞5 cm)和小型(缺损处直径＜5 cm)两种。脐膨出的预后取决于合并畸形的类型及严重程度,如果存在较严重的合并畸形或染色体畸形,则围生儿的病死率为 $80\%\sim100\%$。单纯小型脐膨出预后良好。

1. 超声表现

(1) 前腹壁脐孔处腹壁连续性中断,中断处可见膨出的包块,包块可大可小,包块内可含肠管、肝、脾等内容物。

(2) 包块表面有包膜覆盖。

(3) 脐带往往位于包块的表面,可以是中央顶端,也可以偏于一侧,CDFI 有助于显示脐带插入部位。

2. 注意事项

（1）注意生理性肠疝，该表现出现在 11 周之前，包块一般＜7 mm。

（2）与腹裂畸形的区别：腹裂时包块表面无包膜，脐带插入点正常。

（3）包含肝脏大的脐膨出需要与体蒂异常相区别，后者常伴发多种畸形。

（4）脐膨出常并发心脏、消化系统畸形。

（5）30％～50％的脐膨出合并染色体异常，故发现脐膨出者，建议进行染色体筛查。

（三）肢体-体壁综合征

肢体-体壁综合征（limb body wall complex，LBWC）又称体蒂异常，罕见，病因不清，一种学说认为是早孕期由出血坏死导致胚胎发育不全从而腹壁闭合失败所致；另外一些学者认为是早孕期羊膜破裂而引发的羊膜带综合征。本病通常是致死性畸形，易发自然流产。

超声表现：① 胎儿腹壁缺损，腹部探及不规则、混合回声包块，由于羊水过少，包块与宫壁贴于宫；② 脐带极短或无脐带，腹壁缺损处包块直接与胎盘相连；③ 脊柱侧弯是该病的特征性表现，见于 77％的病例；④ 95％的病例合并肢体畸形，如足内翻、缺指（趾）、肢体缺失、裂手、裂足可能；⑤ 颅脑及颜面部畸形（唇裂、脑膨出等）；⑥ 40％的病例羊膜带显示，还可并发其他畸形。

（四）泄殖腔外翻

泄殖腔外翻（cloacal exstrophy）是罕见的畸形组合，1978 年 Carey 等最先命名该畸形，主要包括脐膨出（omphalocele）、内脏外翻（exstrophy）、肛门闭锁（imperforate anus）、脊柱畸形（spinabifida），故也称 OEIS 综合征。由于泄殖腔发育异常，泄殖腔膜及尿直肠隔发育障碍导致前腹壁、膀胱前壁缺损及尿直肠隔缺损，腹壁和盆腔缺陷、肛门闭锁及脊柱畸形。泄殖腔外翻畸形可合并泌尿生殖畸形（如多囊性发育不良肾、肾积水、隐睾），其他结构畸形（如足内翻、胸廓发育不良、膈疝、脑积水、脊膜膨出、单脐动脉、腹水、脊柱畸形、髋关节脱位等）可伴发 21-三体综合征。男性胎儿如果生殖结节发育失败，还可引起阴囊和阴茎裂开及阴茎短小。该疾病胎儿自然流产和死产率高，且孕妇吸烟会增加胎儿发病率。血检母体血清 AFP 升高，但未达到神经管缺陷水平。

1. 超声表现

（1）低位脐膨出：脐出口下方见不规则的包块，包块上方可见脐带插入点。

（2）胎儿膀胱不显示，羊水量正常。

（3）耻骨分离或缺如。

（4）有时可发现骶尾部脊髓脊膜膨出及脊柱变形。

2. 注意事项

（1）本病产前诊断较困难，尤其下腹部膨出包块部不明显。产前诊断该病的重要思路是发现膀胱不显示，羊水正常，进一步检查其他机构畸形。

（2）注意与其他腹壁缺陷疾病的区别，如脐膨出、腹裂畸形、肢体-体壁综合征等。

（五）羊膜带综合征

羊膜带综合征（amniotic band syndrome，ABS）又称羊膜破裂并发症，是羊膜带缠绕或粘连胎体某一部分导致的胎儿多发复合畸形，也有人将其命名为 ADAM 复合畸形，即羊膜变形、粘连、肢体残缺复合形（amniotic deformation，adhesion mutilation complex，ADAM complex）。发病原因是羊膜自发性或医源性破裂，羊膜部分或全部回缩形成羊膜带，胎儿进入胚外体腔，与羊膜带粘连，导致多发不对称性畸形。该病的预后取决于发生的畸形部位、严重程度，严重畸形预后差，较小畸形可以通过胎儿镜松解术治疗，预后良好。

1. 超声表现

（1）羊水中带状高回声与胎儿相连。

（2）与羊膜带粘连处的胎儿身体部位可出现畸形，胎儿头部、躯干、肢体可单一或多发受累，主要为多发性、不对称性、不规则畸形。① 头颅畸形：无脑畸形、脑膨出较常见；② 躯干畸形：广泛腹壁皮肤缺损，内脏外翻，脊柱呈"V"形向腹侧屈曲；③ 肢体畸形：肢体的环状缩窄和截断是诊断 ABS 最具特征的表现，表现为截断肢体部位远端骨骼突出在软组织外，并指（趾）及足内翻畸形也常见于该综合征；④ 颜面部畸形：不规则、非对称部位的唇、腭裂、鼻发育异常。

（3）易合并羊水过少、胎动较少。

2. 注意事项

（1）诊断为羊膜带综合征主要是为了发现特征性的畸形，而不是寻找羊膜带，发现羊膜带可以辅助诊断。

（2）注意羊水内几种带状高回声，不要误认为是羊膜带：① 羊膜未与绒毛膜融合时表现为线状回声；② 双羊膜腔的双胎妊娠之间的隔膜；③ 轮状胎盘边缘突入羊膜腔内的部分；④ 纵隔子宫妊娠纵隔突入羊膜腔的厚带状低回声；⑤ 宫腔粘连带。

（六）Cantrell 综合征

Cantrell 综合征（pentalogy of Cantrell）包括脐膨出、心脏异位、下部胸骨、前膈及心包缺陷 5 个畸形，是由 Cantrell 发现的，故又称"Cantrell 五联症"。该病极罕见，是由腹壁发育缺陷所致，其中脐膨出和心脏异位是该综合征的特征性表现，脐膨出常更偏向头侧。本病可合并心血管畸形（如心内膜垫缺损、室间隔缺损、法洛四联症）、颜面畸形（如唇裂、小颌、小眼、耳低位）、颅脑畸形（如露脑畸形）及其他结构畸形。

1. 超声表现

（1）腹壁局部皮肤缺损可大可小，缺损可以很小，膨出物可为肠管、肝、心脏，并且包块略偏向头侧，位于脐孔的上方，表面可覆盖一层强回声膜。

（2）心脏可部分或完全向胸腔外膨出。

（3）可合并胸腔积液、心包积液。

2. 注意事项

该综合征特征明显，但当羊水过少时容易漏诊或误诊为羊膜带综合征。

八、骨骼系统及肢体畸形

（一）骨发育不良

1. 致死性骨发育不良

致死性骨发育不良（lethal skeletal dysplasia）的发生率为 $1/11000\sim1/5000$，包括致死

性侏儒（thanatophoric dysplasia，TD）、软骨不发育（achon drogenesis）、成骨不全Ⅱ型（osteogenesis imperfecta typeⅡ，OIⅡ），罕见的还有先天性低磷酸酶血症、短肋多指综合征、肢体屈曲症等，它们均与常染色体异常有关，预后差，一旦发现应及时终止妊娠。

超声表现：① 肢体严重短肢及弯曲，四肢长骨长度低于正常孕周平均值的 4 个标准差，FL/AC<0.16；② 严重窄胸，双肺发育不良，胸围低于正常孕周平均值的第 5 百分位，心胸比值>60％；③ 某些特殊征象，如"听筒状"长骨、"三叶草"头颅、骨折等。

（1）致死性侏儒：① 长骨明显缩短，Ⅰ型骨干明显弯曲，长骨干骺端粗大呈"电话听筒"状，Ⅱ型骨干弯曲较Ⅰ型轻，无典型之"听筒"状长骨；② 胸腔狭窄，肺发育不良；③ 腹部明显膨隆；④ 头大，前额突出，TDⅡ型常有典型的"三叶草"形头颅，TDⅠ型此种征象不明显；⑤ 其他特征：皮肤增厚、水肿、浆膜腔积液、胎儿姿势和运动异常、羊水过多等；⑥ 可伴发脑发育异常，心脏或肾脏结构异常。

（2）软骨不发育：① 四肢严重短小，因骨化差致骨后方声影不明显；② 胸腔狭窄，腹部较膨隆，可有腹水；③ 椎体骨化极差而呈低回声，腰骶部更明显，此表现以Ⅰ型明显；④ 头颅增大，双顶径、头围与孕周不符；⑤ Ⅰ型常伴肋骨细小及多处骨折；⑥ 30％的胎儿可有全身水肿、浆膜腔积液、颈部水囊瘤等表现，50％的病例羊水过多；⑦ 可伴发脑积水、唇腭裂、心脏及肾脏等畸形。

（3）成骨不全Ⅱ型：又称脆骨病。① 四肢严重短小，长骨短而粗，伴多处骨折声像；② 胸部变形，肋骨可有多处骨折表现；③ 颅骨骨化差，颅骨较薄，颅骨回声强度较脑中线回声低，颅内近场结构均可显示清晰，加压探头可见头颅变形；④ 可伴有羊水过多。

（4）先天性低磷酸酶血症：罕见，为常染色体隐性遗传病，超声表现为骨化明显差，严重短肢，骨干细小，骨回声低，后方无声影，颅骨可压缩变形，脊柱椎体骨化中心缺如等。

（5）致死性短肋多指综合征：极其罕见，为常染色体隐性遗传病，超声表现为严重窄胸、短肋、严重短肢、长骨弯曲、多指。

（6）肢体屈曲症：罕见，为常染色体显性遗传病，超声表现为四肢长骨明显弯曲，尤其近端股骨和远端胫骨、肩胛骨及腓骨缺如或者发育不良，但骨化正常，铃状胸，足内翻，面部畸形，包括小下颌、腭裂、鼻梁扁平、眼距过近等。

2. 非致死性骨发育不良

该病极其少见，发生率低于 1/20000，部分类型极其罕见。主要有杂合子软骨发育不良、成骨不全Ⅰ，Ⅲ，Ⅳ型等。主要为常染色体显性或隐性遗传病或基因突变等所致，出生后多能存活，患儿多身材矮小，智力可正常。

（1）超声表现：① 轻-中度短肢，部分短肢在中孕晚期或晚孕期才出现，部分类型偶可见骨折；② 可伴前额隆起、水平肋、轻-中度窄胸等骨发育异常，但窄胸不是渐进性的；③ 常伴有羊水过多；④ 可伴有其他畸形，如轴后多指、小下颌、足内翻、先天性心脏病、唇（腭）裂等。

（2）注意事项：① 产前超声可以发现非致死性骨发育不良，但很难诊断具体类型；② 股骨低于第 10 百分位数或低于均数的 2 个标准差，需与正常的生理变异或 FGR，SGA 相区别，正常生理变异者父母身材均不高，FGR 可伴多普勒异常或羊水异常，SGA 各生物测量值均小于孕周，但生长发育速度正常，这些胎儿均不伴有窄胸、前额突出、颅骨异常等骨发育不良声像。

3. 半椎体

半椎体是指椎体的左或右侧、前或后侧发育障碍所致椎体畸形，表现为椎体的一半发育,发生率为 0.5‰~1‰。可累及单个或多个椎体,多发生于胸、腰椎,可导致脊柱侧弯、后凸。分为以下 4 种类型:楔形椎(后方半椎体)、侧方半椎体、蝴蝶椎、后外侧 1/4 半椎体。一般半椎体患儿出生后无需手术,当脊柱出现侧弯、后凸严重时,可考虑手术矫正。

(1)超声表现:① 二维超声矢状面可见脊柱椎体序列紊乱,冠状切面是显示半椎体的最好切面,直观显示椎体的形状、数量及是否融合或有蝴蝶椎存在,同时还能观察到脊柱有无侧凸。半椎体在冠状切面显示为三角形或楔形强回声,较正常椎体偏小,相邻椎间隙变窄。② 三维超声可直观全面显示每个椎体的形态及脊柱的弯曲度,半椎体表现为三角形或楔形,左、右侧不对称,半椎体向健侧突出,从而导致脊柱侧弯。

(2)注意事项:半椎体的产前超声检出率较低,侧弯不明显者容易漏诊,故做脊柱筛查时应仔细辨别。

4. 先天性桡骨发育不全或缺如

先天性桡骨发育不全或缺如分为 3 种类型:Ⅰ型桡骨完全缺如,Ⅱ型桡骨部分缺如,Ⅲ型桡骨发育不全,有时伴有尺骨短小、弯曲及拇指缺失和手腕成角畸形。常见于染色体畸形及一些综合征,如 18-三体综合征、13-三体综合征、Holt-Oram 综合征、血小板减少-桡骨缺失综合征、VACTERL 联合征、Roberts-SC 海豹肢畸形等。

超声表现:前臂纵切和横切面上桡骨缺失或极短,有时尺骨也短小弯曲,腕部呈锐角弯曲,拇指几乎可碰到前臂内侧,或不见拇指显示。

5. 摇椅足

摇椅足(Rocker-bottom foot)又称先天性垂直距骨(congenital vertical talus,CVT),是一种少见的先天性畸形,也称畸形性距舟关节脱位、先天性凸形外翻足、先天性摇椅足等,是先天性扁平足的一种类型。主要畸形是原发性距舟关节脱位,舟骨移向距骨颈的背侧,将距骨锁在较垂直的位置,形成摇椅足畸形。病因不明,发生率约为 1/10000。

(1)超声表现:踝关节前移,足跟大而圆,足弓呈反弧形,形似摇椅,故名摇椅足。

(2)临床意义:多见于染色体异常,尤其是 18-三体综合征或其他遗传综合征。因此,超声发现摇椅足后应进一步做染色体检查。

(二)肢体缺失和截肢

先天性肢体缺失和截肢种类繁多,根据国际义肢和支具学会的命名草案,分为横形肢体缺陷(先天性截肢)、纵形肢体缺陷、并腿畸形、裂手/裂足畸形、多指(趾)、并指(趾)等。预后情况,如不合并其他畸形,患儿出生后可存活,但生存质量受影响。

超声表现:

(1)横形肢体缺陷(先天性截肢):胎儿某一肢体横断面以远完全缺失,缺失的肢体软组织及其内的骨骼均不显示。包括完全截肢及部分截肢,前者上肢或下肢整条肢体完全缺失,截肢断面平整,产前超声仅能探及 3 条肢体图像;后者在截肢平面以上的肢体可显示,平面以下的肢体不显示,断端可规则或不规则、整齐或不整齐。

(2)纵形肢体缺陷:包括近侧纵形、远侧纵形和混合纵形缺陷。

① 肱骨或股骨完全或部分纵形缺陷:肱骨或股骨完全或部分缺如而不显示,前臂、手及小腿、足存在。

② 上臂与前臂或大腿与小腿完全缺如:手、足直接与躯干相连,称为完全性海豹肢畸形。部分型海豹肢畸形表现为上臂或大腿缺失,前臂及手或小腿及足直接与躯干相连,也可

表现为前臂或小腿缺失,手或足直接连于上臂或大腿。

③ 前臂纵形缺陷:尺和桡骨完全缺如时,手与上臂远端相连。仅有桡骨或尺骨缺如时,前臂内仅显示一根长骨回声,以桡骨缺如多见。可伴发手畸形。

④ 小腿纵形缺陷:胫骨和腓骨完全缺如时,足与大腿远端相连。仅有胫骨或腓骨缺如时,小腿只显示一根长骨回声,以腓骨缺如多见。常合并足畸形。

(三)先天性马蹄内翻足

先天性马蹄内翻足(congenital talipes equinovarus)是指脚掌从踝部起偏移中线,向内侧翻转,并固定在这个位置上,表现为前足内收,后足内翻,踝关节跖屈,高弓足,跟骨悬空呈马蹄样畸形;又名杵状足(club foot),形似曲棍球杆。马蹄内翻足是最常见的一种足畸形,发生率为 1/250~1/1000。男性多见,男女之比约为 5:1,双侧多见,单侧较少。虽然马蹄内翻足可以是单纯性的,但多见于一些综合征如 18-三体综合征及运动障碍性胎儿畸形;或伴有其他畸形,如发育性髋关节脱位、髋臼发育不良、多发性关节挛缩、并指、多指等。

超声表现:小腿纵切位上同时显示小腿和脚掌,而正常情况下小腿纵切位上是不能同时显示脚掌的。如果合并其他异常,声像图也能有相应的异常改变,如常见的 18-三体综合征往往合并多发性畸形。

(四)人体鱼序列征

人体鱼序列征(sirenomelia sequence)即并腿畸胎序列征,因其形体与神话中的美人鱼相似而得名。此种畸形少见,可能与血管窃血现象有关。即一条由卵黄动脉衍化而来的粗大畸形血管起自高位腹主动脉,行使脐动脉的功能,将血液从脐带输送到胎盘,而腹主动脉常较小且无分支,粗大畸形的血管将腹主动脉内大量血液"盗走"进入胎盘,致使其起始部以远腹主动脉血液明显减少,胎儿各结构出现严重血液供应不足,而导致脊柱、下肢、肾脏、下消化道、泌尿生殖道、生殖器官等严重畸形。主要畸形特征是双下肢融合,足缺如或发育不良,形似鱼尾,双下肢可完全融合、部分融合,可仅有软组织融合,也可有下肢骨性融合,骨盆骨发育不全。腰骶-尾椎骨发育不全或缺如。其他畸形有肛门闭锁,直肠不发育,双肾不发育,膀胱、输尿管、子宫缺如,内外生殖器官异常等。偶可伴有先天性心脏病、肺发育不全、桡骨和拇指缺如等。

1. 超声表现

(1)羊水极度减少或几乎测不出羊水。

(2)双肾缺如或多发性囊性肾发育不良。

(3)膀胱缺如而不显像,但超声不能区分是双肾缺如或发育不全导致的膀胱不充盈还是真正的膀胱缺如。

(4)双下肢融合不分开,胎动时双下肢同步运动。如果仅有双下肢软组织融合时可显示双下肢骨骼仍存在,但双下肢骨骼相距很近,两骨之间软组织融合而无分界,两下肢总是处于一种恒定的、固定不变的并列姿势。如果双下肢骨骼亦融合,超声诊断较为容易,仅能检出一个下肢结构,即只检出一根股骨、一根小腿骨或 2~3 根小腿骨。融合的股骨可增粗增大。

(5)双足畸形。可表现为足缺如,或双腿结构虽存在,但呈侧-侧融合状,或仅有单一足结构而形态结构不正常。

(6)脊柱异常。包括尾椎缺如、腰椎下部不同程度缺如及脊柱远端节段异常。

（7）腹部及下肢血管异常。腹部可检出畸形粗大的"盗"血血管,起自高位腹主动脉,经脐带达胎盘,而腹主动脉本身明显变细。腹主动脉分支少或无分支。双肾动脉可不显示。畸形粗大的"盗"血血管和细小的腹主动脉的检出,是区分本病和由其他原因所致的羊水过少的重要特征之一。

（8）由于畸形血管多为1根,故脐带内多为单脐动脉,仅能显示1条脐动脉和1条脐静脉的双血管结构。

（9）羊水过少常可导致肺发育不良。

2. 注意事项

（1）肾脏发育不全或缺如,导致羊水极度减少或没有羊水,给产前超声对双下肢畸形的检出与辨认增加难度,尤其在双下肢仅有软组织融合时,双下肢内的骨骼仍存在,可显示2根股骨、4根小腿骨,易误认为是2条下肢因羊水过少而挤压在一起,此时足畸形亦不易被发现。

（2）严重的羊水过少,导致肺发育不良,人体鱼序列征常是致死性的,胎儿出生后不久即死亡。本病呈散发性,单羊膜囊双胎妊娠发生此种畸形的可能性更大。

（五）脊髓拴系综合征

脊髓拴系综合征(tethered cord syndrome,TCS)又称脊髓拴系,由脊柱裂、硬膜内脂肪瘤、畸胎瘤、硬脊膜囊肿等引起胎儿出现脊髓发育异常、局部瘢痕粘连、终丝缩短,造成脊髓固定于病变部位,不能适应脊柱的增长而上升,使脊髓、马尾神经和终丝受到牵拉,造成出生后患儿腰背部疼痛、双下肢和二便功能障碍。患者发病风险主要与患者年龄、性别和全身情况有关,男女比例为2∶1。

脊髓圆锥为脊髓末端腰膨大以下逐渐变细的部分,表面的软脊膜与尾骨连接拉长形成终丝。随孕龄增长,椎管生长较脊髓快,胎儿时期脊髓圆锥不低于腰3椎体水平。

1. 临床表现

临床表现为排尿、排便障碍,下肢感觉、运动障碍,足畸形等症状,体检发现隐性脊柱裂、显性脊柱裂或曾有脊膜膨出手术者,均需怀疑为本病。

2. 超声表现

胎儿脊髓圆锥下移是最重要的表现。此外还有引起该病的病因,如脊柱裂、硬膜内脂肪瘤、畸胎瘤或硬脊膜囊肿等相应表现。

3. 注意事项

超声探查脊髓圆锥时应与蛛网膜下腔末端相区别,脊髓圆锥中央有等号状的中央管。单纯的隐性脊柱裂不合并其他的脊髓和神经病变。复杂的脊柱裂常合并上述畸形,还可合并半椎体、脊柱侧凸、椎间孔和肋骨发育畸形;皮肤多正常,也可有毛发、色素沉着、片状毛细血管瘤、皮肤小凹和皮肤痣等。对脊髓脊膜膨出的患者应在脊髓拴系松解的同时做修补术,术中应避免损伤圆锥和马尾。

九、胎儿肿瘤

（一）颈部水囊状淋巴管瘤

此病又称颈部淋巴水囊瘤,是颈部最常见的异常,与淋巴管的发育异常有关,表现为厚壁囊肿,内可见多个分隔,以头、颈的背侧多见,也可出现在颈部前方、两侧及腋下。无分隔水囊瘤常较小,多位于颈部两侧。

1. 超声表现

可根据囊内分隔有无,分为无分隔水囊瘤和有分隔型水囊瘤两种。

(1) 无分隔水囊瘤:单房囊性包块,多位于颈前两侧,体积多较小,易漏诊。

(2) 有分隔水囊瘤:多房性肿块,内见多个分隔,有时仅可见单一分隔。囊肿一般较大,最多见于颈背部,偶可见于颈前部、腋窝及纵隔内。

2. 注意事项

(1) 应与胎儿皮下血管瘤相区别,血管瘤大都表现为混合性或均质性实性肿块,一般不压迫器官组织,CDFI 显示肿块内可见动静脉血流信号,部分肿瘤内可探及动静脉瘘的高速低阻血流。

(2) 有分隔水囊瘤常合并染色体畸形、心血管畸形及胎儿水肿。最常见的染色体畸形为 Turner 综合征(45,X)(占 75%);其次为 18-三体(占 5%)及 21-三体(占 5%);其余 15% 的水囊瘤胎儿染色体则正常。如伴胎儿水肿者,预后极差。

(3) 单纯水囊瘤不伴其他异常,且染色体核型正常者,预后较好。

(4) 位于颈部前方水囊瘤,可压迫呼吸道导致呼吸困难,因此生产时应对新生儿进行严密监护。

(二) 胎儿骶尾部畸胎瘤

胎儿骶尾部畸胎瘤是最常见的胎儿先天性肿瘤,占胎儿肿瘤的 50%,女孩发病率是男孩的 4 倍。本病为散发,但亦有遗传类型的报道。根据肿瘤的部位以及肿瘤伸向腹腔内的程度,骶尾部畸胎瘤可分为 4 种类型:

Ⅰ型(显露型):最多见,肿瘤由骶尾部向臀外生长,大部分突出于体腔外。

Ⅱ型(内外混合型):肿瘤位于骶骨前,同时向盆腔和臀部两端生长。

Ⅲ型(哑铃状内外混合型):瘤体小部分突于体腔外,大部分瘤体向盆腔和腹腔内生长。

Ⅳ型(隐匿型):肿瘤只位于骶前,只向盆腔生长,体外无肿块。

组织学上绝大部分为良性(约占 80%),恶性者约占 12%,但恶性者中肿瘤完全位于腹腔内者(Ⅳ型)比Ⅰ型高。胎儿骶尾部畸胎瘤预后与肿瘤大小及病理性质相关。良性肿瘤、囊性比例大、突出体腔外部分多的患儿手术效果较好,对于实性比例较大、血供比较丰富且位于盆腔的肿瘤手术难度较大,术后并发症较多,预后较差。肿瘤虽然多为良性,但随着婴儿年龄的增大,部分肿瘤有恶性倾向,一般建议出生后尽快手术。

1. 超声表现

(1) 骶尾部显示实质性、囊实混合性及囊性为主的肿块图像。

(2) 肿瘤一般较大,从骶尾部突向体外,位于盆腔内、骶尾部前方的部分肿瘤有时不易检测。

(3) 以囊性为主的畸胎瘤超声容易探测到,但是以实质为主的小型畸胎瘤易漏诊,特别是盆腔内的Ⅳ型肿瘤。

(4) CDFI 可以显示肿瘤内的血流,一般实性比例大的肿块血供丰富,伴有动静脉瘘者,可出现高速低阻的五彩血流。

(5) 部分患儿由动静脉瘘导致高心排出量心衰,出现胎儿水肿、羊水过多及胎盘增大征象。

（6）盆腔内肿块部分可压迫肠管及输尿管、膀胱导致相应的超声表现,如膀胱出口及泌尿系统梗阻、肠道梗阻等改变。

2. 注意事项

（1）应将单纯囊性畸胎瘤与脊柱裂脊膜膨出相区别,注意仔细检查脊柱序列的完整性。

（2）应与联体骶尾部寄生胎相区别,寄生胎可有椎体和骨骼,可见部分分化成成熟器官,表面皮肤包裹,而畸胎瘤内仅有点片状骨质及钙化斑,与发育部位的器官无关。

第七节　妊娠滋养细胞疾病

妊娠滋养细胞由胚胎胚外层细胞演化而来,在正常妊娠时,滋养细胞对胚胎着床和胎儿发育起重要作用,具有增生活跃、侵袭和破坏母体组织及血管等特性。但当滋养细胞增生和侵袭超过一定限度时,便可形成各种滋养细胞疾病。其中,葡萄胎形成与绒毛滋养细胞异常有关,绒毛膜癌形成与绒毛前滋养细胞异常有关,而胎盘部位滋养细胞肿瘤形成与种植部位中间型滋养细胞异常有关。妊娠滋养细胞疾病包括葡萄胎、侵蚀性葡萄胎、绒毛膜癌及胎盘部位滋养细胞肿瘤。

一、葡萄胎

葡萄胎属于良性妊娠滋养细胞疾病,因妊娠胎盘绒毛滋养细胞增生,终末绒毛水肿呈水泡状,形似葡萄而得名,也称水泡状胎块（hydatidiform mole）。分完全性和部分性葡萄胎两类。

完全性葡萄胎的滋养细胞增生和绒毛间质水肿变性,绒毛间质血管消失,形成无数大小不等葡萄样小囊泡组织块,水泡状物占满整个宫腔,无胎儿、脐带或羊膜成分。

部分性葡萄胎表现为胎盘绒毛部分发生水肿变性及局灶性滋养细胞增生活跃,可见胎儿、脐带或羊膜囊等。

早期与正常妊娠相似,并无特殊症状,但经过一定时间后,常在停经后 8～12 周开始出现不规则阴道流血,与早孕先兆流产等病理妊娠不易区别。随着月份增加,患者可出现严重的妊娠反应,甚至妊娠高血压综合征,反复阴道流血常使患者出现不同程度的贫血,当胎块自行排出时,常发生大量出血并伴有腹痛。检查可发现子宫明显大于妊娠月份,质地柔软,子宫呈妊娠 4～5 个月大时,仍听不到胎心,触不到胎体,双侧附件区可触及包块。血和尿中的 HCG 水平显著升高,常合并卵巢黄素囊肿。

1. 超声表现

（1）完全性葡萄胎:子宫明显大于孕周,极少数患者由于水肿变性的绒毛组织大量排出,子宫增大可不明显,甚至子宫各径线减小与孕周不符,在宫腔内可见弥漫分布的点状和小囊泡样回声。小囊泡的直径大小不等,一般为 0.3～1.0 cm,大者可在 2.0 cm 以上,呈蜂窝状,分辨率低的仪器显示不出小囊泡或蜂窝状回声,而显示为弥漫分布的粗点状强回声或者是落雪状图像,子宫肌壁回声与蜂窝状回声的分界很清楚,肌壁完整。常伴有双侧卵巢黄素囊肿,多数呈椭圆形多房结构。

（2）部分性葡萄胎:宫腔内见正常妊娠囊结构,部分胎盘绒毛呈蜂窝状改变,可见大小不等的圆形液性暗区,异常胎盘与正常结构胎盘所占比例不等,但有一定的分界,且正常与异常胎盘组织之间的分界非常清楚。

2. 鉴别诊断

（1）完全性葡萄胎:宫腔内充满蜂窝状无回声区,无羊膜腔与胎儿,多合并卵巢黄素化囊肿。

（2）部分性葡萄胎:可见存活或死亡胎儿,子宫大小与孕周相符或小于孕周。

（3）稽留流产:稽留流产胎儿结构常变形、模糊不清,或宫腔内回声混杂,有团状实性回声及无回声区等;部分稽留流产胎盘回声减低,呈蜂窝状回声,类似水泡状胎块,CDFI 显示稽留流产宫内异常回声周边子宫肌层血流信号丰富,而葡萄胎血流信号不明显,有助于鉴别,结合血 HCG 水平可以准确诊断。

3. 临床意义

（1）葡萄胎与孕妇年龄有关,年龄<15 岁怀孕发生该病的风险比年龄为 25～30 岁高 6 倍,年龄>45 岁怀孕风险更高,比 20～30 岁者高约 300 倍。

（2）部分性葡萄胎还与胚胎/胎儿染色体异常相关(如三倍体)。

（3）部分性葡萄胎与稽留流产虽然临床处理都是清宫、排胎,但部分性葡萄胎常需追踪复查,以预防恶变等并发症发生。虽然超声诊断对临床处理有着十分重要的指导作用,但部分性葡萄胎的确诊需病理活检。

二、侵蚀性葡萄胎和绒毛膜癌

葡萄胎超出宫腔范围为侵蚀性葡萄胎,多发生在葡萄胎后的 6 个月内。其基本病理是滋养细胞过度增生侵犯子宫肌层和破坏血管,造成子宫肌层内出现出血以及组织坏死,子宫内血管数量增多,走向异常及动静脉吻合形成,在肌层形成单个或多个子宫壁肿瘤,使子宫表面或转移部位出现紫蓝色结节。子宫肌壁内有大小不等、深浅不一的水泡状结构,宫腔内可以有原发病灶,也可以没有原发病灶,侵蚀性病灶可接近浆膜层或穿破浆膜层,镜下可见侵入肌层的水泡状组织的形态和葡萄胎相似,可见绒毛结构及滋养细胞增生和分化不良。异常或正常产后阴道持续或间歇性不规则出血,HCG 测量值持续不正常。

绒毛膜癌(简称绒癌)是继发于流产或足月妊娠分娩后的滋养细胞肿瘤,距前次妊娠时间长短不一,而继发于葡萄胎的绒癌绝大多数在 1 年以上才发病。绒癌大多数原发于子宫,肿瘤常位于子宫肌层内,也可突向宫腔或穿破浆膜,镜下特点为无绒毛或水泡状结构,也没有结缔组织性间质细胞,癌灶由成团高度增生的滋养细胞、血凝块和坏死组织组成,广泛侵入子宫肌层并破坏血管,造成坏死。

侵蚀性葡萄胎与绒癌临床表现相同,出现持续的阴道不规则流血,量多少不定,子宫复旧不全或不均匀增大,多伴卵巢黄素化囊肿,少数出现腹痛,可伴有转移性病灶,如肺转移、阴道转移、肝转移、脑转移等,发生转移时出现相应的临床症状。

1. 超声表现

绒毛膜癌的声像图表现与侵蚀性葡萄胎的声像图表现相似。子宫轻度或明显增大,肌层回声分布不均,有不均质回声肿块,边缘清晰,但欠规整;CDFI 显示肿块血流丰富,频谱多普勒为低阻血流。肿瘤细胞可破坏血管壁,形成动静脉瘘,出现典型高速低阻频谱。合并黄素化囊肿者有相应表现。发生宫旁转移时可出现盆腔肿块。

2. 鉴别诊断

(1) 子宫肌瘤变性:有子宫肌瘤病史,无阴道流血及 β-hCG 增高,肿块边界清,呈类圆形,CDFI 显示血流不丰富。

(2) 胎盘残留:有近期分娩史,残留胎盘回声较高,边界清,CDFI 显示血流不丰富。

(3) 子宫内膜癌:发生在绝经期前后妇女中,宫腔内回声不均,血 β-hCG 为阴性。

3. 临床意义

依据超声表现,结合临床表现,可辅助临床诊断及鉴别诊断,对临床分期及预后、随访提供重要信息。需要注意的是极少数绒癌在子宫体中查不出原发灶,因此超声检查阴性不能否定绒癌的诊断。

第八节　超声软指标与染色体异常

超声不能直接观察到染色体的结构与数目有无异常,但随着遗传超声学的发展,发现一些超声软指标的出现与胎儿患染色体异常风险增高有关。

1. 脉络丛囊肿

脉络丛囊肿(choroid plexus cysts)是指脉络丛内囊性结构。侧脑室、第三脑室、第四脑室内均有脉络丛。呈单发或多发,直径为 3~16 mm,囊壁薄,边缘光滑整齐,常在妊娠 14~26 周检出。

超声表现:大多数脉络丛囊肿于中孕期被发现,表现为强回声脉络丛内的圆形或椭圆形无回声结构,直径>3 mm,囊壁薄,边缘光滑、整齐,可单侧出现,亦可双侧对称性存在。

临床意义:脉络丛囊肿在染色体正常的胎儿中发生率为 1%~2%,30%~50% 的 18-三体胎儿产前可检出脉络丛囊肿,而 21-三体胎儿仅有 1.4% 有此征象。在有脉络丛囊肿的染色体异常胎儿中,约 3/4 为 18-三体,其余多为 21-三体。绝大部分有脉络丛囊肿的 18-三体胎儿产前超声可检出其他结构异常,但亦有 17% 左右的 18-三体胎儿产前不能检出任何结构异常,少数病例仅有脉络丛囊肿而不伴有其他结构异常。

96% 的脉络丛囊肿在妊娠 22 周后会自行消失,因此孤立性脉络丛囊肿预后好。若合并其他结构畸形或其他染色体异常指标,则预后取决于合并畸形及染色体检查的结果。

2. 颅后窝池增大

颅后窝池增大(cisterna magna)是指位于小脑及延髓后方的蛛网膜下隙增大。颅后窝池在小脑水平横切面上测量,要求切面同时显示小脑半球与透明隔腔,且两侧小脑半球对称,测量小脑蚓部后缘与枕骨内面之间的距离即为颅后窝池大小。其正常小于 10 mm,大于 10 mm 者应考虑颅后窝池增大。

临床意义:对于单侧颅后窝池增大是否需要进行染色体检查,尚无统一意见。目前大多数报道认为单纯的颅后窝池增大预后良好,但合并其他畸形时,预后与合并的畸形严重程度相关。也有小样本研究认为患有此病的孩子可能会出现发育迟缓、身体功能失调、记忆力低下或语言表达不流畅等症状。

3. 脑室扩张

脑室扩张(ventriculomegaly)指脑室系统的扩张,在超声图像上主要表现为侧脑室轻度扩张,在侧脑室水平横切面上侧脑室后角内径大于 10 mm,但小于 15 mm,可表现为一侧侧脑室扩张和双侧侧脑室扩张,可以对称性扩张,也可以非对称性扩张。

临床意义:据报道,侧脑室轻度扩张的发病率为 0.5/1000~1.5/1000。侧脑室轻度扩张胎儿非整倍体染色体异常风险增加,非整倍体染色体异常的发生率为 3%~10%。侧脑室轻度扩张,原因不明,部分是特发性,部分伴发于染色体异常、基因综合征、神经系统畸形(如胼胝体发育不全)、Dandy-Walker 畸形、Galen 静脉瘤、蛛网膜囊肿、Arnoid-chiari 畸形、脑裂畸形、颅内感染等。

4. 鼻骨

鼻骨(nasal bone,NB)有两块,染色体异常胎儿鼻骨缺失发生率明显增高,21-三体胎儿鼻骨缺失发生率约为 60%~70%,18-三体胎儿约为 50%,13-三体胎儿约为 40%。目前研究认为鼻骨缺失或发育不全,可作为非整倍体染色体异常的一个软指标,特别是 21-三体。

检查方法:

(1) 产前超声主要通过正中矢状切面观察鼻骨,也可通过双眼球横切面观察左、右鼻骨。

(2) 鼻骨可在 11~13^{+6} 周 NT 检查时进行观察。鼻骨的显示与观察:声束垂直于胎儿鼻骨,获取胎儿正中矢状切面,放大图像至只显示胎儿头及上胸部,可获得鼻骨矢状切面,在此切面上,鼻骨表面皮肤线、鼻骨、鼻尖形成三条强回声短线,鼻骨强回声线位于皮肤线深面并且粗于皮肤线,两线平行,呈"="征;鼻尖强回声线为鼻尖表面皮肤回声线,与鼻骨表面皮肤线相连续且位置较高。正常情况下,鼻骨随孕周、头臀长增加而增长。据报道,当头臀长为 45 mm 时,平均鼻骨长为 1.3 mm;当头臀长为 84 mm 时,平均鼻骨长为 2.1 mm。

(3) 中孕期超声检查显示胎儿鼻骨切面的要求同早孕期一样,声像图表现为条状强回声与额骨相连续,鼻骨强回声明显强于其表面皮肤强回声。双眼球横切面(晶状体水平)显示两块鼻骨横切面图像,位于上颌骨额突的前内侧,呈"Λ"形。

超声表现:鼻骨缺失可分为一侧缺失或两侧缺失,两侧缺失表现为颜面部正中矢状切面及双眼球横切面均不能显示鼻骨强回声,一侧缺失正中矢状切面可无异常表现,双眼球横切面只显示一侧鼻骨强回声。鼻骨发育不良双眼球横切面上可无异常表现,但正中矢状切面上鼻骨明显短小。

临床意义:对于孤立性鼻骨缺如,不同学者持不同观点,有的认为不伴有 NT 增厚和母亲血清学高风险,胎儿染色体异常的风险低;有的认为孤立性鼻骨缺如胎儿染色体异常的风险高。一般认为中孕期超声发现孤立性鼻骨缺如或发育不良,可不建议进行胎儿染色体检查,但同时合并其他异常者应进行胎儿染色体检查。用鼻骨缺失及 NT 值、母亲年龄筛查21-三体,以 1/300 为界值,可筛查 92% 的 21-三体,假阳性率为 3%。

5. 小脑

在标准小脑水平横切面上,观察与测量小脑(cerebellum)。小脑是估测孕周较准确的生物学参数,特别是对 FGR 胎儿,当其他生物学参数都明显落后于孕周而无法估测孕周时,可利用小脑横径估测。这是由于 FGR 胎儿血流重新分布以维持脑血供正常,小脑大小受影响相对较小。小脑横径与孕周呈正线性相关,孕 24 周前小脑横径(单位:mm)约等于孕周。经研究,认为早孕晚期以及中孕早期,小脑横径不是筛查 21-三体的有用指标,但若产前超声发现明显的小脑小则应加以警惕。

6. 额上颌角

21-三体胎儿面部扁平、上颌骨发育不良,Plasencia 等于 2007 年设计了额上颌角(frontomaxillary facial angle,FMF)来评价 21-三体的面部特征,发现在 21-三体儿中有 69% 的额上颌角>85°,而正常胎儿中只有 5% 的额上颌角大于 85°。除了 21-三体胎儿,18-三体及 13-三体胎儿中也发现有额上颌角增大。据报道,58% 的 18-三体、48% 的 13-三体额上颌角增大,位于第 95 百分位数以上。额上颌角与 NT 厚度、β-HCG、PAPP-A 无相关性,因此可作为一个独立指标。据报道,联合 NT、母体血清学筛查、额上颌角筛查 21-三体,检出率为 92%~94%,假阳性率为 3%~5%。

额上颌角可在早、中孕期测量,在颜面部正中矢状切面上,沿腭上缘画一条直线,与上颌骨最前点与额骨最前突点连线相交所形成的夹角即为额上颌角。有研究表明,颜面部三维容积技术获取正中矢状切面测量可重复性强。正常情况下,额上颌角随头臀长的增加而减少,头臀长为 45 mm 时,额上颌角平均为 86.8°,头臀长为 84 mm 时,额上颌角平均为 76.0°。

7. 颈部透明层

颈部透明层(nuchal translucency,NT)是指胎儿颈部皮下无回声带,位于皮肤高回声带与深部软组织高回声带之间。这是早孕期所有胎儿均可出现的一种超声征象。NT 增厚是目前提示胎儿染色体异常最敏感和最特异的超声指标。

NT 增厚的病因:① 染色体异常,最常见的为 21-三体,此外还有三倍体、13-三体、18-三体、22-三体、(45,X)、12P 四倍体等;② 先天性心脏结构畸形;③ 某些综合征,主要有 Cornelia de Lange 综合征、努南综合征、Smith-Lemli-Opitz 综合征、Joubert 综合征、阿佩尔综合征、Fryns 综合征等;④ 骨骼系统畸形;⑤ 其他畸形,如膈疝、前腹壁缺损、胎儿运动性障碍综合征等。

NT 增厚的形成机制与颈部淋巴回流障碍、胎儿心脏功能不全、颈部皮肤细胞外透明基质增加有关。增厚的 NT 可逐渐发展成为大的囊性淋巴管瘤,可伴有或不伴有胎儿水肿,绝大部分胎儿 NT 增厚,没有明显的胎儿水肿。NT 检查一般认为在 $11~13^{+6}$ 周较好,此时头臀长相当于 45~84 mm。

NT 增厚的诊断标准:NT 正常值范围随孕周的增大而增大,在胎儿头臀长从 38 mm 增加到 84 mm 时,NT 的中位数从 1.3 mm 增加到 1.9 mm。所以目前大部分研究仍使用 NT 大于等于 3 mm 为异常的标准。

临床意义:当 NT≥3 mm 时,发生染色体三体的危险性增加 29 倍;当 NT≥4 mm 时,即使是染色体正常的胎儿,其妊娠结局也会较差。NT≥3 mm 可检出 86% 的染色体三体,假阳性率约 4.5%。

8. 颈后皮肤皱褶

颈后皮肤皱褶(nuchal fold,NF)的测量时间一般在 15~20 周,在小脑水平横切面上测量皮肤强回声外缘至枕骨强回声外缘之间的距离,正常情况下 NF 小于 6 mm,当 NF≥6 mm 时,为 NF 增厚。

目前认为 NF 是中孕期超声筛查 21-三体有效指标之一,据统计 80% 的唐氏综合征新生儿颈后皱褶皮肤冗余,40% 的 21-三体胎儿 NF 增厚,假阳性率为 0.1%。NF 与其他染色体异常(如 15 号环形染色体)的关系已有报道。若发现 NF 增厚,即使不合并其他异常,也不论是低危还是高危孕妇,都需建议对胎儿进行染色体检查。

9. 胸腔积液

在一项关于胎儿胸腔积液(pleural effusion)与染色体异常的关系的研究中,153 例只有胸腔积液的胎儿中有 8 例 21-三体和 1 例 X 单体,由此计算出单独胸腔积液胎儿非整倍体染色体异常的危险性为 5.8%。本组病例中大多数胸腔积液为乳糜液,表明淋巴系统出现某些异常,这也可能是非整倍体胎儿颈部水肿或囊肿的病理机制。

10. 心内强回声灶

心内强回声灶(echogenic intracardiac focus,EIF)较常见,正常胎儿中发生率为 3%~4.7%。然而在非整倍体染色体异常中发生率更高,为 18%~39%。90% 出现在左心室内,右心室或同时两室内检出相对较少。有研究认为,出现在右心室内或同时在两心室内者,患染色体异常可能性更高。大多数 EIF 可表现为心内单一强回声灶,少数可表现为多发强回声灶,但 95% 的 EIF 会在晚孕期消失。

文献中关于 EIF 临床意义的争论较多,分歧较大,许多研究者指出 EIF 与唐氏综合征无关,而有些则认为 EIF 是唐氏综合征的软指标之一。

Lehman 等的一项研究表明,乳头肌内微钙化与染色体异常有关,16% 的 21-三体胎儿和 39% 的 13-三体胎儿有乳头肌内的钙化灶,仅有 2% 的染色体正常胎儿出现乳头肌钙化。Bromley 等的研究表明,18% 的唐氏综合征胎儿可检出 EIF,而 4.7% 的正常胎儿亦可检出 EIF,EIF 胎儿患唐氏综合征的危险性相较单凭母体年龄估计而言高 4 倍。

从目前的研究来看,虽然心内强回声灶可能与唐氏综合征有关,但如果在低危人群中仅有单一心内强回声灶的表现,则不提倡羊膜腔穿刺行胎儿染色体检查。

11. 三尖瓣反流

据报道,正常胎儿有 4.6%~6.2% 的可能出现生理性三尖瓣反流,而非整倍体染色体异常胎儿三尖瓣反流的发生率高于正常胎儿,唐氏综合征儿为 27%~55.7%,其他染色体异常为 22.3%~29.4%。染色体异常胎儿出现三尖瓣反流的原因不明,可能与心肌或结缔组织异常有关。其次,三尖瓣反流还与心脏结构异常有关,据报道约 1/3 严重心脏畸形胎儿会出现三尖瓣反流。

对三尖瓣反流的观察最好取心尖四腔心切面,声束与室间隔平行,脉冲多普勒测量时声束与反流束夹角最好<30°。三尖瓣反流的超声诊断是脉冲多普勒测量反流持续时间>1/2 收缩期,反流速度>80 cm/s,也有学者认为反流速度>60 cm/s 即可。

有研究报道,早孕期联合 NT 增厚、静脉导管血流 a 波消失或反向及三尖瓣反流,21-三体的检出率为 93%~96%,假阳性率为 2.5%。

12. 强回声肠管

胎儿强回声肠管(echogenic bowel)的回声强度与周围的骨骼回声强度相似。

1985 年,Lince 等首次对强回声肠管进行了描述。其发生率为 0.2%~0.6%。这一特征在胎粪性肠梗阻、胎儿腹膜炎、胎儿宫内感染、囊性纤维化及胎儿非整倍体中可观察到。Nyberg 等报道了 5 例唐氏综合征胎儿有强回声肠管,并首次提出强回声肠管与唐氏综合征有关,并认为是非整倍体染色体异常的一个新指标。Bromley 等研究了 50 例肠管强回声资料,8 例(16%)有非整倍体染色体异常,其中 6 例为唐氏综合征;另 8 例(16%)有严重宫内发育迟缓;34 例(68%)出生后为正常新生儿。有研究认为,如果在染色体核型正常的胎儿中,超声检查出肠管回声增强,则其患宫内发育迟缓、早产和宫内死亡的危险性均增高。

孤立性胎儿肠道回声增强的再发风险未见有报道。但如果并发 21-三体,则再次妊娠的再发风险为 1% 或更高(取决于孕妇年龄);如果并发囊性纤维化,则再发风险为 25%。

13. 胎儿胃

胎儿胃(fetal stomach)充盈时,经阴道超声在妊娠 12 周时就可以观察到胎胃。如果妊娠 18 周后,超声仅显示一很小的胃或不能观察到胃图像,则其患胎儿染色体异常的危险性增加(分别为 4% 和 38%),同时也增加胎儿其他结构畸形(如食管闭锁)产前、产后的死亡发生率。

14. 胆囊

经阴道超声在妊娠 14 周时就可检出胎儿胆囊(the gallbladder)。如果妊娠 15 周后仍不能显示胎儿胆囊,应与胆囊闭锁及胆道闭锁相区别,前者预后好,后者预后差。羊水中胆盐检测可区分上述两种情况。

中孕期超声发现胎儿胆囊增大,其患染色体异常的危险性增高,主要为 18-三体和 13-三体。但文献报道中有胆囊增大的染色体异常胎儿均伴有其他畸形,如果仅发现胎儿胆囊增大而不伴其他畸形,则胎儿可能无明显异常。但亦有胆囊增大者,产后诊断为肝外胆管闭锁。

15. 轻度肾盂扩张

轻度肾盂扩张(mild renal pelvic dilatation)指肾盂分离的前后径增大但不足以诊断肾盂积水。发生率为 1.6%～2.8%。判断标准:20 周以内>4 mm、20～30 周>5 mm、30 周以上>7 mm 均被认为有轻度肾盂扩张。

目前有观点认为,在低危人群中仅发现有轻度肾盂扩张,似乎没有足够的证据证明必须要进行胎儿染色体核型分析,但如果伴有其他异常表现,则应考虑进行胎儿染色体检查。此外,轻度肾盂扩张者,应在晚孕期重复超声检查,追踪观察肾盂扩张是否进行性加重,如果进行性加重,则预示产后新生儿发生泌尿系梗阻的危险性增加。有报道称,单纯肾盂扩张且染色体正常的胎儿,泌尿系发育异常的危险性(如输尿管肾盂连接梗阻、膀胱输尿管反流)为 44%。Adra 等认为妊娠 28 周以后胎儿肾盂前后径为 8 mm 的,出生后应对其泌尿道进行适当的评价。

曾有肾盂扩张胎儿妊娠史的孕妇,下次妊娠肾盂扩张的再发风险为 6.1%。

16. 脐带异常

脐带异常(umbilical anomalies)中 1 条脐动脉缺如(单脐动脉)相对常见,在单胎活产婴儿中发生率为 0.46%,在多胎妊娠中发生率为 0.8%,在染色体异常的新生儿中发生率为 6.1%～11.3%。13-三体和 18-三体最常受累,而 21-三体和性染色体异常很少出现单脐动脉。

伴有单脐动脉的多数非整倍体胎儿,超声可发现其他结构异常,此时应进行染色体核型分析。只有单脐动脉而不伴有其他结构异常不应作为产前胎儿染色体检查的指征,但应作为高危妊娠进行严密的产科评价和随访观察,因为这些胎儿早产、低体重的危险性增高。

17. 脐带囊肿

脐带囊肿可在早孕期被超声检出,多随孕周进展而消失,当它持续存在到中、晚孕期时,则与先天畸形和非整倍体染色体异常有关(常见为 18-三体)。

18. 静脉导管血流异常

静脉导管血流频谱的特征主要有心室收缩期的 S 波和舒张期的 D 波及心房收缩期的 a 波,正常情况下,S 波、D 波及 a 波均为同方向的向心血流形成的前向波。静脉导管血流异常

(abnormal ductus venosus flow)主要有 a 波异常,表现为 a 波消失或反向。

检查方法:在胎儿正中矢状切面上探头稍向胎儿右侧偏斜,并将图像放大至只显示下胸部及上腹部,彩色多普勒血流显像显示静脉导管血流信号明显强于其周边的血流信号,将脉冲多普勒取样容积置于此明亮血流信号上,即可获得静脉导管血流频谱,注意调节取样容积的大小,一般以 0.5～1.0 mm 为佳,调整探头尽量使声束与血流之间的夹角在 30°以内。

临床意义:① 很多研究发现 21-三体等染色体异常、心脏畸形、心力衰竭等会出现 a 波异常。据报道,5.2% 的整倍体、70.8% 的 21-三体、89.3% 的 18-三体、81.8% 的 13-三体及76.9% 的特纳综合征胎儿会发生 a 波异常。② a 波异常与孕周大小有关,孕周小,a 波异常的发生率较高,孕周大,则发生率较低。③ 有研究证明,联合应用静脉导管 a 波异常、孕妇年龄、NT 厚度、胎心率、母体血清 β-HCG、母体血清 PAPP-A 可以筛查 96% 的 21-三体,假阳性率为 2.5%。④ 对于早孕期超声检查 a 波异常且染色体正常的胎儿需超声追踪复查,特别是了解胎儿的心脏结构及功能情况。如果复查 a 波恢复正常且不伴心脏结构异常者,预后好。

19. 股骨短

股骨短(short femur)是指股骨长度小于相应孕周两个标准差。长骨短(long bone dysplasias)被认为是染色体异常的特征之一,而股骨是产科超声扫查唯一常规测量的长骨。如测量股骨小于相应孕周的第 5 百分位数而其他生长指标正常,则需高度重视。

虽然许多研究均提示胎儿股骨短可增加胎儿患唐氏综合征的危险性,但由于唐氏综合征胎儿股骨仅有轻度缩短,且其测量值与染色体正常胎儿有较大范围的重叠,因此股骨短尚不能作为普查唐氏综合征的独立指标。许多学者认为,股骨短还应结合其他超声指标如肱骨短、肾盂扩张等进行综合评价,最终决定是否进行胎儿染色体检查。目前认为仅有股骨轻度缩短,不是常规进行染色体检查的指征。21-三体儿有 19% 存在股骨短小。中、晚孕期股骨短还见于软骨发育不良、IUGR、小于胎龄儿、先天性股骨近端缺陷(PFFD)等。

20. 小指中节指骨发育不良与屈曲指(hypoplasia of the middle phalanx of the fifth finger and clinodactyly)

约 60% 的唐氏综合征新生儿有小指中节指骨发育不良症状,并由此而形成屈曲指。Benaceraff 等在 5 例唐氏综合征胎儿中发现 4 例有此征象,随后,该作者研究了 1032 例 15～20 周的胎儿,其中 8 例为唐氏综合征胎儿,1024 例胎儿染色体正常,测量胎儿小指中节指骨的长度与环指中节指骨的长度之比值,得到正常组胎儿该比值的平均值为 0.85,唐氏综合征胎儿为 0.59,如果以该比值为 0.7 作为截断值,可检出 75% 的唐氏综合征,但有 18% 的正常胎儿会被误认为有唐氏综合征,因此其假阳性率相当高。此外,由于胎位、母体体位、检测时间过长等原因,有 31% 的胎儿未能获得中节指骨测量平面而失败。有学者认为,虽然上述发现在高危人群中有一定价值,但在低危人群中将这一改变作为普查指标却不可取。

21. 髂骨翼角度增大

在髂骨水平的横切面上测量两侧强回声的髂骨翼之间的夹角,两强回声髂骨连线的交点在脊柱。Shipp 等对比研究了 1167 例染色体正常胎儿及 19 例唐氏综合征胎儿,平均孕周为 16.5 周。正常胎儿组平均髂骨翼角度为 63.1°±20.3°,唐氏综合征胎儿为 80°±19.7°。以髂骨翼角度>90°为异常,7/19 例(36.8%)唐氏综合征为阳性,但 12.8% 的染色体正常胎儿亦高于此值。Bork 等对高危人群的研究认为,以髂骨翼角度>90°作为异常判断标准,可检出 90% 的唐氏综合征胎儿,阳性预测值为 33%。但以此角度测量时,因测量时的平面不同,测量数据会有较大差异,即使在同一平面上测量,由于测量的标准平面难以确定,测值变化依然较大,因此 Shipp 等认为目前尚不能将此作为超声指标进行常规应用。

另有学者在研究髂骨的长度在诊断 21-三体中的价值时,发现用髂骨长度实测值与预测值之比诊断唐氏综合征敏感性为 40%,特异性达 98%。

22. 足拇趾与第 2 趾间距增大

足拇趾与第 2 趾间距增大,俗称"草鞋足""沙滩足",唐氏综合征小儿发生率在 45% 以上。Wilkins 报道 2 例间距增大胎儿,染色体检查为唐氏综合征。虽然单独研究此征象的文献较少,但也有不少文献均提出超声可检出此征象。但此种征象在染色体正常胎儿中亦常见,因此很难将其作为普查指征应用,其临床意义有待进一步研究。

超声在中孕期检出这些软指标可增加胎儿染色体异常的危险性,而不出现这些软指标时,其危险性降低。对胎儿染色体非整倍体畸形最特异的超声微小变化是颈部特征(如水肿、囊肿、颈部透明层增厚),出现这些微小变化时,不论孕妇年龄有多大,也不论孕妇血生化检测结果是否正常,均应做胎儿染色体检查。其他超声微小变化单独出现时,多数学者认为不应重新计算并调整孕妇的基础风险。许多超声微小变化增加了唐氏综合征的危险性,但脉络丛囊肿、颅后窝池增大的检出与 18-三体更密切。上述超声表现只代表寻找可能出现胎儿染色体异常的一些线索,而不表示出现上述超声特征时胎儿一定会患染色体异常。这些指标的具体临床意义还需进一步研究与证实,临床应用这些指标时,应小心谨慎。

第九节　多普勒超声在产科超声诊断中的应用

一、彩色多普勒血流成像的应用

彩色多普勒血流成像(color Doppler flow imaging,CDFI)采用伪彩色编码技术,将血流信号的多普勒信息与二维超声图像叠加而成。利用 CDFI 有助于我们显示病变部位的血流信息,从而对疾病做出诊断与鉴别。

1. Galen 静脉瘤

Galen 静脉瘤表现为无回声,容易与蛛网膜囊肿混淆,而通过 CDFI 对血流信号的检测则易于鉴别。

2. 脐带绕颈

二维超声胎儿颈部探测到脐带回声,呈"V"(1 周)或"W"(2 周)或"VW"(3 周)形切迹,运用 CDFI 可直接显示出环绕颈部的血流,诊断非常明确。

3. 隔离肺与先天性肺囊腺瘤

隔离肺以血管发育异常为基础,血供来源于体循环,主要是胸主动脉或腹主动脉;先天性肺囊腺瘤以呼吸系统细支气管末梢异常增殖、正常肺泡匮乏的肺实质异常为特征,是肺部的进展性畸形,血供来源于肺动脉。

4. 单脐动脉

二维超声显示脐带游离段横切面仅显示两个圆形结构,呈"吕"字形,CDFI 检测经膀胱切面仅见一条脐动脉走行于膀胱一侧。

5. 血管前置

血管前置是指胎膜血管位于胎先露前方,跨越或接近宫颈内口。常见于副胎盘、帆状胎盘等。胎先露下降时可直接压迫前置血管,导致胎儿窘迫;破膜后,覆盖在宫颈内口的血管破裂出血,可导致胎儿死亡。超声诊断要点为:二维超声和CDFI显示宫颈内口或内口边缘可见一条或多条胎膜血管跨过,位于胎先露和宫颈内口之间,频谱多普勒显示此血管为胎儿血管(心率与胎儿心率一致)。可合并副胎盘或帆状胎盘及出血的相应表现。

6. 胎盘植入

胎盘植入是指胎盘异常附着于子宫,胎盘的绒毛侵入子宫肌层。超声诊断要点为:胎盘与子宫壁之间的"低回声带"变薄或消失,胎盘内部回声不均,可探及较多无回声(瑞士奶酪样),CDFI显示子宫浆膜-膀胱交界面的血管增加,血流丰富,呈现"暴风雨"式血流(storm flow)。

7. 滋养细胞肿瘤

滋养细胞肿瘤超声上多可显示宫腔或宫壁内不均质性的回声,CDFI显示其内有丰富的血流信号,频谱多普勒获得具有滋养层的典型低阻力的波形。

二、频谱多普勒在产前诊断中的应用

CDFI只反映平均速度而且以颜色色标的方式显像,所以无法对峰值血流速度进行精确测量,也无法衍生出其他计算方式。频谱多普勒的频谱由于在横坐标上提供了时间的信息,在纵坐标上提供了速度的信息,所以可以提供一系列的测量值。

常用的多普勒参数有:

(1) 收缩期峰值流速(peak systolic velocity,PSV 或 S)。

(2) 舒张末期流速(end-diastolic velocity,EDV 或 D)。

(3) 时间平均最大流速(time-averaged maximum velocity,Vm)。

(4) S/D:表示收缩期峰值流速(S)与舒张末期流速(D)的比值。

(5) 阻力指数(resistance index,RI):RI 反映了血流阻力大小,RI=(收缩期峰值流速(S)−舒张末期流速(D))/收缩期峰值流速(S)。RI 主要取决于 D,D 值高,RI 值低,血管远端阻力低,反之阻力升高。

(6) 搏动指数(pulsatility index,PI):PI=(收缩期峰值流速(S)−舒张末期流速(D))/平均流速(M)。PI 值反映血流阻力大小;PI 值高时,说明 M,D 值均低;PI 对衡量血管管腔是否阻塞有帮助。

(7) 静脉搏动指数(venous pulsatility index,VPI):由于肝静脉频谱存在明显的负向波,因此用于计算动脉搏动程度的 PI 不适用于肝静脉,使用 VPI 较为合理,计算方法为 VPI=负向血流峰值/正向血流峰值(正向血流峰值取 a 波和 v 波的最大值)。

S/D,RI 与 PI 这三个参数都随着血管阻力的增高而增加。PI 与血管阻力呈线性相关,可以反映整个心动周期血管阻力情况,S/D 以及 RI 与血管阻力呈抛物线性相关,仅反映收缩峰值及舒张末期血流,产科多普勒超声检查推荐使用 PI。不同情况下的各参数的诊断参考值详见本章附录 A 表 A.4。

胎儿通过脐带与附着在子宫上的胎盘相连,胎儿与脐带等部位血管内血流多普勒频谱间接反映该部位或器官的血液循环状态。脐动脉多普勒指标反映其所连接的胎盘功能。大脑中动脉多普勒指标反映胎儿局部脑血流循环状态。中心静脉系统的多普勒指标(下腔静脉、静脉导管和肝静脉等)可反映胎儿心脏功能及中心静脉压顺应性的改变。子宫动脉多普勒指标反映母体侧妊娠子宫的胎盘功能的状态。

(一)脐动脉

脐动脉(umbilical artery,UA)与胎盘相连,因此 UA 频谱反映了胎儿血液流向胎盘的阻抗情况,可用来了解胎盘功能状态,判断胎儿有无宫内缺氧以及进行胎儿 IUGR 的监护。

1. 测量位置

由于胎儿脐带腹壁入口处、脐带游离段和脐带胎盘入口处所测得的多普勒参数有显著差异,目前建议单胎测量位置为脐带游离段,双胎测量位置为脐带近腹壁插入段。测量参数包括 PI,RI 和 S/D。

2. 临床意义

(1)正常妊娠时,UA 血流阻力随着孕周增加而降低,妊娠 12~14 周时 UA 出现舒张末期血流,并随着孕周增加而流速增高,而 S/D,PI,RI 随着孕周增加呈下降趋势。正常情况下,妊娠 30 周后 S/D<3.0。

(2)UA 多普勒异常的表现与胎盘血管床坏死受损程度相关:30% 受损时 PI 值升高,50% 受损时舒张末期血流消失,70% 受损时舒张末期出现反向血流。因此,胎盘功能不全时,UA 血流阻力升高,首先出现舒张末期血流速度降低,S/D,PI 及 RI 值均升高。胎儿严重缺氧时,可出现舒张末期血流消失甚至反向。UA 波形中最重要的诊断性指标是舒张末期血流,它的降低与胎儿发生低氧血症和酸中毒的风险成正比,若出现舒张末期血流消失或者反向,则提示胎儿危险,这是产科监护的重要指标。对于高危人群,UA 多普勒监测用于胎儿宫内监护,指导临床决定分娩时间。妊娠 28 周后 S/D>3.0 或 RI>0.6 为异常,应密切观察,每天数胎动,每周 1 次胎心监护,每周 1 次超声检查。

3. 注意事项

(1)连续监护脐动脉时应固定位置测量,由于测量值受胎动、胎儿心率等因素的影响,故需注意复查和随访。

(2)测量结果参考相应的脐动脉的测量部位和孕周的常值范围进行解读。

(3)孕 16 周前脐动脉无舒张末期血流是正常生理状态,不要过早评估脐动脉。

(4)注意观察脐动脉舒张期血流有无缺失或反流。

(5)单脐动脉血管内径常大于正常脐动脉血管,因此阻力指数相对偏低。

(二)大脑中动脉

正常胎儿的大脑中动脉(middle cerebral artery,MCA)呈高阻型,当胎儿宫内缺氧时,由于脑保护效应引起脑部血管扩张,阻力下降,血流增加;对于同种免疫溶血性疾病,胎儿血红蛋白减少造成的贫血可引起大脑中动脉的 PSV 加快。大脑中动脉检测主要用于:① 胎儿宫内缺氧及 IUGR 胎儿宫内的监护;② 了解胎儿有无贫血;③ 复杂双胎及其并发症的监护。

1. 测量位置

胎儿颅底丘脑和蝶骨翼水平横切面,将图像放大,运用 CDFI 明确 Willis 环及 MCA 近端,调整探头至动脉走行和声束平行(超声声束与血流方向角度接近 0°),显示大脑中动脉长轴的近端。取样容积放置于大脑中动脉近 Willis 环的近端 1/3 位置(PSV 会随着远离颈内动脉而降低),获取 MCA 频谱,选取 3～10 个连续一致的波形频谱,大脑中动脉频谱在基线上,频谱边缘清晰,无背景声噪,频谱的最高点为收缩期峰值流速(PSV)。

2. 临床意义

(1) 妊娠 11～12 周之前,MCA 无舒张末期血流,至 11～12 周后才出现。正常情况下,随着孕周增加,血流阻力降低,血流速度增高。

(2) 胎儿贫血时,MCA 的 PSV 升高,PSV＞1.5 倍中位数可作为预测中重度贫血的敏感指标(简单记忆法:1.5 倍中位数约等于胎儿孕周数值的两倍)。胎儿缺氧代偿期时,PI 降低;缺氧失代偿期时,PI 升高。

(3) MCA 的 PI 值主要与胎儿宫内缺氧相关:缺氧代偿期时,由于脑保护效应,脑部血管扩张、阻力降低,MCA 反映出脑血供增加的情况,PI 下降;缺氧失代偿期时,PI 增高,则提示胎儿预后不佳。

(4) MCA-PI 评估缺氧时必须结合 UA-PI。

(5) MCA 对于晚发型 FGR 的识别和不良围产期结局的预测有特别重要的价值,它独立于 UA 多普勒,后者在这些胎儿中通常是正常的。

(三) 脑-胎盘血流比

MCA 评估缺氧时必须结合 UA 的 PI,有学者提出脑-胎盘血流比(cerebroplacental ratio,CPR)的概念,即 MCA 的 PI 值与 UA 的 PI 值之比,CPR＝MCA-PI/UA-PI。

临床意义:

(1) 正常胎儿 MCA-PI＞UA-PI,故 CPR＞1。

(2) CPR＜1 或低于第 5 百分位是比较敏感的预测胎儿宫内缺氧的指标。结合了 MCA-PI 和 UA-PI 的 CPR 已被证明,与单独使用 MCA-PI 或 UA-PI 相比,CPR 对缺氧更敏感,和不良围产期妊娠结局也有更好的相关性。

(3) CPR 可被视为晚发型 FGR 的主要监视工具。CPR 异常的,须在短期内结束妊娠,结束时间平均为 7 天。

(四) 子宫动脉

正常情况下,非孕期及早孕期子宫动脉(uterine artery,UtA)可有舒张早期切迹;随着妊娠进展,UtA 血流阻力逐渐降低,舒张期流速增加,PI,RI 值逐渐降低,舒张早期切迹在中孕期消失。

1. 测量方法

(1) 早孕期经腹测量:孕妇应排空膀胱,取仰卧位,获取子宫正中矢状切面显示宫颈,局部放大图像,移动探头显示子宫旁血管,应用 CDFI 扫查沿子宫体上行的 UtA,在 UtA 发出分支前进行多普勒血流测量,取样框宽度一般设置为 2 mm,声束与血流方向夹角＜30°,获得 3～5 个连续稳定、形态均匀一致的 UtA 频谱。用同样的方法测量对侧 UtA。测量 PI,RI,S/D 值及观察有无舒张早期切迹。

(2) 中孕期经腹测量:将探头置于腹部下 1/4 部位,应用 CDFI 显示出 UtA 与髂外动脉交叉,以识别 UtA,取样容积置于距离交叉点约 1 cm 处。少数病例 UtA 分叉出现在与髂外动脉交叉点前,此时取样容积应置于 UtA 分叉之前。用同样的方法测量对侧 UtA。随着孕周增大,子宫常常右旋,右侧 UtA 较左侧更偏向侧方。

由于胎盘位置对频谱影响极大,因而要求测量双侧 UtA 的 PI,取平均值。

2. 临床意义

（1）超声评估 UtA 的血流阻力和舒张期切迹可以预测妊娠期高血压症和 FGR,早孕期预测的敏感性较低,中孕期预测的敏感性和特异性高,但此时临床上没有较好的处理方法,因此 UtA 的多普勒监测作用有限,目前未被常规应用。

（2）胎盘功能不全导致妊娠期高血压症和 FGR 时,UtA 阻力增高,PI,RI 值也明显增高,至中、晚孕期舒张早期切迹持续存在。

3. 注意事项

（1）注意经腹和经阴道超声获取的多普勒参数应使用不同的参考值。

（2）目前所有发表的参考值都是针对子宫形态正常的孕妇建立的,所以对于先天性子宫发育异常的孕妇,对其 UtA 测值的评价及解读是不可靠的。

（五）静脉导管

静脉导管(ductus venosus,DV)是胎儿期特有的连接脐静脉和下腔静脉的一条细小的静脉通路。

1. 测量方法

在胎儿正中矢状纵切面或胎儿中上腹横斜切面上,应用二维超声技术可显示位于脐静脉腹内段和下腔静脉之间的 DV,应用 CDFI 显示 DV 内亮度高于周围静脉血流的细束血流信号,可判断多普勒取样位置是否准确。在早孕期或高危妊娠孕妇中,为避免周边静脉的干扰,取样框应缩小至合适的范围,取样角度应尽可能调整至与 DV 平行。此外还应注意调节扫描速度,使每个平面上都能显示 5～6 个完整波形,以便于更好地观察 a 波。

2. 临床意义

（1）正常胎儿的 DV 血流频谱由"两峰一谷"构成,分别为心室收缩期、心室舒张期和心房收缩期,所对应的 S 波、D 波和 a 波为同向的三相波形。早孕期流速低,晚孕期为 55～90 cm/s,各波峰值流速随孕周进展而逐渐升高,而 PI,RI 值则逐渐降低。正常的胎儿从早孕期开始,DV 的 a 波就是正向的。

（2）当 DV 的 a 波消失或出现反向时为异常：① 早孕期 DV 血流频谱的异常可作为胎儿染色体异常和先天性心脏病的筛查指标。② 中、晚孕期 DV 血流是 FGR 的监测指标,是预测早发型 FGR 胎儿死亡短期风险的最强独立性多普勒参数。③ 研究表明,DV 血流波形只有在胎儿失代偿的晚期才会异常,为胎儿宫内情况恶化的晚期指标,常与酸血症、胎儿心力衰竭、围产期死亡等有关。a 波倒置为晚孕期决定终止妊娠的重要指标。④ TTTS 中,DV 血流出现 a 波异常则为 Quintero 分期中的第三期,应及时处理。⑤ DV 血流还可用于胎儿水肿、胎儿心律失常预后的评估。

（六）脐静脉

脐静脉(umbilical vein,UV)通过静脉导管与下腔静脉相通。

1. 测量方法

取胎儿腹腔内段或脐带游离段获取 UV 血流频谱。

2. 临床意义

（1）从妊娠 12 周起，UV 波形流速缓慢、平稳，没有波动。

（2）异常图像血流频谱出现波动，甚至出现单向、双向、三向等异常波形。

3. 注意事项

（1）临床上不单独使用，UV 血流改变一定是在 UA 出现异常之后才会出现。

（2）UA 舒张期血流消失，此时 UV 血流图形异常，提示胎儿心脏负荷增加、心肌受损，可能出现心力衰竭甚至胎儿死亡。

（3）UV 血流出现单向、双向及三向波时围产儿死亡率高达 50%～60%。

（七）主动脉峡部

主动脉峡部（aortic isthmus，AOI）是位于左锁骨下动脉与动脉导管汇入降主动脉之间的一段主动脉。

1. 测量方法

胎儿主动脉弓长轴切面，将取样门置于左锁骨下动脉起始处远端几毫米处，根据孕周大小调整取样容积，取样线与血流方向角度 <30°，获取 AOI 血流频谱，计算峡部血流指数（isthmus flow index，IFI）=（PSV-PDV）/PSV，收缩指数（isthmic systolic index，ISI）= NS/PSV。PSV：收缩期峰值流速；PDV：舒张期峰值流速；NS：收缩末期最低点流速。

2. 临床意义

（1）正常胎儿 AOI 血流 PSV 随孕周增加而逐步增加；NS 和 ISI 随孕周增加而逐步降低，于孕 22～29 周始终为正值，孕 30 周后开始转为负值，且负值随孕周增加而增加；PDV 于孕 22～37 周随孕周增加而逐步降低，但始终为正值；IFI 于孕 22～37 周随孕周增加呈逐步减小趋势，但 IFI 始终大于 1。

（2）FGR 时，PSV，NS，ISI，PDV 值均降低，严重时舒张期血流消失或反向，PDV 值由正转负，IFI 值降低，小于 1 甚至为负数。

（3）AOI 反映了大脑和全身血管的阻力平衡，有研究显示，AOI-IFI 是 FGR 胎儿围产期不良结局的独立预测因子，AOI-IFI 的降低与 FGR 围产期不良结局显著相关，在 FGR 胎儿临床管理及监测中的潜在价值很高。

（4）纵向研究表明，AOI 异常先于 DV 异常 1 周出现，因此，它预测死产的短期风险不如 DV。

三、产科多普勒超声的临床应用与影响因素

目前较为肯定的临床观点及应用如下：

（1）UA：评估 FGR 敏感性和阴性预测值最高，发生较早。

（2）UA 舒张末期血流消失或反向：预后不良发生率高。

（3）MCA：PSV>1.5 MOM 预测中-重度贫血意义大；PI 值需结合 UA-PI 评估宫内缺氧。

（4）DV：a 波异常更多与心脏结构、功能受损有关，a 波反向在先天性心脏病、TTTS 和水肿胎儿中多见。

（5）FGR 胎儿：UA 舒张期血流消失或反向、UV 搏动性频谱、CPR<1 与预后不良严重

相关,但正常并不代表没有宫内缺氧。

产科多普勒超声受多种因素的影响,如母体体位、胎儿心率、胎儿呼吸样运动、胎盘位置、血管变异以及血液黏性等。检查过程中尤其要正确调节仪器,注意取样部位,尽可能减少测量误差,同时也要考虑生理变化以及疾病的复杂性等因素,参数指标的异常并不意味着胎儿一定存在异常,应结合其他指标和临床表现综合考虑。

第十节　规范化的分级产前超声检查

产前超声检查指应用超声的物理特性,对胎儿及其附属物进行影像学检查,是了解胚胎、胎儿主要解剖结构的大体形态最常用、无创、可重复的方法。超声检查的应用有利于进一步提高出生人口的质量。然而,由于超声技术的局限性,产前超声检查不能发现所有的畸形,也不能对胎儿以后的发育做出预测,所以超声诊断不能等同于临床诊断。中国医师协会组织编写的《中国产科超声检查指南》对从事产前超声检查的医师的资质、仪器设备提出要求,并对各阶段产前超声检查的时机、适应证、内容进行了规范。

一、基本要求

(一)机构设置

(1)产前超声筛查机构的设置:产前超声筛查应在卫生行政部门许可的医疗机构开展。

(2)产前超声诊断机构的设置:产前超声诊断应在卫生行政部门许可的具有产前诊断技术资格的医疗保健机构开展。

(二)人员要求

1. 产前超声筛查医师的条件

(1)从事Ⅱ级或以下产前超声检查的医师必须取得执业医师资格。从事Ⅲ级产前超声检查的医师必须取得执业医师资格,并接受过产前超声诊断系统培训。助理执业医师可以在一级医疗保健机构从事Ⅰ级产前超声检查。

(2)熟练掌握胎儿发育各阶段器官的正常超声图像,对常见的严重体表畸形和内脏畸形有一定的了解和识别能力。

2. 产前超声诊断医师的条件

与原卫生部《产前诊断技术管理办法》中产前超声诊断医师要求一致。

(1)从事产前超声诊断的医师必须取得执业医师资格,并符合下列条件之一:① 大专以上学历,且具有中级以上技术职称,接受过产前超声诊断系统培训;② 在本岗位从事妇产科超声检查工作5年以上,接受过产前超声诊断系统培训。

(2)熟练掌握胎儿发育各阶段器官的正常与异常超声图像,能鉴别常见的严重体表畸形和内脏畸形。

（三）设备要求

1. 产前超声筛查的设备要求

（1）开展一般产前超声检查（Ⅰ级）及常规产前超声检查（Ⅱ级）的超声科（室）应配备实时二维超声诊断仪或彩色多普勒超声诊断仪。开展系统产前超声检查（Ⅲ级）及孕 $11\sim13^{+6}$ 周颈项透明层（nuchal translucency，NT）超声检查的超声科（室）应配备高分辨率彩色多普勒超声诊断仪。在穿透力允许的条件下，尽可能使用频率高的探头。

（2）具有完整的图像记录系统和图文管理系统，供图像分析和资料管理。

2. 产前超声诊断的设备要求

（1）超声科（室）应配备高分辨率的彩色多普勒超声诊断仪。在穿透力允许的条件下，尽可能使用频率高的探头。

（2）彩色多普勒超声诊断仪具有完整的图像记录系统和图文管理系统，供图像分析和资料管理。

二、管理

（1）严格执行中华人民共和国原国家计划生育委员会颁布的《禁止非医学需要的胎儿性别鉴定和选择性别人工终止妊娠的规定》，严禁非医学需要的胎儿性别鉴定。

（2）未取得产前诊断技术服务资格的医疗保健机构在进行产前超声筛查时，若发现可疑病例应出具超声报告，同时应将可疑病例转诊至开展产前诊断技术的医疗保健机构。

（3）规范因医学需要终止妊娠的管理，经产前超声检查发现胎儿有严重畸形需终止妊娠者，须经具有产前诊断资格的医疗机构签署医学意见，并转产科临床处理。

（4）进行服务告知，将本机构开展的产科超声检查服务内容告知孕妇，Ⅲ级和Ⅳ级产前超声检查应与服务对象签署知情同意书。

三、产前超声检查的分类及时机

（一）产前超声检查的分类

（1）早孕期超声检查（孕 13^{+6} 周以内）：① 早孕期普通超声检查；② 孕 $11\sim13^{+6}$ 周 NT 超声检查。

（2）中、晚孕期超声检查：① 一般产前超声检查（Ⅰ级产前超声检查）；② 常规产前超声检查（Ⅱ级产前超声检查）；③ 系统产前超声检查（Ⅲ级产前超声检查）；④ 针对性产前超声检查（Ⅳ级产前超声检查）。

（3）有限产前超声检查、会诊或专家级别超声检查。

（二）产前超声检查的时机

产前超声检查指南推荐产前超声检查的 3 个重要时间段为 $11\sim13^{+6}$ 孕周、$20\sim24$ 孕周、$28\sim34$ 孕周。

四、各类产前超声检查的适应证、检查内容及要求存留的图像

（一）早孕期超声检查

1. 早孕期普通超声检查

可以选择经腹部或经阴道超声检查。一般情况下经腹部超声检查虽可达到检查目的，但经阴道超声检查更方便，无须憋尿，且能更清楚地显示子宫及双附件情况（探头频率较高、探头更接近受检器官），因此当患者不能憋尿或经腹超声检查不明确且符合以下条件时可行经阴道超声检查：无活动性阴道出血、无阴道炎等。

（1）适应证

证实宫内妊娠、临床可疑异位妊娠、明确孕周、诊断多胎妊娠、了解胚胎或胎儿情况（存活或死亡）、早孕期出血查找原因、早孕期下腹痛查找原因、评估母体盆腔包块、子宫畸形、临床怀疑葡萄胎、辅助绒毛活检。

（2）检查内容

① 妊娠囊（GS）：要求观察妊娠囊的位置、数目、大小和形态。

a. 应全面扫查子宫及双附件区，了解妊娠囊的位置及数目，最大限度地减少多胎妊娠、宫角妊娠及异位妊娠的漏诊。

b. 在妊娠囊的最大纵切面和横切面上测量妊娠囊的内径（不包括强回声环）。最大前后径、左右径、上下径之和除以 3 即为妊娠囊平均内径。

c. 孕 5~7 周时妊娠囊平均内径生长速度约为 1 mm/d。

d. 如果是多胎妊娠，需明确绒毛膜性、羊膜性。

e. 经腹超声检查妊娠囊平均内径＞25 mm 或经阴道超声检查妊娠囊平均内径＞20 mm，囊内未见卵黄囊及胚胎回声，应考虑胚胎停育。

f. 经腹超声检查妊娠囊平均内径＜25 mm 或经阴道超声检查妊娠囊平均内径＜20 mm，囊内未见卵黄囊及胚胎回声，需 1~2 周后再次超声复查。

g. 宫内妊娠囊需与宫腔积液相区别。宫腔积液无明显双环征，周边强回声为分离的子宫内膜，有宫腔积液且宫内无妊娠囊时须警惕异位妊娠的发生，应详细检查双侧附件情况。

h. hCG 阳性，宫内未见妊娠囊回声，可以有 3 种情况：孕周太小、异位妊娠或流产，应详细检查宫外情况，对高度怀疑异位妊娠者需建议阴道超声检查。

② 卵黄囊：要求观察卵黄囊的大小与形态。

a. 卵黄囊是妊娠囊内第一个能观察到的结构，它的出现是妊娠的有力证据。

b. 经阴道超声检查，停经 35~37 d 常能显示卵黄囊；经腹超声检查，停经 42~45 d 常能显示卵黄囊。

c. 卵黄囊直径正常值范围为 3~8 mm，平均为 5 mm。

d. 卵黄囊直径＞10 mm 时，预后不良。卵黄囊不显示、直径小于 3 mm、变形、内部出现强回声等改变时，预后不良。

③ 测量头臀长，观察胎心搏动。

a. 系列横切面及纵切面对妊娠囊行全面扫查，观察胚胎/胎儿数目；头臀长应在胚胎最大长轴切面测量或在胎儿正中矢状切面测量，此时胎儿为自然伸展姿势，无过伸或过屈。

b. 5~7 孕周胚胎头臀长生长速度约为 1 mm/d。

c. 经阴道超声检查胚长＜5 mm 或经腹超声检查胚长＜9 mm 而未能观察到胎心搏动时，需 7~10 d 后随访复查。

d. 经阴道超声检查胚长＞5 mm 或经腹超声检查胚长＞9 mm 而未能观察到胎心搏动时，应考虑为胚胎停育。

e. 孕 6.5 周前，胎心搏动＜100/min，其后胎心搏动逐渐加快，至孕 9 周可达 180/min，随后逐渐减缓，至孕 14 周时约为 140/min。

④ 子宫及双附件：要求观察子宫形态、肌层回声、子宫腔有无积液；双附件有无包块，如有包块需测量包块的大小并观察包块形态、边界、囊实性、血供，以及与卵巢、子宫的关系等，并评估包块的性质。

（3）需存留的图像

建议至少存留以下 5 幅超声图像：① 妊娠囊最大纵切面测量妊娠囊最大长径及前后径；② 妊娠囊最大横切面测量妊娠囊最大横径；③ 胚胎最大长轴切面/胎儿正中矢状切面测量头臀长；④ 左侧卵巢；⑤ 右侧卵巢。

（4）注意事项

① 头臀长度应在胚胎最大长轴切面测量或在胎儿正中矢状切面测量，此时胎儿为自然伸展姿势，无过伸或过屈。

② 超声不能诊断所有异位妊娠，目前国内文献报道异位妊娠的经腹超声检出率为 40.9%~76.0%，经阴道超声检出率为 75.6%~95.8%。

2. 11~13^{+6}孕周 NT 超声检查

（1）适应证

适合所有孕妇，尤其适合以下适应证：孕妇年龄＜18 岁或≥35 岁，夫妇一方是染色体平衡易位携带者，孕妇染色体异常，孕妇患有贫血、糖尿病、高血压、严重营养障碍等疾病，孕妇吸烟、酗酒，早孕期有 X 线照射史或病毒感染史，有异常胎儿妊娠史，有遗传病家族史，试管婴儿。

（2）检查内容

① 胎儿数目：多胎妊娠需明确绒毛膜数和羊膜数。

② 胎心搏动。

③ 测量头臀长。

a. 应在胎儿正中矢状切面上测量，胎儿处于自然姿势，无过度后仰及前屈。

b. 尽可能放大图像至只显示胎儿。

c. 头顶部及臀部皮肤轮廓线要清楚显示。

④ 测量 NT。建议在头臀长为 45~84 mm 时测量，相当于孕 11~13^{+6}周。

a. 标准测量平面是胎儿正中矢状切面，此切面亦是测量头臀长的标准切面。

b. 应尽可能放大图像至只显示胎儿头颈部及上胸部，令测量游标轻微移动只能改变测量结果 0.1 mm。

c. 标准 NT 测量平面的特征：胎儿面部轮廓清楚显示，鼻骨表面皮肤线、鼻骨、鼻尖三者形成 3 条短强回声线；下颌骨仅显示为圆点状强回声；胎儿颅脑清楚显示丘脑、中脑、脑干、第四脑室及颅后窝池。颈背部皮下清楚显示长条形带状无回声即为颈后透明层。

d. 应清楚显示并确认胎儿背部皮肤及 NT 前后平行的两条高回声带，应在 NT 最宽处测量,且垂直于皮肤强回声带,测量游标的内缘应置于无回声的 NT 外缘。

e. 应测量多次,并记录测量所得的最大数值。

f. 有颈部脑脊膜膨出时,注意辨认,避免误测。

g. 有脐带绕颈时,需测量脐带绕颈处上下 NT 厚度,并取其平均值。

h. NT 值随孕周的增大而增厚,但一般不超过 3.0 mm。NT 增厚,胎儿染色体异常风险增大。

i. 应明确区分皮肤和羊膜,避免将羊膜误认为皮肤,从而导致误测 NT。

⑤ 脉冲多普勒检测静脉导管血流频谱。

a. 在正中矢状切面上放大图像至只显示胎儿下胸和上腹部。

b. 调整声束与静脉导管血流之间的夹角,尽可能使该夹角<60°。

c. 脉冲多普勒取样容积应根据静脉导管血流信号进行调整,尽可能不超越静脉导管大小。

⑥ 胎儿附属物。

a. 胎盘:观察胎盘位置,测量胎盘厚度。

b. 羊水量:测量羊水池最大深度。

⑦ 孕妇子宫:主要观察宫颈内口,如孕妇提供子宫肌瘤病史需评估肌瘤位置及大小。

（3）存留的图像

建议至少存留以下 3 幅超声图像:① 胎儿正中矢状切面图测量头臀长;② 胎儿头颈及上胸部正中矢状切面测量 NT;③ 静脉导管血流频谱图。

3. 11～13^{+6}周胎儿解剖结构检查

早孕期的很多超声征象与孕龄相关,其中在妊娠 8～13^{+6}周期间根据 CRL 估计孕龄比较准确。CRL>84 mm 时,采用头围估计孕龄。早孕期不要求必须测量腹围及股骨长度。

（1）检查内容

除上述 NT 检查内容外,还包括胎儿严重结构畸形的筛查。

① 胎儿头面部:显示强回声的颅骨、鼻骨、下颌等;妊娠 11 周可以显示骨化的椭圆形头颅环状强回声,头颅无缺损,大脑镰居中,左右大脑半球对称,侧脑室占大脑半球的大部分,侧脑室腔内 2/3 充满高回声的脉络丛。

② 颈部:了解有无颈部水囊瘤。

③ 胸腔:肺呈等回声,无明显胸腔积液及占位,心脏位于左侧胸腔,心脏搏动存在。

④ 腹腔及腹壁:妊娠 12 周,生理性中肠疝消失,脐带插入正常,可见膀胱无回声,胃泡位于左上腹腔。

⑤ 四肢:每个肢体存在三节段。

⑥ 如果孕妇有剖宫产史,应注意观察胎盘位置与剖宫产瘢痕之间的关系。

11～13^{+6}周胎儿解剖结构超声检查存留的图像建议为:胎儿正中矢状切面图测量头臀长;胎儿头颈及上胸部正中矢状切面测量 NT;胎儿鼻骨矢状面;胎儿侧脑室横切面;胎儿小脑水平横切面;胎儿双眼球冠状切面;胎儿鼻后三角冠状切面;胎儿鼻唇冠状切面;胎儿四腔心切面彩色多普勒;胎儿三血管-气管切面彩色多普勒;胎儿上腹部横切面;胎儿脐带腹壁插入口横切面;胎儿膀胱水平横切面彩色多普勒;胎儿右上肢冠状切面声像图;胎儿左上肢冠状切面声像图;胎儿右下肢矢状切面声像图;胎儿左下肢矢状切面声像图;静脉导管血流频谱图。

（2）注意事项

① 由于早孕期胎儿结构很小，因而早孕期严重胎儿结构畸形的筛查对于超声医生的技术、检查所用的时间、超声诊断仪的质量等均有较高要求，有能力的医疗机构可以开展早孕期胎儿严重结构畸形的筛查。

② 早孕期仅能筛查几种严重的结构畸形，很多明显的胎儿结构畸形到中、晚孕期才能出现，不能在早孕期超声检查时发现。系统性的胎儿结构畸形的筛查在中孕期进行，早孕期筛查不能取代中孕期筛查。

③ NT 的测量必须有严格的质量控制，否则误差会比较大。

④ 早孕期不诊断胎盘前置或低置。

（二）中、晚孕期超声检查

1. 一般产前超声检查（Ⅰ级）

（1）适应证

适合所有孕妇，尤其适合有以下适应证的孕妇：怀疑异位妊娠、胎动消失、怀疑羊水量异常、胎头倒转术前、胎膜早破。

（2）检查内容

① 胎儿数目。

② 胎方位。

③ 观察并测量胎心率。

④ 胎儿生物学测量：双顶径、头围、股骨长度、腹围。

⑤ 胎儿附属物。

a. 胎盘：观察胎盘位置、测量厚度、评估胎盘成熟度。

b. 羊水量：测量羊水最大深度。

（3）需存留的图像

建议存留以下超声图像：① 丘脑水平横切面；② 上腹部横切面（腹围测量切面）；③ 股骨长轴切面；④ 测量胎心率图（多普勒或 M 型）。

（4）注意事项

① 一般产前超声检查（Ⅰ级）主要进行胎儿主要生长参数的检查，不进行胎儿解剖结构的检查，也不进行胎儿畸形的筛查。

② 若检查医师发现胎儿异常，超声报告需做出具体说明，并转诊或建议系统产前超声检查（Ⅲ级）。

2. 常规产前超声检查（Ⅱ级）

（1）适应证

① 按原卫生部《产前诊断技术管理办法》规定，初步筛查六大类畸形：无脑儿、严重脑膨出、严重开放性脊柱裂、严重胸腹壁缺损伴内脏外翻、单腔心、致死性软骨发育不良。

② 估测孕周，评估胎儿大小。

③ 确定胎方位、怀疑异位妊娠、胎动消失、怀疑羊水量异常、胎头倒转术前、胎膜早破、胎盘位置及胎盘成熟度评估、孕妇阴道出血、孕妇下腹痛等。

（2）检查内容

① 胎儿数目。

② 胎方位。

③ 观察并测量胎心率。

④ 胎儿生物学测量：双顶径、头围、股骨长度、腹围，超声评估妊娠周及体重。

⑤ 胎儿解剖结构检查。

a. 胎儿头颅：要求观察颅骨的完整性，观察颅内重要结构，包括大脑半球、脑中线、侧脑室、颅后窝池。

b. 胎儿心脏：显示并观察四腔心切面，要求观察心房、心室、房间隔、室间隔、房室瓣，怀疑胎儿心脏畸形者应建议进行系统产前超声检查（Ⅲ级）或胎儿超声心动图检查（Ⅳ级）。

c. 胎儿脊柱：通过脊柱矢状切面观察脊柱，必要时可加做脊柱冠状切面及横切面扫查。

d. 胎儿腹部：通过上腹部横切面、脐带腹壁插入口横切面、膀胱水平横切面、双肾横切面或矢状切面或冠状切面，观察腹壁、肝、胃、双肾、膀胱、脐带腹壁入口、脐动脉数目。

e. 胎儿四肢：显示一侧股骨并测量股骨长度。

⑥ 胎儿附属物。

a. 胎盘：观察胎盘位置，测量厚度（应测量胎盘母体面及胎儿面之间的最大垂直距离），评估胎盘成熟度。

b. 羊水量：测量羊水最大深度。

⑦ 孕妇子宫及双附件：主要观察宫颈内口；如孕妇提供子宫肌瘤病史，在许可情况下，评估子宫肌瘤位置及大小。

（3）需存留的图像

建议存留以下超声图像：丘脑水平横切面；小脑水平横切面；四腔心切面；上腹部横切面（腹围测量切面）；脐带腹壁入口腹部横切面；脐动脉水平膀胱横切面；双肾横切面或矢状切面或冠状切面；脊柱矢状切面；股骨长轴切面；孕妇宫颈管矢状切面；测量胎心率图（多普勒或 M 型）；测量胎盘厚度切面；最大羊水池切面测量最大羊水池深度。

（4）注意事项

常规产前超声检查（Ⅱ级）最少应检查以上胎儿解剖结构。但有时受胎位、羊水过少、母体因素等影响，超声检查并不能很好地显示这些结构，对此超声报告须做出说明。

3. 系统产前超声检查（Ⅲ级）

（1）适应证

适合所有孕妇，尤其适合有以下适应证的孕妇：一般产前超声检查（Ⅰ级）或常规产前超声检查（Ⅱ级）发现或疑诊胎儿畸形、有胎儿畸形高危因素。

（2）检查内容

① 胎儿数目：多胎妊娠，需明确绒毛膜囊数与羊膜囊数。绒毛膜囊数应结合早孕期超声检查结果、胎盘数目、胎儿性别进行综合判断。

② 胎方位。

a. 妊娠 28 周后需报告胎方位。

b. 多胎妊娠除了报告各胎的胎方位外，还需注明各胎儿间的位置关系，如宫腔左侧、宫腔右侧、宫腔上段、宫腔下段。

③ 胎心搏动。

a. 正常胎心率为 $120 \sim 160$ min^{-1}。

b. 胎儿心律失常，或心率持续 >160 min^{-1} 或持续 <120 min^{-1} 时，应进行胎儿超声心动

图检查。

④ 生物学测量。

a. 双顶径：双顶径的测量应在标准丘脑水平横切面上进行。标准丘脑水平横切面要求颅骨呈椭圆形强回声环，两侧大脑半球对称，脑中线居中，清楚显示透明隔腔、两侧对称丘脑及丘脑之间裂隙样第三脑室。测量双顶径时测量游标置于近侧颅骨外缘至远侧颅骨内缘，并垂直于脑中线。

b. 头围：如果胎头过扁或过圆，利用双顶径估测孕周误差较大，应加测头围。头围与双顶径均在丘脑水平横切面上测量，测量头围时测量游标置于颅骨强回声环外缘。

c. 小脑横径：小脑横径的测量应在小脑水平横切面上进行。标准的小脑水平横切面要求同时显示清晰的小脑半球且左右对称及前方的透明隔腔。

d. 肱骨/股骨长度：标准肱骨/股骨测量切面显示肱骨/股骨长轴切面，声束最好能垂直于肱骨/股骨长轴，或声束与肱骨/股骨夹角为 $45°\sim90°$，肱骨/股骨两端可清楚显示，测量游标置于肱骨/股骨两端中点，不包括肱骨/股骨骺；妊娠 14 周后，利用股骨长估测孕周较为可靠。

e. 腹围：腹围应在标准上腹部横切面上测量。标准上腹部横切面近圆形，肝、胃可见，脐静脉与左门静脉相连，不显示双肾，脊柱横断面显示 3 个强回声团，测量游标置于皮肤外缘。当存在大的脐膨出、腹裂、大量腹水时，利用腹围估测孕周误差较大，应放弃。

f. 超声评估孕周及体重：超声评估孕周及体重是通过超声测量双顶径、腹围、股骨长等计算出来的，均有误差。超声估测体重误差范围一般在 $\pm15\%$；超声估测孕周在妊娠 26 周前误差较小，而 26 周后误差较大，为 $\pm(2\sim3)$ 周。超声评估孕周及体重时，存在测量误差及切面误差，即使同一检查者在一次检查过程中多次测量或一次检查中由不同检查者进行测量，测量结果不会完全相等。评估胎儿生长速度的超声复查时间常安排在 $2\sim4$ 周后进行。

⑤ 胎儿解剖结构检查。

a. 胎头：要求观察颅骨、大脑、大脑镰、透明隔腔、丘脑、第三脑室、侧脑室、小脑半球、小脑蚓部、颅后窝池。以下 3 个切面对这些内容的显示与观察很重要：丘脑水平横切面、侧脑室水平横切面、小脑水平横切面。

b. 胎儿颜面部：要求观察胎儿的双眼眶、双眼球、鼻、唇。以下 3 个切面对这些内容的显示与观察很重要：双眼球水平横切面、鼻唇冠状切面、颜面部正中矢状切面。

c. 胎儿颈部：要求观察胎儿颈部包块、皮肤水肿、囊性淋巴管瘤。

d. 胎儿胸部：要求观察胎儿双肺、心胸比值。以下切面对这些内容的显示与观察很重要：胸部横切面（四腔心切面）。

e. 胎儿心脏：要求观察胎儿心轴、心尖指向、心房、心室、房间隔、室间隔、房室瓣、主动脉、肺动脉。以下切面对这些内容的显示与观察很重要：四腔心切面、左心室流出道切面、右心室流出道切面、三血管切面、三血管气管切面。

f. 胎儿膈肌：要求观察膈肌的连续性、腹腔脏器（胃泡、肝等）及心脏与膈肌的位置关系。以下切面对这些内容的显示与观察很重要：膈肌冠状切面（或分别显示左侧及右侧膈肌矢状切面）。

g. 胎儿腹部：要求观察肝、胃、双肾、膀胱、肠道、脐带腹壁入口。以下切面对这些内容的显示与观察很重要：上腹部横切面、双肾横切面（或分别显示左肾及右肾矢状切面或双肾冠状切面）、脐动脉水平膀胱横切面、脐带腹壁入口腹部横切面。

h. 胎儿脊柱:要求观察颈段、胸段、腰段及骶尾段脊柱。以下切面对这些内容的显示与观察很重要:常规显示脊柱矢状切面,怀疑脊柱异常时可加做脊柱冠状切面及横切面。

i. 胎儿四肢:要求观察双侧上臂及其内肱骨,双侧前臂及其内尺骨、桡骨,双侧大腿及其内股骨,双侧小腿及其内胫骨、腓骨,双手及双足有无。以下切面对这些内容的显示与观察很重要:左、右肱骨长轴切面,左、右尺、桡骨长轴切面,左、右尺、桡骨短轴切面,左、右手冠状切面,左、右股骨长轴切面,左、右胫、腓骨长轴切面,左、右胫、腓骨短轴切面,左、右足矢状切面与足底平面。

⑥ 胎盘:要求观察胎盘位置、成熟度、胎盘下缘与宫颈内口的关系、脐带胎盘入口、测量胎盘厚度,胎盘厚度应测量胎盘母体面及胎儿面之间的最大垂直距离。以下切面对这些内容的显示与观察很重要:脐带胎盘入口切面、胎盘厚度测量切面、宫颈内口矢状切面。

a. 妊娠 28 周前一般不诊断前置胎盘。

b. 脐带胎盘入口难以显示或不显示时,应在报告上注明。

c. 胎盘早剥主要为临床诊断,其产前超声检出率低,据报道为 2%～50%。

⑦ 脐带:要求观察脐带血管数目、脐带胎盘入口及胎儿腹壁入口、妊娠 28 周后评估脐动脉血流频谱。以下切面对这些内容的显示与观察很重要:脐动脉水平膀胱横切面、脐带胎盘入口切面、脐带腹壁入口切面。

⑧ 羊水量:用羊水池最大深度或羊水指数评估羊水量。

a. 测量羊水池最大深度时,超声探头应垂直于水平面。测量区域不能有脐带和肢体。

b. 羊水指数的测量是以母体肚脐为中心将腹部分为 4 个象限,依次测量 4 个象限内羊水池最大深度后求和即为羊水指数。注意所测羊水池不能位于胎儿的一侧。

⑨ 母体子宫及双附件:要求观察子宫壁、宫颈管、宫颈内口、双侧附件。

a. 当经腹超声检查宫颈矢状切面显示欠清时,经会阴超声检查或经阴道超声检查可显示清楚,经阴道超声检查对宫颈内口的观察最好,但在以下情况中禁用:宫颈功能不全、阴道活动性出血、阴道炎。

b. 注意扫查子宫壁,尽可能发现较大的子宫肌瘤,观察双附件。

c. 目前尚无足够证据支持在低危人群中广泛应用多普勒观测子宫动脉血流情况,但当怀疑宫内发育迟缓(IUGR)或妊娠高血压综合征时建议测量子宫动脉血流频谱。

(3) 需存留的图像

建议至少存留以下超声图像:丘脑水平横切面;侧脑室水平横切面;小脑水平横切面;鼻唇冠状切面;双眼球水平横切面;颜面部正中矢状切面;四腔心切面;左心室流出道切面;右心室流出道切面;三血管切面;三血管-气管切面;测量胎心率图(多普勒或 M 型);膈肌冠状切面(或右侧膈肌矢状切面/左侧膈肌矢状切面);上腹部横切面(腹围测量切面);脐带腹壁入口腹部横切面;脐动脉水平膀胱横切面;双肾横切面(或双肾矢状切面/双肾冠状切面);脊柱矢状切面(必要时加做脊柱横切面、脊柱冠状切面);肩胛骨水平横切面;肱骨长轴切面(左、右);尺、桡骨长轴切面(左、右);尺、桡骨短轴切面(左、右);手冠状切面(左、右);髂骨水平横切面;股骨长轴切面(左、右);胫、腓骨长轴切面(左、右);胫、腓骨短轴切面(左、右);足矢状切面(左、右);足底平面(左、右);孕妇宫颈管矢状切面;胎盘脐带入口切面;测量胎盘厚度切面;脐动脉血流频谱图;最大羊水池切面测量最大羊水池深度。

(4) 注意事项

① 虽然利用系统产前超声检查(Ⅲ级)对胎儿解剖结构进行系统筛查,胎儿主要解剖结

构可通过上述各切面得以观察与显示,但期望所有胎儿畸形都能通过系统产前超声检查检出是不现实也不可能的。目前国内外文献报道部分胎儿畸形产前超声检断率如下,以供参考:

无脑儿产前超声检出率为87%以上;

严重脑膨出产前超声检出率为77%以上;

开放性脊柱裂检出率为61%～95%;

严重胸腹壁缺损伴内脏外翻产前超声检出率为60%～86%;

胎儿唇腭裂产前超声总检出率为26.6%～92.5%;

单纯腭裂产前超声检出率为0～1.4%;

膈疝产前超声检出率约为60.0%;

房间隔缺损产前超声检出率为0～5.0%;

室间隔缺损产前超声检出率为0～66.0%;

左心发育不良综合征产前超声检出率为28.0%～95.0%;

法洛四联症产前超声检出率为14.0%～65.0%;

右心室双出口产前超声检出率约为70.0%;

单一动脉干产前超声检出率约为67.0%;

消化道畸形产前超声检出率为9.2%～57.1%;

胎儿肢体畸形产前超声检出率为22.9%～87.2%。

② 系统产前超声检查(Ⅲ级)受一些潜在因素的影响,如孕妇腹壁脂肪厚可导致声衰减,图像质量差;胎儿某些体位可影响部分部位观察(如正枕前位难以显示胎儿颜面部、导致心脏观察困难,胎儿面贴近宫壁难以显示颜面部等);羊水过多时胎儿活动频繁,难以获取标准切面;羊水过少时缺乏良好的羊水衬托,胎儿结构显示难度加大等。因此,当一次超声检查难以完成所有要求检查的内容时,应告知孕妇并在检查报告上提示,建议复查或转诊。

③ 系统产前超声检查(Ⅲ级)建议在20～24孕周进行。

4. 针对性产前超声检查(Ⅳ级)

Ⅳ级检查是指针对胎儿、孕妇特殊问题进行特定目的的检查,如胎儿超声心动图检查、胎儿神经系统检查、胎儿肢体检查、胎儿颜面部检查等。

一般产前超声检查(Ⅰ级)、常规产前超声检查(Ⅱ级)、系统产前超声检查(Ⅲ级)发现或疑诊胎儿异常、有胎儿异常的高危因素、母体血生化检验异常等均可进行针对性产前超声检查(Ⅳ级)。

(三)有限产前超声检查

有限产前超声检查主要用于急诊超声或床边超声,若病情危急或孕妇难以配合检查,则只检查临床医师要求了解的某一具体问题,如只了解胎儿数目或胎心率或孕妇宫颈或羊水量或胎位或盆腹腔积液等。存留要求检查内容的相关图像即可。如有阴道出血的孕妇,确定胎心搏动或临产时确定胎方位。

五、胎儿安全性

一般认为产前超声检查是安全无害的,目前尚无研究证实诊断性产前超声检查对胚胎、胎儿会产生不良影响。胎儿超声检查应遵循"最小剂量"原则,即完成该检查尽可能使用最小超声能量。

六、双胎妊娠超声检查规范

(一)检查孕周

无并发症的双绒毛膜双胎应常规进行早孕超声检查、中孕详细超声检查以及之后的每四周一次的超声检查(见图4.10.1),有并发症的双绒毛膜双胎应根据其具体情况及严重程度增加超声检查的次数。无并发症的单绒毛膜双胎应常规进行早孕超声检查、中孕详细超声检查以及在妊娠16周之后每两周进行一次超声检查,及时发现双胎输血综合征(twin-twin transfusion syndrome,TTTS)和双胎贫血-多血序列征(twin anemia-polycythemia sequence,TAPS)等单绒毛膜双胎的并发症(见图4.10.2),有并发症的单绒毛膜双胎应根据其具体情况及严重程度增加超声检查的次数。

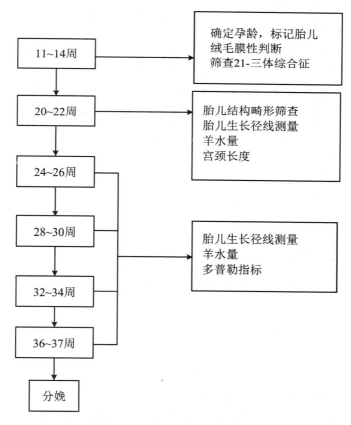

图4.10.1　双绒毛膜双胎妊娠检查流程图(无并发症)

(二)检查切面

双胎中每个胎儿结构筛查检查切面同单胎指南,双胎妊娠增加显示双胎间分隔以及羊膜与胎盘连接处切面。

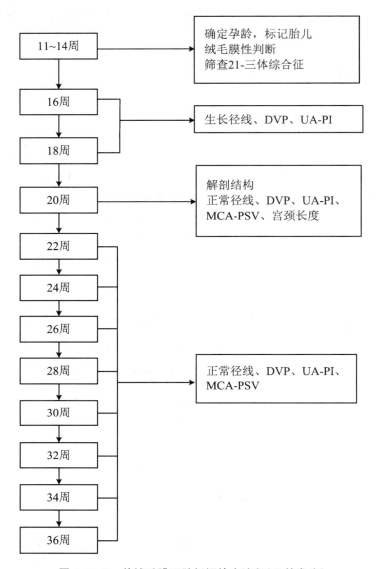

图 4.10.2　单绒毛膜双胎妊娠检查流程(无并发症)

注：DVP——最大羊水深度(deepest vertical pocket)，MCA——大脑中动脉(middle cerebral artery)，PSV——峰值流速(peak systolic velocity)，UA——脐动脉(unbilical artery)。

（三）检查内容

（1）估测孕周：估测双胎妊娠孕周在胎儿头臀长为 45～84 mm(妊娠 11～13^{+6} 周)时进行。对自然怀孕的双胎妊娠，应采用 CRL 测量较大者估测孕周。通过体外受精妊娠的双胎，估测孕周应采用受精卵移植的时间。对于 14 周以后首次检查的双胎妊娠，应采用较大的头围测量估测孕周。

（2）确定绒毛膜性和羊膜性。

（3）双胎标记：双胎的标记应遵循一种可靠且统一的标准，并在孕妇的报告中明确记录。标记的标准包括：

① 胎儿的位置:左或右,上或下。

② 根据胎盘上脐带插入点,边缘性插入或者帆状胎盘附着。

③ 在双胎妊娠并发症中的胎儿特征,如双胎生长不一致中的较大者和较小者。在正常双胎妊娠中,采用最多的是根据胎儿的位置进行标记。

(4) 详细的胎儿解剖结构筛查:早孕期超声检查(11～13^{+6}周)应对胎儿有无严重结构畸形进行评估。常规双胎中孕期胎儿结构异常筛查遵循中孕期胎儿结构检查的指南,对双胎儿的心脏检查应遵循相关的胎儿心脏检查指南。检查均应由经验丰富的操作者在妊娠20～24周进行。双胎结构异常的发生率高于单胎,并且2个胎儿在1个宫腔内,使得超声检查需要更长的检查时间,难度更大,因而让孕妇及家属充分了解超声检查的难度及局限性是非常有必要的。

(5) 胎儿生物指标测定:双顶径、头围、腹围、股骨长。

(6) 羊水量:分别对两个羊膜腔内的羊水量测量最大羊水池深度(deepest vertical pocket,DVP)。

(7) 双绒毛膜双胎从妊娠24周开始测量脐动脉多普勒指标。

(8) 单绒毛膜双胎从妊娠16周开始测量脐动脉多普勒指标,20周开始测量大脑中动脉峰值流速(middle cerebral artery peak systolic velocity,MCA-PSV),以便对双胎贫血-多血序列征进行筛查。

(9) 在中孕期进行双胎畸形筛查时测量孕妇宫颈管长度,了解有无早产风险。

(四) 注意事项

(1) 早期判断双胎绒毛膜性及羊膜性,不同类型双胎发生并发症的风险不同,临床随访处理原则不同。

(2) 超声对于无明显结构异常、径线相近的单羊膜囊双胎标记困难。

(3) 双胎结构检查的困难远大于单胎。

附录 A　常用多普勒测量参数参考值

表 A.1　不同孕周脐动脉搏动指数(PI)参考值(百分位数)

孕周	脐动脉搏动指数(PI)参考值								
	2.5th%	5th%	10th%	25th%	50th%	75th%	90th%	95th%	97.5th%
19	2.97	1.02	1.08	1.18	1.30	1.44	1.57	1.66	1.74
20	0.94	0.99	1.04	1.14	1.27	1.40	1.54	1.62	1.70
21	0.90	0.95	1.00	1.10	1.22	1.36	1.49	1.58	1.65
22	0.87	0.92	0.97	1.07	1.19	1.32	1.46	1.54	1.62

续表

孕周	脐动脉搏动指数(PI)参考值								
	2.5th%	5th%	10th%	25th%	50th%	75th%	90th%	95th%	97.5th%
23	0.84	0.89	0.94	1.04	1.15	1.29	1.42	1.50	1.58
24	0.81	0.86	0.91	1.00	1.12	1.25	1.38	1.47	1.55
25	0.78	0.83	0.88	0.97	1.09	1.22	1.35	1.44	1.51
26	0.76	0.80	0.85	0.94	1.06	1.19	1.32	1.41	1.48
27	0.73	0.77	0.82	0.92	1.03	1.16	1.29	1.38	1.45
28	0.71	0.75	0.80	0.89	1.00	1.13	1.26	1.35	1.43
29	0.68	0.72	0.77	0.86	0.98	1.10	1.23	1.32	1.40
30	0.66	0.70	0.75	0.84	0.95	1.08	1.21	1.29	1.37
31	0.64	0.68	0.73	0.82	0.93	1.05	1.18	1.27	1.35
32	0.62	0.66	0.70	0.79	0.90	1.03	1.16	1.25	1.32
33	0.60	0.64	0.68	0.77	0.88	1.01	1.14	1.22	1.30
34	0.58	0.62	0.66	0.75	0.86	0.99	1.12	1.20	1.28
35	0.56	0.60	0.64	0.73	0.84	0.97	1.09	1.18	1.26
36	0.54	0.58	0.63	0.71	0.82	0.95	1.07	1.16	1.24
37	0.53	0.56	0.61	0.69	0.80	0.93	1.05	1.14	1.22
38	0.51	0.55	0.59	0.68	0.78	0.91	1.04	1.12	1.20
39	0.49	0.53	0.57	0.66	0.76	0.89	1.02	1.10	1.18
40	0.48	0.51	0.56	0.64	0.75	0.87	1.00	1.09	1.17
41	0.47	0.50	0.54	0.63	0.73	0.85	0.98	1.07	1.15

表 A.2　不同孕周脐动脉阻力指数(RI)参考值(百分位数)

孕周	脐动脉阻力指数(RI)参考值								
	2.5th%	5th%	10th%	25th%	50th%	75th%	90th%	95th%	97.5th%
19	0.64	0.66	0.68	0.72	0.77	0.81	0.85	0.88	0.90
20	0.63	0.65	0.67	0.71	0.75	0.80	0.84	0.87	0.89
21	0.62	0.64	0.66	0.70	0.74	0.79	0.83	0.85	0.88
22	0.60	0.62	0.65	0.68	0.73	0.78	0.82	0.84	0.87
23	0.59	0.61	0.63	0.67	0.72	0.76	0.81	0.83	0.86
24	0.58	0.60	0.62	0.66	0.71	0.75	0.80	0.82	0.85
25	0.56	0.58	0.61	0.65	0.69	0.74	0.79	0.81	0.84
26	0.55	0.57	0.59	0.64	0.68	0.73	0.78	0.80	0.83

孕周	脐动脉阻力指数(RI)参考值								
	2.5th%	5th%	10th%	25th%	50th%	75th%	90th%	95th%	97.5th%
27	0.54	0.56	0.58	0.62	0.67	0.72	0.77	0.79	0.82
28	0.53	0.55	0.57	0.61	0.66	0.71	0.76	0.78	0.81
29	0.51	0.53	0.56	0.60	0.65	0.70	0.75	0.77	0.80
30	0.50	0.52	0.54	0.59	0.64	0.69	0.74	0.76	0.79
31	0.49	0.51	0.53	0.58	0.63	0.68	0.73	0.76	0.78
32	0.47	0.50	0.52	0.56	0.61	0.67	0.72	0.75	0.77
33	0.46	0.48	0.51	0.55	0.60	0.66	0.71	0.74	0.77
34	0.45	0.47	0.50	0.54	0.59	0.65	0.70	0.73	0.76
35	0.44	0.46	0.48	0.53	0.58	0.64	0.69	0.72	0.75
36	0.42	0.45	0.47	0.52	0.57	0.63	0.68	0.71	0.74
37	0.41	0.43	0.46	0.51	0.56	0.62	0.67	0.70	0.73
38	0.40	0.42	0.45	0.50	0.55	0.61	0.66	0.70	0.73
39	0.39	0.41	0.44	0.48	0.54	0.60	0.65	0.69	0.72
40	0.38	0.40	0.43	0.47	0.53	0.59	0.65	0.68	0.71
41	0.39	0.39	0.41	0.46	0.52	0.58	0.64	0.67	0.70

表 A.3　不同孕周脐动脉收缩期与舒张期血流速度比值(S/D)参考值

孕周	脐动脉收缩期与舒张期血流速度比值(S/D)参考值								
	2.5th%	5th%	10th%	25th%	50th%	75th%	90th%	95th%	97.5th%
19	2.73	2.93	3.19	3.67	4.28	5.00	5.75	6.62	6.73
20	2.63	2.83	3.07	3.53	4.11	4.80	5.51	5.99	6.43
21	2.51	2.70	2.93	3.36	3.91	4.55	5.22	5.67	6.09
22	2.43	2.60	2.83	3.24	3.77	4.38	5.03	5.45	5.85
23	2.34	2.51	2.72	3.11	3.62	4.21	4.82	5.22	5.61
24	2.25	2.41	2.62	2.99	3.48	4.04	4.63	5.02	5.38
25	2.17	2.33	2.52	2.88	3.35	3.89	4.45	4.83	5.18
26	2.09	2.24	2.43	2.78	3.23	3.75	4.30	4.66	5.00
27	2.02	2.17	2.35	2.69	3.12	3.63	4.15	4.50	4.83
28	1.95	2.09	2.27	2.60	3.02	3.51	4.02	4.36	4.67
29	1.89	2.03	2.20	2.52	2.92	3.40	3.89	4.22	4.53
30	1.83	1.96	2.13	2.44	2.83	3.30	3.78	4.10	4.40

孕周	脐动脉收缩期与舒张期血流速度比值(S/D)参考值								
	2.5th%	5th%	10th%	25th%	50th%	75th%	90th%	95th%	97.5th%
31	1.77	1.90	2.06	2.36	2.75	3.20	3.67	3.98	4.27
32	1.71	1.84	2.00	2.29	2.67	3.11	3.57	3.87	4.16
33	1.66	1.79	1.94	2.23	2.60	3.03	3.48	3.77	4.06
34	1.61	1.73	1.88	2.16	2.53	2.95	3.39	3.68	3.96
35	1.57	1.68	1.83	2.11	2.46	2.87	3.30	3.59	3.86
36	1.52	1.64	1.78	2.05	2.40	2.80	3.23	3.51	3.78
37	1.48	1.59	1.73	2.00	2.34	2.74	3.15	3.43	3.69
38	1.44	1.55	1.69	1.95	2.28	2.67	3.08	3.36	3.62
39	1.40	1.51	1.61	1.90	2.23	2.61	3.02	3.29	3.54
40	1.36	1.47	1.60	1.85	2.18	2.56	2.96	3.22	3.48
41	1.33	1.43	1.56	1.81	2.13	2.50	2.90	3.16	3.41

表 A.4 不同孕周大脑中动脉搏动指数(PI)参考值(百分位数)

孕周	大脑中动脉搏动指数(PI)参考值						
	5th%	10th%	25th%	50th%	75th%	90th%	95th%
20	1.162	1.227	1.344	1.486	1.644	1.800	1.901
21	1.213	1.278	1.396	1.540	1.699	1.855	1.956
22	1.263	1.330	1.450	1.595	1.755	1.913	2.015
23	1.313	1.381	1.503	1.651	1.813	1.973	2.075
24	1.360	1.430	1.554	1.705	1.870	2.033	2.137
25	1.405	1.476	1.603	1.757	1.926	2.091	2.197
26	1.445	1.517	1.648	1.805	1.978	2.147	2.255
27	1.478	1.553	1.686	1.848	2.024	2.198	2.309
28	1.504	1.580	1.717	1.883	2.064	2.243	2.357
29	1.521	1.599	1.739	1.909	2.095	2.278	2.395
30	1.527	1.607	1.750	1.924	2.115	2.303	2.424
31	1.521	1.603	1.749	1.926	2.122	2.316	2.440
32	1.503	1.586	1.734	1.915	2.115	2.314	2.441
33	1.472	1.555	1.705	1.889	2.093	2.296	2.426
34	1.427	1.511	1.662	1.848	2.055	2.260	2.393
35	1.369	1.453	1.604	1.791	1.999	2.207	2.342

孕周	大脑中动脉搏动指数(PI)参考值						
	5th％	10th％	25th％	50th％	75th％	90th％	95th％
36	1.300	1.382	1.532	1.718	1.927	2.136	2.272
37	1.219	1.300	1.448	1.632	1.839	2.048	2.184
38	1.129	1.208	1.352	1.532	1.736	1.943	2.078
39	1.032	1.108	1.246	1.421	1.620	1.823	1.956
40	0.931	1.002	1.134	1.302	1.494	1.691	1.821
41	0.827	0.894	1.018	1.177	1.360	1.548	1.674

表 A.5　不同孕周大脑中动脉峰值流速均值及 1.5 MOM

孕周	大脑中动脉峰值流速	
	均值	1.5 MOM
14	19.3	28.9
15	20.2	30.3
16	21.1	31.7
17	22.1	33.2
18	23.2	34.8
19	24.3	36.5
20	25.5	38.2
21	26.7	40.0
22	27.9	41.9
23	29.3	43.9
24	30.7	46.0
25	32.1	48.2
26	33.6	50.4
27	35.2	52.8
28	36.9	55.4
29	38.7	58.0
30	40.5	60.7
31	42.4	63.6
32	44.4	66.6
33	46.5	69.8
34	48.7	73.1

续表

孕周	大脑中动脉峰值流速	
	均值	1.5 MOM
35	51.1	76.6
36	53.5	80.2
37	56.0	84.0
38	58.7	88.0
39	61.5	92.2
40	64.4	96.6

表 A. 6　不同孕周静脉导管收缩期峰值流速(S)参考值

孕周	静脉导管收缩期峰值流速(S)参考值(cm/s)						
	5th%	10th%	25th%	50th%	75th%	90th%	95th%
21	48.0	50.2	54.3	59.3	65.1	70.9	74.8
22	50.1	52.4	56.6	61.8	67.6	73.7	77.7
23	52.0	54.3	58.6	63.9	69.9	76.1	80.1
24	53.5	55.9	60.3	65.7	71.9	78.2	82.3
25	54.8	57.2	61.7	67.2	73.5	79.9	84.2
26	55.8	58.3	62.8	68.5	74.9	81.4	85.7
27	56.6	59.1	63.8	69.5	76.0	82.7	87.1
28	57.2	59.7	64.4	70.3	76.9	83.7	88.1
29	57.6	60.2	64.9	70.8	77.6	84.5	89.0
30	57.7	60.4	65.2	71.2	78.0	85.0	89.7
31	57.8	60.5	65.3	71.4	78.3	85.4	90.1
32	57.7	60.4	65.3	71.4	78.5	85.7	90.4
33	57.5	60.2	65.2	71.4	78.5	85.5	90.6
34	57.2	59.9	64.9	71.2	78.3	85.7	90.6
35	56.8	59.5	64.5	70.8	78.1	85.5	90.5
36	56.3	59.1	64.1	70.4	77.7	85.2	90.3
37	55.8	58.6	63.6	70.0	77.3	84.9	89.9
38	55.2	58.0	63.0	69.4	76.8	84.4	89.5
39	54.6	57.4	62.4	68.8	76.2	83.9	89.0

表 A.7 不同孕周静脉导管舒张末期流速(A)参考值

孕周	静脉导管舒张末期流速(A)参考值(cm/s)						
	5th%	10th%	25th%	50th%	75th%	90th%	95th%
21	18.1	20.8	25.5	31.0	36.7	42.0	45.3
22	19.4	22.2	27.0	32.5	38.3	43.6	46.9
23	20.6	23.4	28.3	33.9	39.7	45.1	48.4
24	21.7	24.5	29.4	35.1	40.9	46.3	49.6
25	22.7	25.5	30.5	36.1	42.0	47.5	50.8
26	23.5	26.4	31.4	37.1	43.0	48.4	51.8
27	24.3	27.2	32.1	37.9	43.8	49.3	52.7
28	24.9	27.8	32.8	38.6	44.6	50.1	53.4
29	25.5	28.4	33.5	39.3	45.2	50.8	54.1
30	26.0	29.0	34.0	39.8	45.8	51.4	54.7
31	26.5	29.4	34.5	40.3	46.3	51.9	55.3
32	26.9	29.8	34.9	40.8	46.8	52.3	55.7
33	27.2	30.2	35.3	41.1	47.2	52.7	56.1
34	27.5	30.5	35.6	41.5	47.5	53.1	56.5
35	27.8	30.8	35.9	41.7	47.8	53.4	56.8
36	28.0	31.0	36.1	42.0	48.0	53.6	57.1
37	28.2	31.2	36.3	42.2	48.3	53.9	57.3
38	28.4	31.3	36.5	42.4	48.4	54.0	57.5
39	28.5	31.5	36.6	42.5	48.6	54.2	57.6

表 A.8 不同孕周静脉导管静脉搏动指数(VPI)参考值

孕周	静脉导管静脉搏动指数(VPI)参考值						
	5th%	10th%	25th%	50th%	75th%	90th%	95th%
21	0.32	0.38	0.47	0.57	0.68	0.77	0.83
22	0.32	0.38	0.47	0.57	0.68	0.77	0.83
23	0.32	0.38	0.47	0.57	0.68	0.77	0.83
24	0.32	0.38	0.47	0.57	0.68	0.77	0.83
25	0.32	0.37	0.47	0.57	0.67	0.77	0.83
26	0.31	0.37	0.46	0.57	0.67	0.77	0.82
27	0.31	0.36	0.46	0.56	0.67	0.76	0.82

孕周	静脉导管静脉搏动指数（VPI）参考值						
	5th％	10th％	25th％	50th％	75th％	90th％	95th％
28	0.31	0.36	0.45	0.56	0.66	0.76	0.81
29	0.30	0.35	0.45	0.55	0.65	0.75	0.81
30	0.29	0.35	0.44	0.54	0.65	0.74	0.80
31	0.28	0.34	0.43	0.53	0.64	0.73	0.79
32	0.28	0.33	0.42	0.53	0.63	0.73	0.78
33	0.27	0.32	0.41	0.52	0.62	0.72	0.77
34	0.26	0.31	0.40	0.51	0.61	0.71	0.76
35	0.25	0.30	0.39	0.50	0.60	0.70	0.75
36	0.24	0.29	0.38	0.49	0.59	0.69	0.74
37	0.23	0.28	0.37	0.48	0.58	0.67	0.73
38	0.22	0.27	0.36	0.46	0.57	0.66	0.72
39	0.21	0.26	0.35	0.45	0.56	0.65	0.71

表 A.9　不同孕周平均子宫动脉搏动指数(PI)参考值

孕周	平均子宫动脉搏动指数（PI）参考值		
	5th％	50th％	95th％
11	1.18	1.79	2.70
12	1.11	1.68	2.53
13	1.05	1.58	2.38
14	0.99	1.49	2.24
15	0.94	1.41	2.11
16	0.89	1.33	1.99
17	0.85	1.27	1.88
18	0.81	1.20	1.79
19	0.78	1.15	1.70
20	0.74	1.10	1.61
21	0.71	1.05	1.54
22	0.69	1.00	1.47
23	0.66	0.96	1.41
24	0.64	0.93	1.35
25	0.62	0.89	1.30

续表

孕周	平均子宫动脉搏动指数(PI)参考值		
	5th%	50th%	95th%
26	0.60	0.86	1.25
27	0.58	0.84	1.21
28	0.56	0.81	1.17
29	0.55	0.79	1.13
30	0.54	0.77	1.10
31	0.52	0.75	1.06
32	0.51	0.73	1.04
33	0.50	0.71	1.01
34	0.50	0.70	0.99
35	0.49	0.69	0.97
36	0.48	0.68	0.95
37	0.48	0.67	0.94
38	0.47	0.66	0.92
39	0.47	0.65	0.91
40	0.47	0.65	0.90
41	0.47	0.65	0.89

附录B 常用产科测量参考值速查表

表 B.1 头臀长对应的孕龄速查表

头臀长 (mm)	孕周(周+天)				
	3rd%	10th%	50th%	90th%	97th%
15	7+5	7+6	8+3	8+6	9+1
16	7+5	8+0	8+3	9+0	9+1
17	7+6	8+1	8+4	9+1	9+2
18	8+0	8+1	8+4	9+1	9+2
19	8+0	8+2	8+6	9+2	9+4
20	8+1	8+3	8+6	9+3	9+4
21	8+2	8+3	9+0	9+4	9+5
22	8+2	8+4	9+1	9+4	9+6
23	8+3	8+5	9+1	9+5	10+0
24	8+4	8+5	9+2	9+6	10+0

续表

头臀长 (mm)	孕周(周+天)				
	3rd%	10th%	50th%	90th%	97th%
25	8+4	8+6	9+3	9+6	10+1
26	8+5	9+0	9+3	10+0	10+2
27	8+6	9+0	9+4	10+1	10+3
28	8+6	9+1	9+5	10+1	10+3
29	9+0	9+2	9+5	10+2	10+4
30	9+0	9+2	9+6	10+3	10+5
31	9+1	9+3	10+0	10+3	10+5
32	9+2	9+3	10+0	10+4	10+6
33	9+2	9+4	10+1	10+5	11+0
34	9+3	9+5	10+2	10+5	11+0
35	9+3	9+5	10+2	10+6	11+1
36	9+4	9+6	10+3	11+0	11+2
37	9+5	9+6	10+3	11+0	11+2
38	9+5	10+0	10+4	11+1	11+3
39	9+6	10+1	10+5	11+2	11+4
40	9+6	10+1	10+5	11+2	11+4
41	10+0	10+2	10+6	11+3	11+5
42	10+0	10+2	10+6	11+4	11+5
43	10+1	10+3	11+0	11+4	11+6
44	10+1	10+3	11+1	11+5	12+0
45	10+2	10+4	11+1	11+5	12+0
46	10+3	10+5	11+2	11+6	12+1
47	10+3	10+5	11+2	12+0	12+2
48	10+4	10+6	11+3	12+0	12+2
49	10+4	10+6	11+4	12+1	12+3
50	10+5	11+0	11+4	12+1	12+3
51	10+5	11+0	11+5	12+2	12+4
52	10+6	11+1	11+5	12+3	12+5
53	10+6	11+1	11+6	12+3	12+5
54	11+0	11+2	11+6	12+4	12+6
55	11+0	11+3	12+0	12+4	12+6

头臀长	孕周（周＋天）				
（mm）	3rd％	10th％	50th％	90th％	97th％
56	11＋1	11＋3	12＋1	12＋5	13＋0
57	11＋2	11＋4	12＋1	12＋6	13＋1
58	11＋2	11＋4	12＋2	12＋6	13＋1
59	11＋3	11＋5	12＋2	13＋0	13＋2
60	11＋3	11＋5	12＋3	13＋0	13＋2
61	11＋4	11＋6	12＋3	13＋1	13＋3
62	11＋4	11＋6	12＋4	13＋1	13＋4
63	11＋5	12＋0	12＋4	13＋2	13＋4
64	11＋5	12＋0	12＋5	13＋3	13＋5
65	11＋6	12＋1	12＋6	13＋3	13＋5
66	11＋6	12＋1	12＋6	13＋4	13＋6
67	12＋0	12＋2	13＋0	13＋4	14＋0
68	12＋0	12＋2	13＋0	13＋5	14＋0
69	12＋1	12＋3	13＋1	13＋5	14＋1
70	12＋1	12＋3	13＋1	13＋6	14＋1
71	12＋2	12＋4	13＋2	14＋0	14＋2
72	12＋2	12＋4	13＋2	14＋0	14＋2
73	12＋3	12＋5	13＋3	14＋1	14＋3
74	12＋3	12＋5	13＋3	14＋1	14＋4
75	12＋4	12＋6	13＋4	14＋2	14＋4
76	12＋4	13＋0	13＋4	14＋2	14＋5
77	12＋5	13＋0	13＋5	14＋3	14＋5
78	12＋5	13＋1	13＋6	14＋4	14＋6
79	12＋6	13＋1	13＋6	14＋4	14＋6
80	12＋6	13＋2	14＋0	14＋5	15＋0
81	13＋0	13＋2	14＋0	14＋5	15＋1
82	13＋0	13＋3	14＋1	14＋6	15＋1
83	13＋1	13＋3	14＋1	14＋6	15＋2
84	13＋1	13＋4	14＋2	15＋0	15＋2
85	13＋2	13＋4	14＋2	15＋0	15＋3
86	13＋2	13＋5	14＋3	15＋1	15＋3

续表

头臀长	孕周(周＋天)				
（mm）	3rd％	10th％	50th％	90th％	97th％
87	13＋3	13＋5	14＋3	15＋1	15＋4
88	13＋3	13＋6	14＋4	15＋2	15＋4
89	13＋4	13＋6	14＋4	15＋3	15＋5
90	13＋4	14＋0	14＋5	15＋3	15＋6
91	13＋5	14＋0	14＋5	15＋4	15＋6
92	13＋5	14＋1	14＋6	15＋4	16＋0
93	13＋5	14＋1	14＋6	15＋5	16＋0
94	13＋6	14＋1	15＋0	15＋5	16＋1
95	13＋6	14＋2	15＋0	15＋6	16＋1

表 B.2　不同孕周双顶径正常参考值(百分位数)

孕周	双顶径(mm)						
	3rd％	5th％	10th％	50th％	90th％	95th％	97th％
10	10.0	10.2	10.5	11.8	13.3	13.8	14.1
11	12.9	13.2	13.6	15.2	17.0	17.6	17.9
12	16.1	16.4	16.9	18.9	21.0	21.7	22.1
13	19.4	19.8	20.4	22.6	25.1	25.9	26.4
14	22.8	23.2	23.9	26.4	29.2	30.1	30.6
15	26.1	26.6	27.3	30.1	33.1	34.1	34.7
16	29.3	29.8	30.6	33.6	36.9	37.8	38.5
17	32.4	32.9	33.7	36.9	40.3	41.4	42.1
18	35.3	35.8	36.7	40.0	43.6	44.7	45.4
19	38.1	38.7	39.6	43.1	46.8	47.9	48.6
20	41.0	41.6	42.6	46.1	49.9	51.1	51.8
21	44.0	44.6	45.6	49.2	53.1	54.3	55.1
22	47.0	47.6	48.6	52.3	56.4	57.6	58.4
23	49.9	50.6	51.6	55.5	59.6	60.8	61.6
24	52.9	53.6	54.7	58.6	62.8	64.1	64.9
25	55.9	56.6	57.7	61.7	66.0	67.3	68.1

续表

孕周	双顶径(mm)						
	3rd%	5th%	10th%	50th%	90th%	95th%	97th%
26	58.8	59.5	60.6	64.7	69.1	70.4	71.3
27	61.6	62.4	63.5	67.7	72.2	73.5	74.3
28	64.6	65.1	66.3	70.6	75.1	76.5	77.3
29	67.0	67.8	69.0	73.3	78.0	79.3	80.2
30	69.5	70.3	71.5	76.0	80.7	82.1	83.0
31	71.9	72.7	73.9	78.5	83.3	84.7	85.6
32	74.1	74.9	76.2	80.8	85.7	87.2	88.1
33	76.2	77.0	78.3	83.0	88.0	89.5	90.4
34	78.0	78.9	80.2	85.0	90.1	91.6	92.6
35	79.7	80.6	81.9	86.8	92.0	93.5	94.5
36	81.2	82.1	83.5	88.5	93.7	95.3	96.3
37	82.6	83.5	84.7	89.9	95.3	96.8	97.9
38	83.7	84.6	86.0	91.1	96.6	98.2	99.2
39	84.6	85.5	87.0	92.1	97.7	99.3	100.3
40	85.3	86.2	87.7	93.0	98.6	100.2	101.3

表 B.3　不同孕周胎儿双顶径正常参考值±2SD(mm)

孕周	−2SD	均数	+2SD	孕周	−2SD	均数	+2SD
12	16.3	20.1	23.9	25	59.0	65.0	71.0
13	18.8	22.2	25.6	26	63.1	67.7	72.3
14	23.3	27.1	30.9	27	64.8	71.1	77.4
15	28.4	32.2	36.0	28	68.1	74.6	81.0
16	30.5	35.2	40.0	29	71.2	76.6	82.0
17	35.1	39.6	44.1	30	74.1	79.7	85.2
18	38.3	42.8	47.3	31	77.8	82.0	86.3
19	41.9	46.2	50.5	32	78.1	83.9	89.8
20	45.2	49.3	53.4	33	80.0	85.5	91.0
21	47.6	52.3	56.9	34	83.5	88.6	93.6
22	51.2	55.2	59.2	35	82.3	88.5	94.8
23	53.9	58.8	63.6	36	86.3	92.3	98.4
24	57.5	61.9	66.4	足月	88.8	95.2	101.6

表 B.4 不同孕周头围正常参考值(百分位数)

孕周	头围(mm)						
	3rd%	5th%	10th%	50th%	90th%	95th%	97th%
10	39.9	40.6	41.7	45.9	50.4	51.8	52.7
11	50.6	51.5	52.8	57.8	63.3	64.9	66.0
12	62.2	63.2	64.8	70.6	77.0	78.9	80.2
13	74.3	75.4	77.2	83.9	91.1	93.3	94.7
14	86.6	87.9	89.9	97.3	105.3	107.7	109.3
15	98.9	100.3	102.5	110.5	119.2	121.8	123.5
16	110.9	112.4	114.7	123.3	132.6	135.3	137.1
17	122.6	124.2	126.6	135.6	145.3	148.1	150.0
18	133.9	135.6	138.1	147.5	157.4	160.4	162.3
19	145.1	146.8	149.4	159.0	169.3	172.3	174.3
20	156.4	158.1	160.8	170.7	181.1	184.2	186.2
21	167.8	169.6	172.3	182.4	193.0	196.1	198.1
22	179.3	181.1	183.9	194.0	204.8	208.0	210.0
23	190.7	192.5	195.3	205.7	216.6	219.7	221.8
24	201.9	203.8	206.6	217.1	228.1	231.3	233.5
25	212.9	214.8	217.7	228.3	239.5	242.7	244.9
26	223.6	225.5	228.4	239.2	250.5	253.8	256.0
27	233.8	235.8	238.8	249.7	261.2	264.5	266.7
28	243.6	245.6	248.6	259.8	271.5	274.9	277.1
29	252.8	254.8	257.9	269.3	281.3	284.7	287.0
30	261.3	263.4	266.6	278.3	290.6	294.1	296.5
31	269.2	271.3	274.7	286.7	299.3	303.0	305.4
32	276.4	278.6	282.1	294.5	307.5	311.3	313.8
33	282.9	285.2	288.8	301.7	315.2	319.1	321.7
34	288.8	291.2	294.9	308.3	322.3	326.4	329.0
35	294.0	296.5	300.3	314.2	328.8	333.0	335.8
36	298.5	301.1	305.0	319.5	334.7	339.1	342.0
37	302.3	304.9	309.0	324.1	339.8	344.4	347.5
38	305.2	308.0	312.2	327.8	344.2	349.0	352.1
39	307.3	310.1	314.5	330.7	374.7	352.7	355.9
40	308.3	311.3	315.9	332.6	350.3	355.4	358.8

表 B.5　各孕周胎儿头围正常参考值±2SD(mm)

孕周	−2SD	均数	+2SD	孕周	−2SD	均数	+2SD
12	68.1	76.5	84.9	25	214.5	230.4	246.2
13	76.3	83.3	90.3	26	226.4	243.4	260.4
14	86.5	96.0	105.5	27	235.0	252.5	269.9
15	104.5	113.4	122.4	28	248.7	263.7	278.8
16	109.7	125.9	142.0	29	254.7	272.1	289.5
17	126.1	141.6	157.2	30	266.6	281.8	297.0
18	142.2	154.6	167.0	31	277.2	285.9	294.6
19	152.8	165.0	177.2	32	276.5	294.4	312.3
20	163.4	177.5	191.6	33	282.6	298.0	313.4
21	173.0	188.2	203.5	34	288.3	305.5	322.7
22	184.3	198.2	212.1	35	292.2	310.8	329.5
23	196.3	212.2	228.0	36	303.9	323.3	342.7
24	210.8	223.6	236.5	足月	317.8	338.2	358.6

表 B.6　各孕周胎儿小脑横径正常参考值±2SD(mm)

孕周	−2SD	均数	+2SD	孕周	−2SD	均数	+2SD
13	5.4	8.2	11.0	26	25.2	29.3	33.5
14	8.2	11.0	13.8	27	26.7	30.9	35.2
15	11.1	13.6	16.1	28	29.5	33.6	37.7
16	12.9	16.1	19.2	29	30.7	35.1	39.5
17	14.7	17.5	20.3	30	32.7	36.6	40.4
18	15.6	18.5	21.5	31	33.2	38.3	43.5
19	16.0	19.3	22.6	32	34.5	40.2	45.9
20	17.6	20.8	24.0	33	36.4	41.3	46.2
21	18.2	21.7	25.2	34	37.5	42.7	47.9
22	19.7	23.1	26.4	35	37.6	44.8	52.0
23	22.0	25.0	28.1	36	37.8	45.1	52.4
24	22.7	26.7	30.7	足月	38.7	46.9	55.1
25	24.3	28.2	32.1				

表 B.7 各孕周胎儿眼眶间距正常参考值±2SD(mm)

孕周	眼间内距			眼间外距		
	−2SD	均数	+2SD	−2SD	均数	+2SD
13	4.6	6.2	7.8	13.6	15.2	16.8
14	6.2	8.0	9.8	14.4	17.5	20.6
15	6.2	8.4	10.7	18.1	21.3	24.5
16	6.8	9.0	11.1	20.4	24.2	28.0
17	8.0	9.9	11.9	23.6	27.3	31.0
18	6.4	11.3	16.2	25.3	29.1	32.9
19	7.9	11.2	14.6	26.8	30.8	34.8
20	7.6	12.3	16.9	29.1	33.1	37.1
21	9.5	12.1	14.7	31.0	34.6	38.2
22	8.0	13.3	18.6	32.2	36.0	39.8
23	9.1	13.8	18.6	35.1	38.5	41.9
24	11.8	14.2	16.5	37.3	41.0	44.8
25	9.4	14.5	19.5	36.8	41.0	45.2
26	11.0	15.3	19.7	38.5	42.9	47.3
27	12.6	15.9	19.2	39.7	45.1	50.5
28	11.5	15.3	19.1	40.6	46.1	51.7
29	13.6	16.6	19.5	41.9	46.7	51.5
30	12.6	17.8	23.0	44.5	48.7	52.9
31	13.0	17.9	22.7	45.6	50.2	54.8
32	13.7	18.1	22.5	48.0	52.2	56.4
33	12.9	18.5	24.0	45.9	50.7	55.5
34	14.0	19.0	24.0	48.4	53.0	57.6
35	15.8	20.1	24.4	51.2	55.4	59.6
36	16.6	21.0	25.4	51.1	56.1	61.1
足月	17.5	22.3	27.1	51.9	57.3	62.7

表 B.8　各孕周胎儿鼻骨和下颌骨正常参考值±2SD(mm)

孕周	鼻骨			下颌骨		
	−2SD	均数	+2SD	−2SD	均数	+2SD
13	2.7	4.0	5.3	6.8	9.2	11.6
14	2.5	4.0	5.5	10.6	12.4	14.2
15	3.3	4.9	6.5	10.6	14.3	18.1
16	2.8	5.1	7.3	13.9	17.0	20.0
17	3.4	5.4	7.4	14.5	19.2	24.0
18	4.0	6.1	8.2	16.8	21.4	25.9
19	4.1	6.4	8.7	18.2	22.8	27.4
20	5.1	7.3	9.5	20.5	24.9	29.4
21	5.2	7.6	10.0	20.9	26.6	32.3
22	5.4	7.8	10.2	22.1	27.5	32.9
23	5.3	8.1	11.0	24.7	29.5	34.3
24	6.0	8.8	11.6	25.4	31.0	36.7
25	6.0	8.4	10.8	27.5	33.4	39.2
26	7.2	9.4	11.6	28.2	34.2	40.3
27	7.0	9.2	11.4	28.8	35.0	41.1
28	7.1	9.3	11.6	32.1	37.5	42.9
29	7.3	9.7	12.1	32.6	38.3	43.9
30	7.7	10.1	12.5	33.3	39.6	45.9
31	7.6	10.1	12.6	34.0	40.4	46.8
32	7.9	10.4	12.9	35.1	41.3	47.5
33	8.7	10.9	13.1	34.2	42.1	49.9
34	9.1	11.1	13.1	34.6	43.0	51.4
35	9.1	11.5	13.9	36.1	44.2	52.3
36	9.8	11.8	13.8	37.4	45.8	54.2
足月	9.9	11.9	13.9	37.1	46.1	55.1

表 B.9　各孕周胎儿左、右肺周长正常参考值(cm)

孕周	左肺		右肺	
	均数	95%可信区间	均数	95%可信区间
20	6.48	4.37～8.56	8.69	5.95～11.44
21	7.00	4.96～9.06	9.37	6.70～12.08
22	7.52	4.52～9.55	10.04	7.42～12.71
23	8.03	6.06～10.04	10.69	8.12～13.33
24	8.52	6.59～10.52	11.33	8.79～13.94
25	9.01	7.10～10.98	11.95	9.44～14.54
26	9.48	7.59～11.44	12.56	10.07～15.13
27	9.95	8.06～11.90	13.15	10.68～15.71
28	10.04	8.51～12.34	13.73	11.25～16.28
29	10.48	8.95～12.78	14.29	11.81～16.84
30	11.27	9.37～13.21	14.48	12.34～17.39
31	11.70	9.76～12.64	15.37	12.85～17.92
32	12.10	10.15～14.05	15.89	13.33～18.45
33	12.50	10.15～14.46	16.39	13.79～18.97
34	12.89	10.85～14.86	16.87	14.23～19.48
35	13.27	11.18～15.25	17.34	14.64～19.98
36	13.64	11.49～15.63	17.80	15.03～20.46
37	13.99	11.78～16.01	18.24	15.40～20.94
38	14.34	12.05～16.28	18.67	15.74～21.41
39	14.67	12.31～16.74	19.08	16.06～21.86
40	15.00	12.54～17.09	19.47	16.35～22.31

表 B.10　不同孕周腹围正常参考值(百分位数)

孕周	腹围(mm)						
	3rd%	5th%	10th%	50th%	90th%	95th%	97th%
10	30.9	31.5	32.4	36.0	40.0	41.2	42.0
11	39.2	39.9	41.1	45.4	50.1	51.6	52.5
12	48.4	49.2	50.6	55.7	61.3	63.0	64.1
13	58.3	59.3	60.9	66.8	73.3	75.2	76.5
14	68.8	70.0	71.8	78.4	85.7	87.9	89.4
15	79.7	81.0	83.0	90.4	98.5	100.9	102.5
16	90.8	92.2	94.3	102.5	111.3	113.9	115.6
17	101.8	103.3	105.7	114.5	123.9	126.8	128.6
18	112.9	114.5	117.0	126.3	136.4	139.4	141.4
19	123.8	125.5	128.1	138.0	148.7	151.8	153.9
20	134.6	136.4	139.2	149.6	160.8	164.1	166.3
21	145.3	147.2	150.2	161.1	172.8	176.3	178.6
22	155.9	157.9	161.0	172.4	184.6	188.2	190.6
23	166.2	168.3	171.5	183.4	196.2	200.0	202.5
24	176.3	178.4	181.8	194.3	207.6	211.5	214.1
25	186.1	188.4	191.9	204.9	218.8	222.9	225.6
26	195.7	198.1	201.8	215.4	229.9	234.2	237.0
27	205.2	207.6	211.5	225.8	241.0	245.5	248.4
28	214.5	217.1	221.2	236.1	252.1	256.8	259.9
29	223.9	226.7	230.9	246.7	263.4	268.4	271.7
30	233.4	236.3	240.8	257.3	275.0	280.3	283.7
31	242.8	245.8	250.5	268.0	286.7	292.3	295.9
32	252.0	255.2	260.2	278.7	298.5	304.3	308.2
33	260.9	264.3	269.6	289.1	310.1	316.3	320.4
34	269.5	273.1	278.7	299.3	321.4	328.0	332.3
35	277.6	281.4	287.3	309.0	332.4	339.3	343.9
36	285.2	289.2	295.4	318.3	342.9	350.3	355.1
37	292.4	296.6	303.1	327.2	353.2	360.9	366.0
38	299.4	303.7	310.6	335.9	363.2	371.4	376.8
39	306.2	310.7	317.9	344.5	373.4	382.0	387.7
40	312.9	317.7	325.2	353.3	383.8	392.9	398.9

表 B.11　各孕周胎儿腹围±2SD 及头围/腹围(比值)±2SD 参考值

孕周	腹围(mm)			头围/腹围(比值)		
	−2SD	均数	+2SD	−2SD	均数	+2SD
12	55.3	60.3	65.4	1.1	1.3	1.5
13	62.6	67.2	71.8	1.41	1.2	1.4
14	80.1	86.1	92.1	1.0	1.1	1.2
15	91.9	98.3	104.7	1.0	1.2	1.3
16	95.5	108.6	121.8	1.0	1.2	1.3
17	106.2	121.2	136.2	1.0	1.2	1.4
18	114.1	133.5	152.9	1.0	1.2	1.4
19	122.9	141.6	160.3	1.0	1.2	1.4
20	134.3	153.8	173.2	1.0	1.2	1.3
21	145.0	164.1	183.1	0.9	1.1	1.4
22	153.1	174.1	195.1	0.7	1.1	1.5
23	164.2	185.3	206.3	0.8	1.1	1.5
24	173.2	194.4	215.6	1.0	1.2	1.3
25	179.4	205.4	231.5	0.9	1.1	1.3
26	192.2	217.7	243.2	1.0	1.1	1.2
27	200.6	223.6	246.6	0.8	1.1	1.4
28	212.6	235.2	257.8	1.0	1.1	1.2
29	215.5	243.2	270.9	1.0	1.1	1.2
30	228.6	256.2	283.7	1.0	1.1	1.2
31	229.3	262.3	295.3	1.0	1.1	1.2
32	247.1	273.5	299.9	0.9	1.1	1.3
33	256.2	284.6	313.0	0.9	1.0	1.2
34	264.6	293.9	323.2	0.8	1.0	1.3
35	272.9	302.4	331.8	0.9	1.0	1.2
36	296.0	317.4	338.9	0.9	1.0	1.1
足月	299.4	324.0	348.6	0.8	1.0	1.2

表 B.12 各孕周胎儿肾脏径线正常参考值 X±SD(mm)

孕周	长径		厚径		宽径	
	左肾	右肾	左肾	右肾	左肾	右肾
25	30.0±2.6	29.7±1.9	16.0±2.0	15.6±1.9	19.6±1.9	20.0±3.1
26	30.4±4.9	29.3±3.2	16.3±1.8	16.9±2.7	20.1±2.5	20.5±2.8
27	33.6±3.0	33.6±3.5	17.5±1.9	18.0±2.9	22.2±2.9	22.2±3.1
28	33.9±2.9	33.2±3.1	18.2±1.8	18.0±1.9	23.1±2.7	23.6±2.8
29	34.7±3.6	34.7±3.3	18.4±2.1	19.0±1.6	23.1±2.7	23.6±2.8
30	34.9±4.0	35.3±4.2	18.7±2.5	18.7±2.3	23.6±2.9	23.9±2.9
31	36.7±3.7	36.4±3.9	19.5±2.1	20.1±2.4	24.5±2.3	24.4±2.7
32	38.1±3.4	37.6±3.7	20.4±2.5	20.0±2.5	25.3±2.6	25.6±2.7
33	40.5±3.8	40.6±3.6	21.3±3.1	21.6±2.5	25.8±2.4	26.6±2.4
34	39.4±4.1	39.7±3.6	20.6±2.4	20.2±2.8	26.5±2.6	26.1±2.9
35	39.4±4.0	40.0±4.1	21.4±2.3	22.5±2.7	26.3±2.2	26.6±2.8
36	40.5±4.6	41.9±4.4	21.8±2.6	21.8±3.3	27.4±3.8	28.0±3.2
37	41.9±3.8	41.5±3.8	20.9±2.6	21.2±2.4	27.3±2.3	27.4±2.8
38	42.5±3.9	40.7±3.1	21.1±2.9	22.2±4.8	27.9±2.6	28.0±2.4
39	42.4±3.9	41.5±3.0	21.3±2.9	21.6±3.0	28.2±2.6	28.9±3.0
40	44.3±3.1	43.5±3.0	20.8±2.5	22.1±2.8	28.5±2.8	30.2±2.9

表 B.13 各孕周胎儿肾上腺正常参考值

孕周	长径(mm)		周长(mm)		面积(cm²)	
	左侧	右侧	左侧	右侧	左侧	右侧
26～	20±3	19±2	52±8	52±5	175±52	164±35
30～	22±3	22±3	61±8	60±7	229±59	231±50
34～	25±6	25±5	71±8	69±8	323±71	292±61
38～	26±3	27±3	72±6	72±6	353±59	331±59

表 B.14　不同孕周股骨长度参考值(百分位数)

孕周	股骨长(mm)						
	3rd%	5th%	10th%	50th%	90th%	95th%	97th%
10	1.6	1.7	1.8	2.2	2.6	2.8	2.9
11	2.9	3.0	3.2	3.8	4.6	4.8	5.0
12	4.7	4.9	5.1	6.1	7.2	7.6	7.8
13	7.0	7.3	7.6	8.9	10.5	11.0	11.3
14	9.8	10.0	10.5	12.2	14.2	14.8	15.3
15	12.7	13.1	13.6	15.7	18.1	18.8	19.3
16	15.7	16.1	16.8	19.1	21.9	22.7	23.3
17	18.7	19.1	19.9	22.4	25.4	26.3	26.9
18	21.4	21.9	22.6	25.4	28.5	29.5	30.1
19	24.1	24.6	25.3	28.2	31.5	32.4	33.1
20	26.7	27.2	28.0	31.0	34.3	35.3	36.0
21	29.4	29.9	30.7	33.8	37.1	38.1	38.8
22	32.1	32.6	33.4	36.5	39.9	40.9	41.5
23	34.7	35.2	36.0	39.1	42.5	43.6	44.2
24	37.2	37.7	38.6	41.7	45.1	46.2	46.8
25	39.6	40.2	41.0	44.2	47.7	48.7	49.4
26	42.0	42.5	43.4	46.6	50.1	51.2	51.8
27	44.2	44.8	45.7	49.0	52.5	53.5	54.2
28	46.3	46.9	47.8	51.2	54.8	55.9	56.6
29	48.4	49.0	49.9	53.4	57.1	58.2	58.9
30	50.4	51.0	51.9	55.5	59.3	60.4	61.1
31	52.3	52.9	53.9	57.5	61.4	62.6	63.4
32	54.1	54.7	55.7	59.5	63.5	64.7	65.5
33	55.8	56.5	57.5	61.4	65.6	66.8	67.6
34	57.5	58.1	59.2	63.2	67.5	68.8	69.6
35	59.0	59.8	60.9	65.0	69.4	70.7	71.5
36	60.6	61.3	62.4	66.7	71.2	72.5	73.4
37	62.0	62.7	63.9	68.3	72.9	74.2	75.1
38	63.3	64.1	65.3	69.7	74.5	75.9	76.8
39	64.5	65.3	66.6	71.1	76.0	77.4	78.3
40	65.6	66.4	67.7	72.4	77.4	78.9	79.9

表 B.15 不同孕周肱骨长度参考值(百分位数)

孕周	肱骨长(mm)						
	3rd%	5th%	10th%	50th%	90th%	95th%	97th%
10	1.8	1.8	1.9	2.3	2.8	3.0	3.1
11	3.2	3.3	3.4	4.1	4.8	5.1	5.2
12	5.1	5.2	5.5	6.4	7.6	7.9	8.2
13	7.5	7.7	8.1	9.4	10.9	11.4	11.7
14	10.3	10.6	11.0	12.7	14.6	15.2	15.6
15	13.6	13.6	14.1	16.1	18.4	19.1	19.6
16	16.2	16.6	17.2	19.4	22.0	22.8	23.3
17	19.0	19.4	20.0	22.5	25.3	26.1	26.7
18	21.5	22.0	22.6	25.2	28.1	29.0	29.5
19	23.9	24.3	25.0	27.7	30.6	31.5	32.1
20	26.2	26.6	27.4	30.0	33.0	33.9	34.5
21	28.5	28.9	29.7	32.4	35.4	36.3	36.9
22	30.7	31.2	31.9	34.7	37.7	38.6	39.2
23	32.9	33.4	34.1	36.9	39.9	40.8	41.4
24	35.0	35.5	36.3	39.1	42.1	43.0	43.6
25	37.0	37.5	38.3	41.2	44.2	45.2	45.8
26	38.9	39.4	40.2	43.1	46.3	47.2	47.8
27	40.6	41.2	42.0	45.0	48.3	49.2	49.9
28	42.3	42.8	43.7	46.8	50.1	51.1	51.8
29	43.8	44.4	45.3	48.5	52.0	53.0	53.7
30	45.3	45.8	46.8	50.1	53.7	54.8	55.5
31	46.6	47.2	48.2	51.6	55.4	56.5	57.2
32	47.9	48.5	49.5	53.1	57.0	58.2	58.9
33	49.1	49.8	50.8	54.5	58.6	59.7	60.5
34	50.3	51.0	52.0	55.9	60.1	61.3	62.1
35	51.5	52.2	53.3	57.3	61.5	62.8	63.6
36	52.7	53.4	54.5	58.6	63.0	64.3	65.1
37	53.8	54.5	55.6	59.8	64.3	65.6	66.5
38	54.8	55.5	56.7	60.9	65.5	66.9	67.8
39	55.7	56.4	57.6	61.9	66.6	68.0	68.9
40	56.4	57.1	58.3	62.7	67.5	68.9	69.8

表 B.16　各孕周胎儿股骨与肱骨长度正常参考值 X±2SD(mm)

孕周	股骨			肱骨		
	−2SD	均数	＋2SD	−2SD	均数	＋2SD
12	7.5	8.6	9.7	5.5	7.1	8.7
13	8.2	9.0	9.8	4.6	8.8	12.9
14	12.2	13.7	15.2	11.5	14.0	16.5
15	15.1	17.6	20.1	14.1	18.0	21.9
16	17.2	21.2	25.2	17.3	20.8	24.3
17	19.1	24.1	29.0	20.2	23.8	27.5
18	22.9	27.6	32.3	22.6	26.7	30.9
19	25.6	30.4	35.1	25.3	29.4	33.5
20	28.6	33.4	38.1	28.1	32.1	36.0
21	31.1	36.0	40.9	30.1	34.5	38.9
22	33.5	38.5	43.5	32.5	36.4	40.3
23	37.3	41.3	45.4	34.6	38.5	42.4
24	38.5	43.6	48.7	36.6	41.0	45.4
25	39.8	45.8	51.9	37.7	42.3	46.9
26	43.1	47.8	52.5	39.6	43.9	48.2
27	44.7	50.4	56.2	42.0	46.6	51.2
28	47.9	52.9	58.0	43.3	47.5	51.7
29	48.8	54.6	60.5	44.6	48.8	53.0
30	51.9	57.5	63.1	47.1	51.1	55.1
31	55.0	59.1	63.2	47.6	51.6	55.6
32	56.6	61.8	67.0	51.4	55.2	59.0
33	56.8	62.2	67.6	50.8	55.0	59.2
34	59.5	64.7	69.9	52.3	56.3	60.3
35	60.9	65.3	69.7	53.1	57.3	61.5
36	64.0	68.0	72.0	55.2	59.2	63.2
足月	66.0	71.0	76.0	56.6	61.2	65.8

表 B.17　各孕周胎儿各长骨正常参考值(mm)

孕周	股骨	胫骨	腓骨	肱骨	尺骨	桡骨
12	8	7	6	9	7	7
13	11	10	9	11	10	10
14	14	12	12	14	13	13
15	17	15	15	17	16	15
16	20	17	18	20	18	18
17	23	20	21	22	21	20
18	25	22	23	25	24	22
19	28	25	26	28	26	24
20	31	27	28	30	29	27
21	34	30	31	33	31	29
22	36	32	33	35	33	31
23	39	35	35	38	36	32
24	42	37	37	40	38	34
25	44	40	40	42	40	36
26	47	42	42	44	42	37
27	49	44	44	46	44	39
28	52	46	45	48	46	40
29	54	48	47	50	48	42
30	56	50	49	51	49	43
31	59	52	51	53	51	44
32	61	54	52	55	53	45
33	63	55	54	56	54	46
34	65	57	55	58	56	47
35	67	58	57	59	57	48
36	68	60	58	61	58	48
37	70	61	59	62	60	49
38	71	63	61	63	61	49
39	73	64	62	65	62	50
40	74	66	63	66	63	50

表 B. 18　各孕周胎儿足底长度正常参考值(mm)

孕周	−2SD	均数	+2SD	孕周	−2SD	均数	+2SD
12	6.3	8.3	10.3	25	41.8	47.3	52.8
13	8.3	10.4	12.5	26	43.8	49.5	55.2
14	9.8	14.3	18.7	27	45.6	51.9	58.3
15	14.2	18.3	22.4	28	48.2	54.7	61.3
16	17.2	21.1	25.0	29	50.5	56.6	62.6
17	19.4	24.9	30.3	30	51.3	58.3	65.2
18	22.6	27.6	32.6	31	55.5	61.7	67.9
19	25.2	30.3	35.4	32	54.9	63.0	71.2
20	27.8	33.1	38.4	33	56.6	64.2	71.8
21	31.7	36.6	41.4	34	61.7	68.5	75.4
22	33.9	38.9	43.9	35	60.6	68.4	76.2
23	34.8	41.4	47.9	36	63.6	71.0	78.4
24	39.4	44.6	49.7	足月	65.3	73.1	80.9

附录 C　产前超声检查告知说明

在进行产前超声检查前,仔细阅读以下告知,以便对产前超声检查有一个客观的认识。

1. 产前超声检查是指应用超声的声学物理特性,对孕妇和胎儿进行影像学检查,为妇产科临床医师提供诊断参考的一种检查技术。超声诊断不代表病理诊断及临床诊断。临床诊断是结合了病史、体征、遗传咨询、医学影像、生化免疫、细胞遗传和分子遗传等资料的综合结果。

2. 产科超声检查分为早孕期超声检查(包括早孕期普通超声检查,11~13[+6]周 NT 超声检查),中、晚孕期超声检查(包括Ⅰ级、Ⅱ级、Ⅲ级、Ⅳ级产科超声检查),有限产科超声检查,会诊或专家级别产科超声检查,各孕期、各级别的产科超声检查的内容、侧重点不一样,请根据您的孕周及检查适应证在妇产科医师的指导下选择相应的产科超声检查。

3. 目前认为,以筛查胎儿结构异常为主要目的的 3 次超声检查时机分别为 11~13[+6]周 NT 超声检查、18~24 周Ⅱ级及Ⅲ级产科超声检查、32~36 周Ⅱ级及Ⅲ级产科超声检查,请您据此合理安排检查时间。

4. "围生医学"是 20 世纪 70 年代初建立起来的多学科合作的边缘新学科。其特点是将胎儿视为独立生命,成为临床直接观察对象。超声对胎儿的更多观察是 21 世纪推广的新技术,通过Ⅱ级、Ⅲ级、Ⅳ级产科超声检查,可发现许多过去出生前无法检出的胎儿畸形,这为优生优育做出了巨大贡献。但胎儿解剖学、胎儿生理学和病理学尚属全新学科,还有很多的未知有待研究,因此"能发现"并不代表"一定能发现",超声检查受各种因素影响,包括孕周、胎儿体位、羊水、胎儿活动、胎儿骨骼声影等,一些器官或部位可能无法显示或显示不清。这就是超声检查的局限性。

5. 本次超声检查结果"未见明显异常"不代表"一切正常",本次超声检查主要检查报告中"超声描述"的内容,没有描述的胎儿结构不在本次超声检查范围内,比如受目前技术条件所限,胎儿耳、腕骨、掌骨、指骨、距骨、跗骨、跖骨、趾骨、甲状腺、内外生殖器等众多的人体结构尚不能作为产前超声检查项目进行检查,超声也不能显示胎儿染色体,亦不能检测胎儿智力、视力、听力、运动功能、代谢性疾病等。已经检查的胎儿结构形态无异常,不能说明这些结构功能确实无异常。

6. 胎儿的生长发育是一个逐渐成熟的过程,每次的超声检查结果只代表当时的生长发育水平。胎儿畸形也是一个动态发展的过程,在没有发展到一定阶段或程度时,超声检查是不能发现的。

7. 目前推荐采用的超声检查方法均遵照国际公认的安全性标准进行。

8. 签署本知情同意书表示接受检查者对以上告知已理解。

受检者签名:　　　　　　　　　日期: 年 月 日

自 测 题

一、名词解释

1. NT
2. CRL
3. BPD
4. LHR
5. CVR
6. CCAM
7. FGR(IUGR)
8. TTTS
9. Dandy-Walker malformation
10. 羊水指数(AFI)
11. 双胎峰(twin peak)
12. 摇椅足
13. 草鞋足
14. VATER 联合征
15. 无脑回畸形
16. A 型主动脉弓离断
17. 法洛四联症
18. Cantrell 五联症
19. Beckwith-Wiedemann 综合征
20. 梅干腹综合征
21. 羊膜带综合征
22. 体蒂异常
23. OEIS 综合征
24. 非免疫性胎儿水肿(NIFH)
25. vasa previa
26. Galen 静脉瘤
27. 致死性多发性翼状胬肉综合征
28. 尾退化综合征
29. 胎盘早剥
30. 胎盘植入
31. 帆状胎盘
32. 副胎盘
33. 胎盘绒毛膜血管瘤
34. 隔离肺
35. 脊髓拴系综合征
36. 半椎体
37. NF(nuchal fold)
38. 杵状足(club foot)

二、选择题

1. 11~13^{+6}周判断胎儿孕周最准确的超声测量指标是( )。

A. 头围(HC)　　B. 头臀长(CRL)　　C. 股骨长(FL)　　D. 双顶径(BPD)

2. 无脑儿超声诊断最重要的声像图特点是( )。

A. 颅内探查不到脑组织回声　　　　B. 可见颅内有大量积液

C. 缺少圆形的颅骨光环　　　　　　D. 有时可合并脊柱裂

3. 下列哪项不属于妊娠 16~24 周超声应该诊断的致命畸形?( )

A. 无脑儿　　B. 开放性脊柱裂　　C. 单腔心　　D. 前脑无裂畸形

4. 产前诊断超声报告应由几名经审核认证的专业技术人员签发？（　　　）

A. 1 名　　　　　　B. 2 名　　　　　　C. 3 名　　　　　　D. 4 名

5. 妊娠囊内超声能发现的第一个解剖结构是（　　　）。

A. 脐带　　　　　B. 卵黄囊　　　　　C. 胚外体腔　　　　D. 尿囊

6. 利用 NT 及孕妇年龄可筛查约（　　　）的唐氏综合征胎儿。

A. 25%　　　　　B. 50%　　　　　C. 75%　　　　　D. 95%

7. 十二指肠闭锁者患唐氏综合征（21-三体）的危险性明显增高，其概率是（　　　）。

A. 15%　　　　　B. 30%　　　　　C. 60%　　　　　D. 90%

8. 常染色体隐性遗传多囊肾为（　　　）。

A. 婴儿型多囊肾（Potter type Ⅰ）

B. 多发性囊性肾发育不良肾（Potter type Ⅱ）

C. 成人型多囊肾（Potter type Ⅲ）

D. 梗阻性肾囊状扩张

9. 鉴别先天性肺囊腺瘤畸形（CCAM）与隔离肺最有价值的超声表现是（　　　）。

A. 病灶的大小　　　　　　　　　　B. 病灶的位置

C. 病灶内有无囊性成分　　　　　　D. 彩超对病灶血供来源的探测

10. 有分隔的颈部淋巴水囊瘤最常见合并的染色体畸形为（　　　）。

A. 21-三体　　　　B. 18-三体　　　　C. 13-三体　　　　D. Turner 综合征

11. 羊水过多最常见伴发的畸形是（　　　）。

A. 中枢神经系统　　B. 消化系统　　　C. 呼吸系统　　　　D. 泌尿系统

12. 羊水过少伴发的畸形最常见的为（　　　）。

A. 中枢神经系统　　B. 消化系统　　　C. 呼吸系统　　　　D. 泌尿系统

13. "产前诊断技术标准"中规定的羊水穿刺检查时间为（　　　）。

A. 9～12 周　　　　B. 13～15 周　　　C. 16～21 周　　　D. 21～24 周

14. 在超声引导下做各种穿刺，2 次穿刺均未获得标本者，再次穿刺的时间是（　　　）。

A. 3 天后　　　　　B. 5 天后　　　　C. 1 周后　　　　　D. 2 周后

15. 早孕期间 B 超检查的项目包括（　　　）。

A. 胎囊的大小、形态及位置　　　　B. 有无胎心搏动

C. 胚芽的长度或胎儿头臀长度　　　D. 以上都是

16. 关于产前超声诊断的优点，下列哪项是错误的？（　　　）

A. 目前认为其是安全的辅助检查方法　　B. 操作简单，报告迅速

C. 可重复进行检查　　　　　　　　　D. 准确性高，可以发现所有的胎儿畸形

17. 产前筛查血清 AFP 值＞3 MOM 值时，首先应进一步做下列哪项检查？（　　　）

A. B 超检查　　　　　　　　　　　B. 血清 PAPP 检查

C. 血清 f-β-hCG 检查　　　　　　　D. 羊水穿刺染色体检查

18. 下列哪项不是唐氏综合征中期妊娠时的筛查指标？（　　　）

A. AFP　　　　　　　　　　　　　B. hCG

C. 抑制素 A　　　　　　　　　　　D. 超声测量颈后透明层厚度

19. 对于绒毛膜囊和羊膜囊计数的判断，下列说法错误的是（　　　）。

A. 绒毛膜囊数等于孕囊数目

　　B. 孕 6 周以前超声计数孕囊数目很准确

　　C. 孕 6～10 周超声计数孕囊数目很准确

　　D. 由于羊膜分化晚于绒毛膜,双绒毛膜囊一定有双羊膜囊

20. 有分隔水囊瘤最常合并的染色体畸形为(　　)。

　　A. 21-三体　　　　　B. 18-三体　　　　　C. 13-三体　　　　　D. Turner 综合征

21. 对胎儿染色体非整倍体畸形最特异的超声微小变化是(　　)。

　　A. NT 增厚　　　　　　　　　　　　　　B. 草鞋足

　　C. 静脉导管 a 波反向　　　　　　　　　D. 单脐动脉

22. 与脉络丛囊肿、后颅窝池增宽密切相关的染色体异常是(　　)。

　　A. 21-三体　　　　　B. 18-三体　　　　　C. 13-三体　　　　　D. Turner 综合征

23. 关于超声软指标鼻骨检查的说法,错误的是(　　)。

　　A. 产前超声主要通过正中矢状面观察鼻骨,也可通过双眼球横切面观察左右鼻骨

　　B. 鼻骨应在 11～13^{+6} 周 NT 检查时进行观察,中孕期检查已无意义

　　C. 鼻骨是继 NT 后的又一个有效筛查染色体异常的软指标

　　D. 鼻骨缺失或发育不全可作为非整倍体染色体异常的一个软指标,尤其是 18-三体

24. 小脑横径与孕周呈正线性相关,孕(　　)周前小脑横径(mm)约等于孕周。

　　A. 16　　　　　　　B. 20　　　　　　　C. 24　　　　　　　D. 28

25. 有关胎儿肠管回声增强超声软指标的说法,错误的是(　　)。

　　A. 胎儿肠管回声增强是指其回声强度与周围的骨骼回声强度相似

　　B. 胎儿肠管回声增强的原因是肠管内出现气体

　　C. 可在胎粪性肠梗阻、胎儿腹膜炎、胎儿宫内感染、囊性纤维化及胎儿非整倍体中观
　　　察到

　　D. 如果在染色体核型正常的胎儿中出现,则其患宫内发育迟缓、早产和宫内死亡的危
　　　险性均增高

26. 有关胎儿心内强回声灶的说法,错误的是(　　)。

　　A. 在正常胎儿中也可发生,但在非整倍体染色体异常中发生率更高

　　B. 90% 出现在左心室内,右心室或同时两室内检出相对较少

　　C. 病理表现为乳头肌内微钙化

　　D. 心内强回声灶的孕妇,均需要羊膜腔穿刺行胎儿染色体检查

27. 有关脐带异常的说法,错误的是(　　)。

　　A. 单脐动脉在 13-三体和 18-三体中最常见,而 21-三体和性染色体异常很少出现

　　B. 单脐动脉胎儿早产、低体重的危险性增高

　　C. 单脐动脉不伴有其他结构异常的胎儿不是染色体检查的指征,无需作为高危妊娠进
　　　行严密的产科评价和随访观察

　　D. 脐带囊肿持续存在于中、晚孕期时,与先天畸形和非整倍体染色体异常有关(常见为
　　　18-三体)

28. 有关静脉导管血流异常的说法,错误的是(　　)。

　　A. 主要有 a 波异常,表现为 a 波消失或反向

　　B. 21-三体等染色体异常、心脏畸形、心力衰竭等会出现 a 波异常

　　C. 早孕期超声检查 a 波异常且染色体正常的胎儿需超声随访胎儿心脏结构及功能

情况

D. 静脉导管 a 波消失或反向是胎儿早期缺氧的可靠指标

三、简答题

1. 简述早孕期胎儿畸形筛查可以发现的染色体异常"软指标"。（不少于 5 种）

2. 胎儿产前超声检查过程中,持续观察双侧脐动脉腹腔段之间未见膀胱,超声评估应排除哪些疾病?（不少于 5 种）

3. 双胎妊娠特有的畸形有哪几种?

4. 简述 NT 测量的注意事项。

5. 简述前脑无裂畸形的超声分型诊断与临床特征。

四、论述题

1. 胎儿胸腔异常（不含心脏）主要有哪几种? 各有哪些超声分型? 如何鉴别和判断预后?

2. 试述胎儿腹部囊性包块的来源与超声诊断要点。

3. 简述双胎输血综合征的超声表现和 Quintero 分级标准。

4. 简述心脏筛查中标准四腔心切面应观察的内容。

参 考 答 案

一、名词解释

1. NT:胎儿颈部透明层是指胎儿颈后皮下的无回声带,位于皮肤高回声带与深层软组织高回声带之间。这是早孕期尤其是早孕晚期所有胎儿均可出现的一种超声征象。早孕期 NT 增厚与唐氏综合征、先天性心脏病的危险性增高相关。增厚的 NT 可以逐渐发展成为大的囊性淋巴管瘤,可伴有或不伴有胎儿水肿。绝大部分胎儿 NT 增厚在中孕期恢复正常。

2. CRL:头臀长或顶臀径,指的是经 B 超从胎儿颅顶部到臀部外缘的这一段距离,头臀长(单位:mm)加 6.5 就是估计的孕周。

3. BPD:胎头双顶径测量的标准切面是胎头横切时的丘脑平面(头颅外形呈卵圆形,颅骨对称,可见透明隔腔,两侧对称的丘脑,两丘脑之间的第三脑室)。有三种测量方法:① 测量近侧颅骨骨板外缘至远侧颅骨内缘间的距离;② 测量远近两侧颅骨骨板强回声中点之间的距离;③ 测量近侧颅骨骨板外缘至远侧颅骨外缘间的距离。

4. LHR:经胸横切四腔心切面上用心脏后方右肺的两垂直径的乘积除以头围,单位是 mm,仅可用于左侧膈疝。LHR<1.0 的胎儿均死亡,LHR>1.4 均存活,而那些居中的(LHR 为 1.1～1.39)则有 38% 的存活率。

5. CVR:肺囊腺瘤体积比,等于肺囊腺瘤体积÷头围(单位为 cm),肺囊腺瘤体积=长×宽×高×0.52。当 CVR>1.6 时,80% 的病例会发生水肿。

6. CCAM:先天性肺囊腺瘤畸形是一种肺组织错构畸形。组织学上以支气管样气道异常增生、缺乏正常肺泡为特征,提示正常肺泡发育受阻。可分为大囊型、中囊型、小囊型。

7. FGR(IUGR):胎儿生长受限(胎儿宫内发育迟缓)是指孕 37 周后,胎儿出生体重<2500 g;或胎儿体重小于正常值的第 10 百分位数或低于同孕龄平均体重的 2 个标准差。

8. TTTS:双胎输血综合征是指 2 个胎儿循环之间通过胎盘的血管吻合进行血液输注,从而引起一系列病理生理变化及临床症状。TTTS 在单绒毛膜囊双胎妊娠中的发生率为 4%~35%,在所有双胎妊娠中的发生率约为 1.6%。

9. Dandy-Walker malformation:Dandy-Walker 畸形(DWM)是一种伴有多种先天性异常的符合畸形。DWM 有以下几个特点:① 小脑蚓部先天性发育不良或发育不全,伴小脑向前上方移位;② 第四脑室极度扩张,或颅后窝巨大囊肿与第四脑室相通;③ 并发脑积水;④ 第四脑室出口即外侧孔和正中孔先天性闭锁。但上述的第③④特点并不一定都存在。

10. 羊水指数(AFI):以母体脐部为中心,划分为左上、左下、右上、右下 4 个象限,声束平面垂直于水平面,分别测量 4 个象限内羊水池的最大深度,4 个测值之和即为羊水指数。

11. 双胎峰(twin peak):在胎盘融合的双绒毛膜囊双胎妊娠中,一个呈三角形与胎盘实质回声相等的滋养层组织,从胎盘表面突向间隔膜内。超声横切面呈三角形,较宽的一面与绒毛膜表面相连接,尖部指向双胎间隔膜之间。这一特征也是中、晚孕期区分双胎类型的一种有效方法。

12. 摇椅足:18-三体的典型表现为前脚过伸,后脚还没下来,两头都翘着,中间是低的,像摇椅一样。

13. 草鞋足:拇趾与第二趾间缝过大,犹如穿草鞋时的足,故称草鞋足。其常见于唐氏综合征患儿。

14. VATER 联合征:VATER 联合征是一组合畸形,常有以下畸形联合出现:椎体(vertebral)和血管(vascular)畸形,肛门直肠(anal-rectal)闭锁,气管(tracheo)食管(esophageal)闭锁,肢体桡侧(radial limb)畸形。此外,VATER 联合征还可出现以下畸形:先天性心脏畸形(发生率为 50%)、肾脏畸形(发生率为 53%)、单脐动脉(发生率为 35%)、肢体其他畸形。因此也有学者将 VATER 联合征称为 VACTERL 联合征,C 为心脏(cardiac)的英文首字母,L 为肢体(limb)的英文首字母。

15. 无脑回畸形:属神经元移行异常,大体病理改变以无脑回或脑回宽大、脑沟变浅为特点,其程度重者脑沟、脑回完全消失,脑表面光滑,称为无脑回畸形,也称光滑脑。

16. A 型主动脉弓离断:本病的主要特征是主动脉弓某部位完全缺如或纤维条索闭锁。A 型为中断位于主动脉弓峡部,在左锁骨下动脉与动脉导管之间。

17. 法洛四联症:法洛四联症(TOF)是一种常见的先天性心脏畸形。其基本病理为室间隔缺损、肺动脉狭窄、主动脉骑跨和右心室肥厚。法洛四联症在儿童发绀型心脏畸形中居首位。法洛四联症患儿的预后主要取决于肺动脉狭窄程度及侧支循环情况,其主要是由慢性缺氧引起的红细胞增多症,进而导致继发性心肌肥大和心力衰竭而死亡。

18. Cantrell 五联症:Cantrell 五联症是一种非常罕见的先天性发育畸形,该疾病由 Cantrell 发现,因此得名。Cantrell 五联症包括五种畸形:胸骨裂、胸骨下段缺损;膈肌前部半月形缺损;心包壁层缺如与腹腔交通;脐上腹壁缺损脐疝;心脏畸形。

19. Beckwith-Wiedemann 综合征:一种先天过度生长的疾病,患者一般在出生前就已有可能发生过度生长的情形,出生之后可能发生新生儿低血糖,并伴随有巨舌、内脏肿大、半边肥大等病症,耳朵上会出现特殊的折痕及小凹陷。其发生率为 1/13700,经人工生殖技术出生的婴儿所占比例较高。

20. 梅干腹综合征:又称腹壁肌肉缺如综合征,是一种罕见的先天畸形,是由腹壁肌肉缺损、尿路异常、双侧隐睾构成的三联症。由于腹壁肌肉缺如或发育不良,腹壁松弛,皮肤皱褶,外形像"梅脯",故有"梅干腹"之称。

21. 羊膜带综合征:羊膜带综合征的名称有很多,如先天性环状粘连带蛛网综合征等,是指部分羊膜破裂产生纤维束或纤维鞘,使得胚胎或胎儿与羊膜带粘连,束缚、压迫、缠绕胎儿,使胎儿受累器官出现分裂或发育畸形。常见受累部位是头部、躯干和四肢。从手、足或指(趾)等小部位的畸形到多发的、全身的复杂畸形,其畸形种类多样。

22. 体蒂异常:体蒂异常是复杂的畸形组合,又称肢体-体壁综合征,是由前腹壁关闭失败所引起的。该综合征具有广泛前侧腹部裂、明显的脊柱侧凸、肢体畸形、颜面颅脑畸形、脐带极短等多种畸形,这些畸形可单独存在或合并存在,其特征性表现是羊膜绒毛膜不融合。因此,羊膜未覆盖脐带,但从脐带边缘呈片状伸出,与胎儿体壁及胎盘是连续的。

23. OEIS综合征:泄殖腔外翻综合征,泄殖腔外翻主要包括4种畸形,即脐膨出、膀胱外翻、肛门闭锁和脊柱畸形,是一种累及胎儿多系统的先天畸形综合征。此外,OEIS胎儿常合并腹裂、骶尾部脊髓脊膜膨出等其他畸形。

24. 非免疫性胎儿水肿(NIFH):非免疫性胎儿水肿是指超声波检查发现胎儿具有水肿的征象,而母亲血循环中没有抗胎儿红细胞表面抗原的抗体。其指至少一处的体腔积液伴皮肤水肿(厚度≥5 mm)或者存在两处或两处以上不同部位体腔液体的异常聚积和组织水肿,如胸腔积液、心包积液、腹腔积液、睾丸鞘膜积液、胎盘水肿增厚(厚度≥6 cm)、脐带水肿等。

25. vasa previa:血管前置指胎膜血管位于胎儿先露前方跨越宫颈内口或接近宫颈内口,由绒毛的异常发育所致。

26. Galen静脉瘤:Galen静脉又称大脑大静脉,长约1 cm,位于胼胝体和丘脑的后下方,该静脉管壁薄弱。Galen静脉瘤是一种由动静脉畸形导致的Galen静脉呈瘤样扩张,其畸形供血动脉来源于Willis环或椎基底动脉系统。超声特点:在胎儿丘脑平面,脑中线部位三脑室及丘脑后方显示无回声囊性包块,边清,CDFI内充满血流信号。约50%的患儿合并心衰,预后较差。

27. 致死性多发性翼状胬肉综合征:主要表现为关节间可见蹼状组织连接,关节运动受限,常合并早期广泛水肿及颈部囊性淋巴管瘤。该病为常染色体隐性遗传病,具致死性,预后极差。

28. 尾退化综合征:又称尾发育不良序列征,罕见,表现为骶骨缺如、腰椎不同程度的缺如畸形,常合并其他系统畸形。孕妇为糖尿病患者,胎儿发生该病风险明显增高。其预后取决于胎儿尾侧椎体缺失的程度和合并畸形。

29. 胎盘早剥:是指在妊娠20周后或分娩期胎儿娩出前,胎盘部分或全部从子宫壁分离,引起局部出现或形成血肿。

30. 胎盘植入:是指胎盘附着异常,表现为胎盘绒毛异常植入子宫肌层。

31. 帆状胎盘:是指脐带入口在胎盘边缘以外的游离胎膜内,通过羊膜与绒毛膜之间走行一段距离后再进入胎盘实质内。

32. 副胎盘:是在离主胎盘的周边一段距离的胎膜内,有1个或数个胎盘小叶发育,副胎盘与主胎盘之间有胎儿来源的血管相连。

33. 胎盘绒毛膜血管瘤:是由胎盘内绒毛血管不正常增殖而形成的,是一种良性毛细血管瘤,主要由血管和结缔组织构成。

34. 隔离肺:又称肺隔离症,是以血管发育异常为基础的胚胎发育缺陷。隔离肺是由胚胎的前原肠、额外发育的气管和支气管芽接受体循环的血液供应而形成的无功能肺组织团块。可分为叶内型隔离肺和叶外型隔离肺。

35. 脊髓拴系综合征：脊髓拴系综合征(TCS)又称脊髓拴系，是脊柱裂患者在胚胎期同时出现脊髓发育异常、局部瘢痕粘连、终丝缩短，造成脊髓固定于病变部位、不能适应脊柱的增长而上升，使脊髓、马尾神经和终丝受到牵拉，造成腰背部疼痛、双下肢和二便功能障碍。

36. 半椎体：是指受椎体的左或右侧、前或后侧发育障碍所致的一种椎体畸形，表现为椎体的一半发育。发生率约为 0.5‰～1‰。可累及单个或多个椎体，多发生于胸、腰椎，可导致脊柱侧弯、后凸。其分为以下四种类型：楔形椎(后方半椎体)、侧方半椎体、蝴蝶椎、后外侧 1/4 半椎体。

37. NF(nuchal fold)：颈后皮肤皱褶，测量时间一般为 15～20 周，在小脑水平横切面上测量皮肤强回声外缘至枕骨强回声外缘之间的距离，正常情况下 NF 小于 6 mm，故当 NF≥6 mm 时，为 NF 增厚。目前认为 NF 是中孕期超声筛查 21-三体的有效指标之一，因而当发现 NF 增厚时，即使不合并其他异常，也不论是低危还是高危孕妇，都需建议进行胎儿染色体检查。

38. 杵状足(club foot)：先天性马蹄内翻足畸形，形似曲棍球杆足而得名，是最常见的一种足畸形。它是指脚掌从踝部起偏移中线，向内侧翻转，并固定在这个位置上，表现为前足内收，后足内翻，踝关节趾屈，高弓足，跟骨悬空呈马蹄样畸形。发生率为 1/250～1/1000。多见于男性，男女之比约为 5∶1，双侧多见，单侧较少。虽然马蹄内翻足可以是单纯性的，但多见于一些综合征如 18-三体综合征及运动障碍性胎儿畸形；或伴有其他畸形，如发育性髋关节脱位、髋臼发育不良、多发性关节挛缩、并指、多指等。超声表现：小腿纵切位上同时显示小腿和脚掌，而正常情况下小腿纵切位上是不能同时显示脚掌的。如果合并其他异常，声像图也能有相应的异常改变，如常见的 18-三体综合征往往合并多发性畸形。

二、选择题

1. B　2. C　3. D　4. B　5. B　6. C　7. B　8. A　9. D　10. D　11. A　12. D　13. C　14. D　15. D　16. D　17. A　18. D　19. B　20. D　21. A　22. B　23. B　24. C　25. B　26. D　27. C　28. D

三、简答题

1. NT 增厚(一般≥3 mm)、鼻骨未显影或鼻骨发育不良、脉络丛囊肿、单脐动脉、三尖瓣反流、静脉导管 a 波反向、额上颌角增大或发育不良、脐膨出、外耳长度短。

2. 双侧肾发育不全、双侧多囊性肾发育不良、双侧严重肾发育不良、双侧严重肾盂输尿管连接处狭窄、婴儿型多囊肾、严重的宫内发育受限、膀胱外翻、泄殖腔外翻、双侧的单一系统的异位输尿管。

3. 联体双胎、无心畸胎序列征、双胎输血综合征。

4. ① 建议在头臀长为 45～84 mm 时测量，相当于 11～13^{+6} 孕周。

② 标准测量平面是胎儿正中矢状切面，此切面亦是测量头臀长的标准切面。

③ 应尽可能放大图像至只显示胎儿头颈部及上胸部，令测量游标轻微移动只能改变测量结果 0.1 mm。

④ 标准 NT 测量平面的特征：胎儿面部轮廓清楚显示，鼻骨表面皮肤线、鼻骨、鼻尖三者形成 3 条短强回声线；下颌骨仅显示为圆点状强回声；胎儿颅脑清楚显示丘脑、中脑、脑干、第四脑室及颅后窝池。颈背部皮下清楚显示长条形带状无回声即为颈后透明层。

⑤ 应清楚显示并确认胎儿背部皮肤及 NT 前后平行的两条高回声带,测量时应在 NT 最宽处测量,且垂直于皮肤强回声带,测量游标的内缘应置于无回声的 NT 外缘。

⑥ 应测量多次,并记录测量所得的最大数值。

⑦ 有颈部脑脊膜膨出时,应注意辨认,避免误测。

⑧ 有脐带绕颈时,需测量脐带绕颈处上、下 NT 厚度,并取其平均值。

⑨ NT 值随孕周的增大而增厚,但一般不超过 3.0 mm。NT 增厚,胎儿染色体异常风险增大。

⑩ 应明确区分皮肤和羊膜,避免将羊膜误认为皮肤而误测 NT。

5.(1)无叶全前脑

① 脑内结构紊乱:正常结构如侧脑室、丘脑融合,不能显示两个侧脑室、两侧丘脑,仅可见一个较大的原始脑室,中央见单一丘脑低回声结构,呈融合状。脑中线结构消失,如脑中线回声消失,透明隔腔及第三脑室消失。胼胝体消失,脑组织变薄。

② 面部结构严重异常:可出现长鼻畸形或象鼻畸形、单眼眶或眼眶缺失、单眼球,正中唇腭裂等。

③ 早孕期表现:早孕期不能显示大脑镰,蝴蝶形脉络丛图像消失,胎头呈"气球样"。

(2)半叶全前脑

① 前部为单一脑室腔且明显增大,后部可分开为两个脑室,丘脑融合、枕后叶部分形成。

② 颅后窝内囊性肿物多为增大的第四脑室或颅后窝池。

③ 可合并 Dandy-Walker 畸形。

④ 眼眶及眼距可正常,扁平鼻。也可合并有严重面部畸形,如猴头畸形、单鼻孔等。

(3)叶状全前脑

胎儿期超声诊断困难,不易识别。透明隔腔消失时应考虑本病可能,可伴有胼胝体发育不全,冠状切面上侧脑室前角可在中线处相互连通。面部结构一般正常。

四、论述题

1.(1)先天性肺发育不良:指胎儿肺在发育过程中出现的肺发育不全或发育迟缓,可为单侧或双侧,表现为肺细胞、气道和肺泡数量的减少,导致肺大小和重量的减小,影响气体交换,出生后立即出现严重的呼吸功能不全,导致新生儿死亡。

分型:肺缺如、肺发育不全、肺发育不良。

评价胎儿肺发育情况的方法:① 肺径线与胸围之比,小于 0.09 提示肺发育不良。② 肺头比(LHR):即胎儿健侧肺脏长径与宽径的乘积除以头围的值,大于或等于 1.4,存活率高;小于 1.3,存活率为 $30\%\sim60\%$;小于 1.0,存活率为 15%;在 $0.4\sim0.5$ 范围内,100% 死亡。

(2)先天性肺囊腺瘤畸形(CCAM):一种肺组织错构畸形。组织学上以支气管样气道异常增生、缺乏正常肺泡为特征,提示正常肺泡发育受阻。

根据显微镜和大体解剖特征,CCAM 可分为三种类型:Ⅰ型为大囊型,病变以多个较大囊肿为主,囊肿大小不等,多为 $2\sim10$ cm;Ⅱ型为中囊型,病变内有多个囊肿,囊肿大小不超过 2 cm;Ⅲ型为小囊型,病变内有大量细小囊肿,囊肿大小不超过 0.5 cm,呈实质性改变,有大量腺瘤样结构,其内有散在的、薄壁的、类似支气管的结构。

CCAM 预后评估参数:肺囊腺瘤体积=长×高×宽×0.52。肺囊腺瘤体积比 CVR=肺囊腺瘤体积/头围,当 CRV>1.6 时,80% 的病例会发生水肿。

（3）隔离肺：又称肺隔离症，是肺的先天畸形之一，它是以血管发育异常为基础的胚胎发育缺陷。其发生率占肺畸形的 $0.15\%\sim6.4\%$，多见于男性，男女比例为 $4:1$。胎儿隔离肺至少占胎儿胸腔内肿块的 $12\%\sim16\%$，产前常误诊为 CCAM。隔离肺是由胚胎的前原肠、额外发育的气管和支气管肺芽接受体循环的血液供应而形成的无功能肺组织团块。

分型：叶内型隔离肺、叶外型隔离肺。

隔离肺预后很好，存活率达 95%。尤其在逐渐缩小的隔离肺胎儿中，预后更佳，出生后可不出现任何呼吸道症状。若合并胸腔积液、羊水过多、胎儿水肿则预后较差，合并胸腔积液存活率约为 22%，合并羊水过多存活率约为 30%。

（4）支气管闭锁：以一段支气管的局部闭锁为特征，发生在右上叶者最常见，病灶很少发生在下叶，这一点可以与叶外型隔离肺相区别。与隔离肺的鉴别诊断要点是隔离肺由体循环供血。

（5）先天性高位呼吸道梗阻或喉/气管闭锁：由于气管或喉梗阻，肺发育过程中产生的液体不能在胎儿呼气时正常通过气管排出，从而积聚在肺内，导致肺肿大和支气管及气道扩张。Floyd 等将气管闭锁分为三种类型：Ⅰ型为近端气管缺失，残存远端小段气管连于食管；Ⅱ型为残存连于食管的气管非常短小；Ⅲ型为气管缺失，双侧支气管分别直接连于食管。Faro 将气管闭锁分为七种类型：A 型为气管及其分支、肺完全缺失；B 型为气管完全缺失，双侧支气管分别开口于食管形成气管食管瘘；C 型为气管完全缺失，双侧支气管在中线处融合形成气管食管瘘；D 型为喉与远端气管通过一纤维条索相连，并远端气管食管瘘；E 型为近端气管缺失，残存远端气管连于食管形成气管食管瘘；F 型为近端气管缺失，远端气管存在，不合并气管食管瘘；G 型为气管中段部分缺失，不合并气管食管瘘。喉闭锁分为三种类型：Ⅰ型为声门上及声门下均闭锁；Ⅱ型为声门下闭锁；Ⅲ型为声门闭锁。

先天性高位呼吸道梗阻或喉/气管闭锁患儿如未在产后得到及时处理，则会发生呼吸道梗阻、发绀而死亡；但如在断脐带前建立有效气道解除呼吸道梗阻问题，患儿则有可能存活，外科手术治疗是唯一的可选方案。因而，产前准确诊断及在生产断脐带前建立有效气道有可能抢救患儿生命。

（6）胸腔积液：指胸膜腔内液体异常聚集。可以是单侧或双侧，两侧发病率相等。

胎儿胸腔积液可以是原发性的（原发性乳糜胸），也可以是其他原因所致胎儿水肿的一个表现。如果是胎儿水肿，通常为双侧。胸腔积液被认为是胎儿水肿最早的征象之一。胎儿水肿的胸腔积液，其可能原因有免疫性和非免疫性水肿，如贫血、感染、心血管畸形、骨骼系统畸形、隔离肺、CDH、原发性乳糜胸。

临床预后：胎儿胸腔积液预后与发生时间、发生量、是否合并胎儿水肿或其他解剖结构异常有关。若胸腔积液不合并胎儿水肿或晚期发生，不合并染色体或结构异常，则预后相对较好。大量胸腔积液可并发肺发育不良，越早发生预后越差。单侧胸腔积液无其他明显合并畸形者预后最好。双侧胸腔积液、不自然消失、并发水肿、早产者预后差，水肿是预后最差的指标。胸腔积液发生早，且呈进行性增多者，预后差。胸腔积液合并其他畸形如染色体畸形、严重心脏畸形者，预后差。引起长期慢性肺压迫可导致肺发育不良，从而导致新生儿呼吸困难。

2.（1）十二指肠闭锁与狭窄：典型超声表现为胃及十二指肠近段明显扩张，胎儿上腹部横切时可见典型的"双泡征"，位于左侧者为胃、右侧者为扩张的十二指肠近段，侧动探头时两泡在幽门管处相通，由于幽门部肌肉肥厚，故该处狭小而其两侧膨大。

（2）巨膀胱-小结肠-小肠蠕动迟缓综合征（MMIHS）：表现为明显胃扩张，是一种极罕见的先天畸形，产前超声检出膀胱扩张和双侧肾盂肾盏扩张对区分 MMIHS 导致的胃扩张和其他原因引起的胃扩张很有帮助。

（3）空肠与回肠闭锁：产前超声发现胎儿腹部中有多个无回声的肠管切面且持续存在，应怀疑有小肠闭锁的可能。一般显示扩张肠管越多且扩张越严重，闭锁部位越低。空肠近段闭锁能追踪梗阻平面以上的十二指肠和胃，从而确定梗阻平面与十二指肠的距离。小肠闭锁一般在晚孕期才能检出，此时期超声检出小肠闭锁的敏感度为 100%，阳性预告值约为72.7%。

（4）结肠闭锁与狭窄：产前超声很难明确诊断结肠闭锁，结肠闭锁与其他低位肠闭锁超声表现相似，可见结肠扩张或不扩张，有结肠扩张的，有时很难与小肠扩张相区别，但扩张的结肠内可见结肠袋，且扩张的肠管多位于腹腔周边是区别的要点之一。其可出现羊水过多。近段结肠出现穿孔时，可出现腹水及胎粪性腹膜炎的表现。

（5）肠重复畸形：① 囊肿型肠重复畸形主要表现为圆形或椭圆形囊性无回声区，位于胎儿腹腔内，根据其发生的部位不同表现也不同。此型很难与腹腔囊肿相区别。放大图像或采用高频探头探查，可显示囊壁较厚，与肠壁或胃壁回声相似，有时可见囊肿壁有蠕动改变，更支持肠重复畸形的诊断。② 管状肠重复畸形多与主肠管相通，超声难以发现。有潴留物积聚者，超声可显示为椭圆形或长条状无回声区，其壁偶可见蠕动波。③ 食管重复畸形亦为囊性包块，位于后纵隔内，向前压迫气管，食管被推向一侧，重复食管可伸展到颈部或腹部，可与主食管、气管、胃及小肠相通，相通者超声难以检出。④ 胃重复畸形多表现为胃腔内囊性包块或胃近端的囊性包块。

（6）双胆囊：鉴别要点是囊性包块是否与胆囊长轴平行。

（7）先天性胆管囊状扩张：其特征性声像图表现为肝门区一囊性包块，形状呈圆形，位于门静脉的右前方，常对门静脉产生压迫而使门静脉走行弯曲，如果显示囊性包块与胆囊相通，则有助于确立诊断。彩色多普勒更清楚地显示该包块位于门静脉、肝动脉及脐静脉之间，其内部无血流信号。

（8）先天性脾囊肿：表现为脾内无回声结构，较大者可占据左上腹，对其来源难以做出准确判断。

（9）卵巢囊肿：卵巢囊肿仅发生在女性胎儿中，绝大多数为卵泡囊肿，常在晚孕期才能被超声发现。超声图像为典型薄壁无回声肿块可活动，绝大多数在整个妊娠期囊肿大小维持相对不变。超声可探及囊内实性回声或沉渣样回声。

（10）肠系膜囊肿：常为囊性淋巴管瘤，超声表现为多房囊性肿块，囊肿大小不一，内部可见多个分隔强回声带，将囊肿分隔成大小不等的小囊肿，肿块与肾、肝、脾等实质性器官无关，肿块周围可显示肠管回声，且与肠管不相通。

（11）胎儿肾上腺囊肿：超声显示囊肿位于肾上腺部位。

3.（1）超声表现：① 两胎儿性别相同，只有一个胎盘，在双胎胎盘的连接处，见"T"形征，两胎间分隔膜薄。② 两个羊膜囊体积有差异，受血儿羊水过多，最大羊水深度≥8 cm，膀胱增大；供血儿羊水过少，最大羊水深度≤2 cm，不见膀胱，严重时出现胎儿"贴附"在子宫壁上，贴附儿常贴于子宫前壁和侧壁。③ 由于受血儿心排血量增加，严重时会出现胎儿水肿或有充血性心力衰竭，表现为心脏增大、胸腔积液、腹水、心包积液、三尖瓣 A 峰＜E 峰，并可出现三尖瓣反流等。④ 胎儿各生长参数有明显不同。两胎儿间体重估计相差＞20%或腹围相差＞20 mm。此外有作者认为,两胎股骨长相差＞5 mm。需注意,双胎之间生长参数不同仅能作为参考,而不能作为诊断标准。

（2）Quintero 等根据超声表现分为Ⅰ～Ⅴ级。

Ⅰ级:一胎羊水过多,一胎羊水过少,供血儿的膀胱仍然可以显示。

Ⅱ级:供血儿的膀胱不显示(经过 60 min 后再次复查确定),胎儿肾衰竭。

Ⅲ级:供血儿膀胱不显示,同时具有特征性多普勒频谱异常——脐动脉舒张末期血流消失或反向;受血儿膀胱增大,同时具有特征性多普勒频谱异常——脐静脉血流呈搏动性,静脉导管心房收缩期反流(a 波反向)。

Ⅳ级:受血儿或 2 个均水肿。

Ⅴ级:双胎之一或 2 个均死亡。

4. （1）心脏约占胸腔 1/3;（2）心尖指向胸腔左前方;（3）心脏轴与胸腔前后轴之间的夹角为 45°±20°;（4）左、右心房大小基本相等;（5）左、右心室大小基本相等,28 周后右心室略大于左心室;（6）左、右心室壁及室间隔的厚度基本相等;（7）右心室心尖部有粗大的调节束,心内膜面粗糙,而左心室光滑;（8）三尖瓣附着点较二尖瓣更靠近心尖;（9）房室瓣与房室间隔在心脏中央形成"十"字交叉;（10）左、右房室瓣启闭正常,运动不受限制;（11）左心房内有卵圆孔瓣运动;（12）两心室收缩舒张良好,不受限制。

第五章　母婴保健相关法律法规和技术规范^①

第一节　中华人民共和国母婴保健法

1994年10月27日第八届全国人民代表大会常务委员会第十次会议通过；1994年10月27日中华人民共和国主席令第三十三号公布；自1995年6月1日起施行；根据2009年8月27日第十一届全国人民代表大会常务委员会第十次会议《全国人民代表大会常务委员会关于修改部分法律的决定》修正。

第一章　总　　则

第一条　为了保障母亲和婴儿健康，提高出生人口素质，根据宪法，制定本法。

第二条　国家发展母婴保健事业，提供必要条件和物质帮助，使母亲和婴儿获得医疗保健服务。

国家对边远贫困地区的母婴保健事业给予扶持。

第三条　各级人民政府领导母婴保健工作。

母婴保健事业应当纳入国民经济和社会发展计划。

第四条　国务院卫生行政部门主管全国母婴保健工作，根据不同地区情况提出分级分类指导原则，并对全国母婴保健工作实施监督管理。

国务院其他有关部门在各自职责范围内，配合卫生行政部门做好母婴保健工作。

第五条　国家鼓励、支持母婴保健领域的教育和科学研究，推广先进、实用的母婴保健技术，普及母婴保健科学知识。

第六条　对在母婴保健工作中做出显著成绩和在母婴保健科学研究中取得显著成果的组织和个人，应当给予奖励。

第二章　婚前保健

第七条　医疗保健机构应当为公民提供婚前保健服务。

婚前保健服务包括下列内容：

（一）婚前卫生指导：关于性卫生知识、生育知识和遗传病知识的教育；

（二）婚前卫生咨询：对有关婚配、生育保健等问题提供医学意见；

（三）婚前医学检查：对准备结婚的男女双方可能患影响结婚和生育的疾病进行医学检查。

---

① 本章各节中的母婴保健相关法律法规均摘自原法律法规，故其中出现的"第一章""第二章"等按原法律法规保留。

第八条　婚前医学检查包括对下列疾病的检查：

（一）严重遗传性疾病；

（二）指定传染病；

（三）有关精神病。

经婚前医学检查，医疗保健机构应当出具婚前医学检查证明。

第九条　经婚前医学检查，对患指定传染病在传染期内或者有关精神病在发病期内的，医师应当提出医学意见；准备结婚的男女双方应当暂缓结婚。

第十条　经婚前医学检查，对诊断患医学上认为不宜生育的严重遗传性疾病的，医师应当向男女双方说明情况，提出医学意见；经男女双方同意，采取长效避孕措施或者施行结扎手术后不生育的，可以结婚。但《中华人民共和国婚姻法》规定禁止结婚的除外。

第十一条　接受婚前医学检查的人员对检查结果持有异议的，可以申请医学技术鉴定，取得医学鉴定证明。

第十二条　男女双方在结婚登记时，应当持有婚前医学检查证明或者医学鉴定证明。

第十三条　省、自治区、直辖市人民政府根据本地区的实际情况，制定婚前医学检查制度实施办法。

省、自治区、直辖市人民政府对婚前医学检查应当规定合理的收费标准，对边远贫困地区或者交费确有困难的人员应当给予减免。

第三章　孕产期保健

第十四条　医疗保健机构应当为育龄妇女和孕产妇提供孕产期保健服务。

孕产期保健服务包括下列内容：

（一）母婴保健指导：对孕育健康后代以及严重遗传性疾病和碘缺乏病等地方病的发病原因、治疗和预防方法提供医学意见；

（二）孕妇、产妇保健：为孕妇、产妇提供卫生、营养、心理等方面的咨询和指导以及产前定期检查等医疗保健服务；

（三）胎儿保健：为胎儿生长发育进行监护，提供咨询和医学指导；

（四）新生儿保健：为新生儿生长发育、哺乳和护理提供医疗保健服务。

第十五条　对患严重疾病或者接触致畸物质，妊娠可能危及孕妇生命安全或者可能严重影响孕妇健康和胎儿正常发育的，医疗保健机构应当予以医学指导。

第十六条　医师发现或者怀疑患严重遗传性疾病的育龄夫妻，应当提出医学意见。育龄夫妻应当根据医师的医学意见采取相应的措施。

第十七条　经产前检查，医师发现或者怀疑胎儿异常的，应当对孕妇进行产前诊断。

第十八条　经产前诊断，有下列情形之一的，医师应当向夫妻双方说明情况，并提出终止妊娠的医学意见：

（一）胎儿患严重遗传性疾病的；

（二）胎儿有严重缺陷的；

（三）因患严重疾病，继续妊娠可能危及孕妇生命安全或者严重危害孕妇健康的。

第十九条　依照本法规定施行终止妊娠或者结扎手术的，应当经本人同意，并签署意见。本人无行为能力的，应当经其监护人同意，并签署意见。

依照本法规定施行终止妊娠或者结扎手术的，接受免费服务。

第二十条　生育过严重缺陷患儿的妇女再次妊娠前,夫妻双方应当到县级以上医疗保健机构接受医学检查。

第二十一条　医师和助产人员应当严格遵守有关操作规程,提高助产技术和服务质量,预防和减少产伤。

第二十二条　不能住院分娩的孕妇应当由经过培训合格的接生人员实行消毒接生。

第二十三条　医疗保健机构和从事家庭接生的人员按照国务院卫生行政部门的规定,出具统一制发的新生儿出生医学证明;有产妇和婴儿死亡以及新生儿出生缺陷情况的,应当向卫生行政部门报告。

第二十四条　医疗保健机构为产妇提供科学育儿、合理营养和母乳喂养的指导。

医疗保健机构对婴儿进行体格检查和预防接种,逐步开展新生儿疾病筛查、婴儿多发病和常见病防治等医疗保健服务。

第四章　技术鉴定

第二十五条　县级以上地方人民政府可以设立医学技术鉴定组织,负责对婚前医学检查、遗传病诊断和产前诊断结果有异议的进行医学技术鉴定。

第二十六条　从事医学技术鉴定的人员,必须具有临床经验和医学遗传学知识,并具有主治医师以上的专业技术职务。

医学技术鉴定组织的组成人员,由卫生行政部门提名,同级人民政府聘任。

第二十七条　医学技术鉴定实行回避制度。凡与当事人有利害关系,可能影响公正鉴定的人员,应当回避。

第五章　行政管理

第二十八条　各级人民政府应当采取措施,加强母婴保健工作,提高医疗保健服务水平,积极防治由环境因素所致严重危害母亲和婴儿健康的地方性高发性疾病,促进母婴保健事业的发展。

第二十九条　县级以上地方人民政府卫生行政部门管理本行政区域内的母婴保健工作。

第三十条　省、自治区、直辖市人民政府卫生行政部门指定的医疗保健机构负责本行政区域内的母婴保健监测和技术指导。

第三十一条　医疗保健机构按照国务院卫生行政部门的规定,负责其职责范围内的母婴保健工作,建立医疗保健工作规范,提高医学技术水平,采取各种措施方便人民群众,做好母婴保健服务工作。

第三十二条　医疗保健机构依照本法规定开展婚前医学检查、遗传病诊断、产前诊断以及施行结扎手术和终止妊娠手术的,必须符合国务院卫生行政部门规定的条件和技术标准,并经县级以上地方人民政府卫生行政部门许可。

严禁采用技术手段对胎儿进行性别鉴定,但医学上确有需要的除外。

第三十三条　从事本法规定的遗传病诊断、产前诊断的人员,必须通过省、自治区、直辖市人民政府卫生行政部门的考核,并取得相应的合格证书。

从事本法规定的婚前医学检查、施行结扎手术和终止妊娠手术的人员以及从事家庭接生的人员,必须通过县级以上地方人民政府卫生行政部门的考核,并取得相应的合格证书。

第三十四条　从事母婴保健工作的人员应当严格遵守职业道德,为当事人保守秘密。

第六章　法律责任

第三十五条　未取得国家颁发的有关合格证书,有下列行为之一的,县级以上地方人民政府卫生行政部门应当予以制止,并可以根据情节给予警告或者处以罚款:

(一)从事婚前医学检查、遗传病诊断、产前诊断或者医学技术鉴定的;

(二)施行终止妊娠手术的;

(三)出具本法规定的有关医学证明的。

上款第(三)项出具的有关医学证明无效。

第三十六条　未取得国家颁发的有关合格证书,施行终止妊娠手术或者采取其他方法终止妊娠,致人死亡、残疾、丧失或者基本丧失劳动能力的,依照刑法有关规定追究刑事责任。

第三十七条　从事母婴保健工作的人员违反本法规定,出具有关虚假医学证明或者进行胎儿性别鉴定的,由医疗保健机构或者卫生行政部门根据情节给予行政处分;情节严重的,依法取消执业资格。

第七章　附　则

第三十八条　本法下列用语的含义:

指定传染病,是指《中华人民共和国传染病防治法》中规定的艾滋病、淋病、梅毒、麻风病以及医学上认为影响结婚和生育的其他传染病。

严重遗传性疾病,是指由于遗传因素先天形成,患者全部或者部分丧失自主生活能力,后代再现风险高,医学上认为不宜生育的遗传性疾病。

有关精神病,是指精神分裂症、躁狂抑郁型精神病以及其他重型精神病。

产前诊断,是指对胎儿进行先天性缺陷和遗传性疾病的诊断。

第三十九条　本法自 1995 年 6 月 1 日起施行。

第二节　中华人民共和国母婴保健法实施办法①

第一章　总　则

第一条　根据《中华人民共和国母婴保健法》(以下简称母婴保健法),制定本办法。

第二条　在中华人民共和国境内从事母婴保健服务活动的机构及其人员应当遵守母婴保健法和本办法。

从事计划生育技术服务的机构开展计划生育技术服务活动,依照《计划生育技术服务管理条例》的规定执行。

第三条　母婴保健技术服务主要包括下列事项:

(一)有关母婴保健的科普宣传、教育和咨询;

(二)婚前医学检查;

---

① 该办法于 2001 年 6 月 20 日公布施行。

（三）产前诊断和遗传病诊断；

（四）助产技术；

（五）实施医学上需要的节育手术；

（六）新生儿疾病筛查；

（七）有关生育、节育、不育的其他生殖保健服务。

第四条　公民享有母婴保健的知情选择权。国家保障公民获得适宜的母婴保健服务的权利。

第五条　母婴保健工作以保健为中心，以保障生殖健康为目的，实行保健和临床相结合，面向群体、面向基层和预防为主的方针。

第六条　各级人民政府应当将母婴保健工作纳入本级国民经济和社会发展计划，为母婴保健事业的发展提供必要的经济、技术和物质条件，并对少数民族地区、贫困地区的母婴保健事业给予特殊支持。

县级以上地方人民政府根据本地区的实际情况和需要，可以设立母婴保健事业发展专项资金。

第七条　国务院卫生行政部门主管全国母婴保健工作，履行下列职责：

（一）制定母婴保健法及本办法的配套规章和技术规范；

（二）按照分级分类指导的原则，制定全国母婴保健工作发展规划和实施步骤；

（三）组织推广母婴保健及其他生殖健康的适宜技术；

（四）对母婴保健工作实施监督。

第八条　县级以上各级人民政府财政、公安、民政、教育、劳动保障、计划生育等部门应当在各自职责范围内，配合同级卫生行政部门做好母婴保健工作。

第二章　婚前保健

第九条　母婴保健法第七条所称婚前卫生指导，包括下列事项：

（一）有关性卫生的保健和教育；

（二）新婚避孕知识及计划生育指导；

（三）受孕前的准备、环境和疾病对后代影响等孕前保健知识；

（四）遗传病的基本知识；

（五）影响婚育的有关疾病的基本知识；

（六）其他生殖健康知识。

医师进行婚前卫生咨询时，应当为服务对象提供科学的信息，对可能产生的后果进行指导，并提出适当的建议。

第十条　在实行婚前医学检查的地区，准备结婚的男女双方在办理结婚登记前，应当到医疗、保健机构进行婚前医学检查。

第十一条　从事婚前医学检查的医疗、保健机构，由其所在地设区的市级人民政府卫生行政部门进行审查；符合条件的，在其"医疗机构执业许可证"上注明。

第十二条　申请从事婚前医学检查的医疗、保健机构应当具备下列条件：

（一）分别设置专用的男、女婚前医学检查室，配备常规检查和专科检查设备；

（二）设置婚前生殖健康宣传教育室；

（三）具有符合条件的进行男、女婚前医学检查的执业医师。

第十三条 婚前医学检查包括询问病史、体格及相关检查。

婚前医学检查应当遵守婚前保健工作规范并按照婚前医学检查项目进行。婚前保健工作规范和婚前医学检查项目由国务院卫生行政部门规定。

第十四条 经婚前医学检查,医疗、保健机构应当向接受婚前医学检查的当事人出具婚前医学检查证明。

婚前医学检查证明应当列明是否发现下列疾病:

(一)在传染期内的指定传染病;

(二)在发病期内的有关精神病;

(三)不宜生育的严重遗传性疾病;

(四)医学上认为不宜结婚的其他疾病。

发现前款第(一)(二)(三)项疾病的,医师应当向当事人说明情况,提出预防、治疗以及采取相应医学措施的建议。当事人依据医生的医学意见,可以暂缓结婚,也可以自愿采用长效避孕措施或者结扎手术;医疗、保健机构应当为其治疗提供医学咨询和医疗服务。

第十五条 经婚前医学检查,医疗、保健机构不能确诊的,应当转到设区的市级以上人民政府卫生行政部门指定的医疗、保健机构确诊。

第十六条 在实行婚前医学检查的地区,婚姻登记机关在办理结婚登记时,应当查验婚前医学检查证明或者母婴保健法第十一条规定的医学鉴定证明。

第三章 孕产期保健

第十七条 医疗、保健机构应当为育龄妇女提供有关避孕、节育、生育、不育和生殖健康的咨询和医疗保健服务。

医师发现或者怀疑育龄夫妻患有严重遗传性疾病的,应当提出医学意见;限于现有医疗技术水平难以确诊的,应当向当事人说明情况。育龄夫妻可以选择避孕、节育、不孕等相应的医学措施。

第十八条 医疗、保健机构应当为孕产妇提供下列医疗保健服务:

(一)为孕产妇建立保健手册(卡),定期进行产前检查;

(二)为孕产妇提供卫生、营养、心理等方面的医学指导与咨询;

(三)对高危孕妇进行重点监护、随访和医疗保健服务;

(四)为孕产妇提供安全分娩技术服务;

(五)定期进行产后访视,指导产妇科学喂养婴儿;

(六)提供避孕咨询指导和技术服务;

(七)对产妇及其家属进行生殖健康教育和科学育儿知识教育;

(八)其他孕产期保健服务。

第十九条 医疗、保健机构发现孕妇患有下列严重疾病或者接触物理、化学、生物等有毒、有害因素,可能危及孕妇生命安全或者可能严重影响孕妇健康和胎儿正常发育的,应当对孕妇进行医学指导和下列必要的医学检查:

(一)严重的妊娠合并症或者并发症;

(二)严重的精神性疾病;

(三)国务院卫生行政部门规定的严重影响生育的其他疾病。

第二十条 孕妇有下列情形之一的,医师应当对其进行产前诊断:

（一）羊水过多或者过少的；

（二）胎儿发育异常或者胎儿有可疑畸形的；

（三）早孕期接触过可能导致胎儿先天缺陷的物质的；

（四）有遗传病家族史或者曾经分娩过先天性严重缺陷婴儿的；

（五）初产妇年龄超过 35 周岁的。

第二十一条 母婴保健法第十八条规定的胎儿的严重遗传性疾病、胎儿的严重缺陷、孕妇患继续妊娠可能危及其生命健康和安全的严重疾病目录，由国务院卫生行政部门规定。

第二十二条 生育过严重遗传性疾病或者严重缺陷患儿的，再次妊娠前，夫妻双方应当按照国家有关规定到医疗、保健机构进行医学检查。医疗、保健机构应当向当事人介绍有关遗传性疾病的知识，并给予咨询、指导。对诊断患有医学上认为不宜生育的严重遗传性疾病的，医师应当向当事人说明情况，并提出医学意见。

第二十三条 严禁采用技术手段对胎儿进行性别鉴定。

对怀疑胎儿可能为伴性遗传病，需要进行性别鉴定的，由省、自治区、直辖市人民政府卫生行政部门指定的医疗、保健机构按照国务院卫生行政部门的规定进行鉴定。

第二十四条 国家提倡住院分娩。医疗、保健机构应当按照国务院卫生行政部门制定的技术操作规范，实施消毒接生和新生儿复苏，预防产伤及产后出血等产科并发症，降低孕产妇及围产儿发病率、死亡率。

没有条件住院分娩的，应当由经过培训、具备相应接生能力的家庭接生人员接生。

高危孕妇应当在医疗、保健机构住院分娩。

县级人民政府卫生行政部门应当加强对家庭接生人员的培训、技术指导和监督管理。

第四章 婴儿保健

第二十五条 医疗、保健机构应当按照国家有关规定开展新生儿先天性、遗传性代谢病筛查、诊断、治疗和监测。

第二十六条 医疗、保健机构应当按照规定进行新生儿访视，建立儿童保健手册（卡），定期对其进行健康检查，提供有关预防疾病、合理膳食、促进智力发育等方面的科学知识，做好婴儿多发病、常见病防治等医疗保健服务。

第二十七条 医疗、保健机构应当按照规定的程序和项目对婴儿进行预防接种。

婴儿的监护人应当保证婴儿及时接受预防接种。

第二十八条 国家推行母乳喂养。医疗、保健机构应当为实施母乳喂养提供技术指导，为住院分娩的产妇提供必要的母乳喂养条件。

医疗、保健机构不得向孕产妇和婴儿家庭宣传、推荐母乳代用品。

第二十九条 母乳代用品产品包装标签应当在显著位置标明母乳喂养的优越性。

母乳代用品生产者、销售者不得向医疗、保健机构赠送产品样品或者以推销为目的有条件地提供设备、资金和资料。

第三十条 妇女享有国家规定的产假。有不满 1 周岁婴儿的妇女，所在单位应当在劳动时间内为其安排一定的哺乳时间。

第五章 技术鉴定

第三十一条 母婴保健医学技术鉴定委员会分为省、市、县三级。

母婴保健医学技术鉴定委员会成员应当符合下列任职条件：

（一）县级母婴保健医学技术鉴定委员会成员应当具有主治医师以上专业技术职务；

（二）设区的市级和省级母婴保健医学技术鉴定委员会成员应当具有副主任医师以上专业技术职务。

第三十二条 当事人对婚前医学检查、遗传病诊断、产前诊断结果有异议，需要进一步确诊的，可以自接到检查或者诊断结果之日起15日内向所在地县级或者设区的市级母婴保健医学技术鉴定委员会提出书面鉴定申请。

母婴保健医学技术鉴定委员会应当自接到鉴定申请之日起30日内给出医学技术鉴定意见，并及时通知当事人。

当事人对鉴定意见有异议的，可以自接到鉴定意见通知书之日起15日内向上一级母婴保健医学技术鉴定委员会申请再鉴定。

第三十三条 母婴保健医学技术鉴定委员会进行医学鉴定时须有5名以上相关专业医学技术鉴定委员会成员参加。

鉴定委员会成员应当在鉴定结论上署名；有不同意见的，应当如实记录。鉴定委员会根据鉴定结论向当事人出具鉴定意见书。

母婴保健医学技术鉴定管理办法由国务院卫生行政部门制定。

第六章 监督管理

第三十四条 县级以上地方人民政府卫生行政部门负责本行政区域内的母婴保健监督管理工作，履行下列监督管理职责：

（一）依照母婴保健法和本办法以及国务院卫生行政部门规定的条件和技术标准，对从事母婴保健工作的机构和人员实施许可，并核发相应的许可证书；

（二）对母婴保健法和本办法的执行情况进行监督检查；

（三）对违反母婴保健法和本办法的行为，依法给予行政处罚；

（四）负责母婴保健工作监督管理的其他事项。

第三十五条 从事遗传病诊断、产前诊断的医疗、保健机构和人员，须经省、自治区、直辖市人民政府卫生行政部门许可。

从事婚前医学检查的医疗、保健机构和人员，须经设区的市级人民政府卫生行政部门许可。

从事助产技术服务、结扎手术和终止妊娠手术的医疗、保健机构和人员，须经县级人民政府卫生行政部门许可，并取得相应的合格证书。

第三十六条 卫生监督人员在执行职务时，应当出示证件。

卫生监督人员可以向医疗、保健机构了解情况，索取必要的资料，对母婴保健工作进行监督、检查，医疗、保健机构不得拒绝和隐瞒。

卫生监督人员对医疗、保健机构提供的技术资料负有保密的义务。

第三十七条 医疗、保健机构应当根据其从事的业务，配备相应的人员和医疗设备，对从事母婴保健工作的人员加强岗位业务培训和职业道德教育，并定期对其进行检查、考核。

医师和助产人员（包括家庭接生人员）应当严格遵守有关技术操作规范，认真填写各项记录，提高助产技术和服务质量。

助产人员的管理，按照国务院卫生行政部门的规定执行。

从事母婴保健工作的执业医师应当依照母婴保健法的规定取得相应的资格。

第三十八条　医疗、保健机构应当按照国务院卫生行政部门的规定,对托幼园所卫生保健工作进行业务指导。

第三十九条　国家建立孕产妇死亡、婴儿死亡和新生儿出生缺陷监测、报告制度。

第七章　罚　　则

第四十条　医疗、保健机构或者人员未取得母婴保健技术许可,擅自从事婚前医学检查、遗传病诊断、产前诊断、终止妊娠手术和医学技术鉴定或者出具有关医学证明的,由卫生行政部门给予警告,责令停止违法行为,没收违法所得;违法所得 5000 元以上的,并处违法所得 3 倍以上 5 倍以下的罚款;没有违法所得或者违法所得不足 5000 元的,并处 5000 元以上 2 万元以下的罚款。

第四十一条　从事母婴保健技术服务的人员出具虚假医学证明文件的,依法给予行政处分。有下列情形之一的,由原发证部门撤销相应的母婴保健技术执业资格或者医师执业证书:

(一)因延误诊治,造成严重后果的;

(二)给当事人身心健康造成严重后果的;

(三)造成其他严重后果的。

第四十二条　违反本办法规定进行胎儿性别鉴定的,由卫生行政部门给予警告,责令停止违法行为;对医疗、保健机构直接负责的主管人员和其他直接责任人员,依法给予行政处分。进行胎儿性别鉴定两次以上的或者以营利为目的进行胎儿性别鉴定的,由原发证机关撤销相应的母婴保健技术执业资格或者医师执业证书。

第八章　附　　则

第四十三条　婚前医学检查证明的格式由国务院卫生行政部门规定。

第四十四条　母婴保健法及本办法所称的医疗、保健机构,是指依照《医疗机构管理条例》取得卫生行政部门医疗机构执业许可的各级各类医疗机构。

第四十五条　本办法自公布之日起施行。

第三节　产前诊断技术管理办法与相关配套文件①

一、产前诊断技术管理办法

第一章　总　　则

第一条　为保障母婴健康,提高出生人口素质,保证产前诊断技术的安全、有效,规范产

---

① 该办法与相关配套文件于 2003 年 5 月 1 日起施行,2019 年国家卫健委组织修订并于 2019 年 2 月 2 日讨论通过,2019 年 2 月 28 日公布施行。

前诊断技术的监督管理,依据《中华人民共和国母婴保健法》以及《中华人民共和国母婴保健法实施办法》,制定本管理办法。

第二条　本管理办法中所称的产前诊断,是指对胎儿进行先天性缺陷和遗传性疾病的诊断,包括相应筛查。

产前诊断技术项目包括遗传咨询、医学影像、生化免疫、细胞遗传和分子遗传等。

第三条　本管理办法适用于各类开展产前诊断技术的医疗保健机构。

第四条　产前诊断技术的应用应当以医疗为目的,符合国家有关法律规定和伦理原则,由经资格认定的医务人员在经许可的医疗保健机构中进行。

医疗保健机构和医务人员不得实施任何非医疗目的的产前诊断技术。

第五条　国家卫生健康委负责全国产前诊断技术应用的监督管理工作。

第二章　管理与审批

第六条　国家卫生健康委根据医疗需求、技术发展状况、组织与管理的需要等实际情况,制定产前诊断技术应用规划。

第七条　产前诊断技术应用实行分级管理。

卫生部制定开展产前诊断技术医疗保健机构的基本条件和人员条件;颁布有关产前诊断的技术规范;指定国家级开展产前诊断技术的医疗保健机构;对全国产前诊断技术应用进行质量管理和信息管理;对全国产前诊断专业技术人员的培训进行规划。

省、自治区、直辖市人民政府卫生行政部门(以下简称省级卫生行政部门)根据当地实际情况,因地制宜地规划、审批或组建本行政区域内开展产前诊断技术的医疗保健机构;对从事产前诊断技术的专业人员进行系统培训和资格认定;对产前诊断技术应用进行质量管理和信息管理。

县级以上人民政府卫生行政部门负责本行政区域内产前诊断技术应用的日常监督管理。

第八条　从事产前诊断的卫生专业技术人员应符合以下所有条件:

(一)从事临床工作的,应取得执业医师资格;

(二)从事医技和辅助工作的,应取得相应卫生专业技术职称;

(三)符合"从事产前诊断卫生专业技术人员的基本条件";

(四)经省级卫生健康主管部门考核合格,取得从事产前诊断的《母婴保健技术考核合格证书》或者《医师执业证书》中加注母婴保健技术(产前诊断类)考核合格的。

第九条　申请开展产前诊断技术的医疗保健机构应符合下列所有条件:

(一)设有妇产科诊疗科目;

(二)具有与所开展技术相适应的卫生专业技术人员;

(三)具有与所开展技术相适应的技术条件和设备;

(四)设有医学伦理委员会;

(五)符合"开展产前诊断技术医疗保健机构的基本条件"及相关技术规范。

第十条　申请开展产前诊断技术的医疗保健机构应当向所在地省级卫生行政部门提交下列文件:

(一)医疗机构执业许可证副本;

(二)开展产前诊断技术的母婴保健技术服务执业许可申请文件;

(三)可行性报告;

（四）拟开展产前诊断技术的人员配备、设备和技术条件情况；

（五）开展产前诊断技术的规章制度；

（六）省级以上卫生健康主管部门规定提交的其他材料。

申请开展产前诊断技术的医疗保健机构，必须明确提出拟开展的产前诊断具体技术项目。

第十一条　申请开展产前诊断技术的医疗保健机构，由所属省、自治区、直辖市人民政府卫生健康主管部门审查批准。省、自治区、直辖市人民政府卫生健康主管部门收到本办法第十条规定的材料后，组织有关专家进行论证，并在收到专家论证报告后 30 个工作日内进行审核。经审核同意的，发给开展产前诊断技术的母婴保健技术服务执业许可证，注明开展产前诊断以及具体技术服务项目；经审核不同意的，书面通知申请单位。

第十二条　卫生部根据全国产前诊断技术发展需要，在经审批合格的开展产前诊断技术服务的医疗保健机构中，指定国家级开展产前诊断技术的医疗保健机构。

第十三条　开展产前诊断技术的"母婴保健技术服务执业许可证"每三年校验一次，校验由原审批机关办理。经校验合格的，可继续开展产前诊断技术；经校验不合格的，撤销其许可证书。

第十四条　省、自治区、直辖市人民政府卫生健康主管部门指定的医疗保健机构，协助卫生行政部门负责对本行政区域内产前诊断的组织管理工作。

第十五条　从事产前诊断的人员不得在未许可开展产前诊断技术的医疗保健机构中从事相关工作。

第三章　实　　施

第十六条　对一般孕妇实施产前筛查以及应用产前诊断技术时，坚持知情选择。开展产前筛查的医疗保健机构要与经许可开展产前诊断技术的医疗保健机构建立工作联系，保证筛查病例能落实后续诊断。

第十七条　孕妇有下列情形之一的，经治医师应当建议其进行产前诊断：

（一）羊水过多或者过少的；

（二）胎儿发育异常或者胎儿有可疑畸形的；

（三）早孕期时接触过可能导致胎儿先天缺陷的物质的；

（四）有遗传病家族史或者曾经分娩过先天性严重缺陷婴儿的；

（五）年龄超过 35 周岁的。

第十八条　既往生育过严重遗传性疾病或者严重缺陷患儿的，再次妊娠前，夫妻双方应当到医疗保健机构进行遗传咨询。医务人员应当对当事人介绍有关知识，给予咨询和指导。

经治医师根据咨询的结果，对当事人提出医学建议。

第十九条　确定产前诊断重点疾病，应当符合下列条件：

（一）疾病发生率较高；

（二）疾病危害严重，社会、家庭和个人疾病负担大；

（三）疾病缺乏有效的临床治疗方法；

（四）诊断技术成熟、可靠、安全和有效。

第二十条　开展产前检查、助产技术的医疗保健机构在为孕妇进行早孕检查或产前检查时，遇到本办法第十七条所列情形的孕妇，应当进行有关知识的普及，提供咨询服务，并以书面形式如实告知孕妇或其家属,建议孕妇进行产前诊断。

第二十一条　孕妇自行提出进行产前诊断的,经治医师可根据其情况提供医学咨询,由孕妇决定是否实施产前诊断技术。

第二十二条　开展产前诊断技术的医疗保健机构出具的产前诊断报告,应当由 2 名以上经资格认定的执业医师签发。

第二十三条　对于产前诊断技术及诊断结果,经治医师应本着科学、负责的态度,向孕妇或家属告知技术的安全性、有效性和风险性,使孕妇或家属理解技术可能存在的风险和结果的不确定性。

第二十四条　在发现胎儿异常的情况下,经治医师必须将继续妊娠和终止妊娠可能出现的结果以及进一步处理意见,以书面形式明确告知孕妇,由孕妇夫妻双方自行选择处理方案,并签署知情同意书。若孕妇缺乏认知能力,由其近亲属代为选择。涉及伦理问题的,应当交医学伦理委员会讨论。

第二十五条　开展产前诊断技术的医疗保健机构对经产前诊断后终止妊娠娩出的胎儿,在征得其家属同意后,进行尸体病理学解剖及相关的遗传学检查。

第二十六条　当事人对产前诊断结果有异议的,可以依据《中华人民共和国母婴保健法实施办法》第五章的有关规定,申请技术鉴定。

第二十七条　开展产前诊断技术的医疗保健机构不得擅自进行胎儿的性别鉴定。对怀疑胎儿可能为伴性遗传病,需要进行性别鉴定的,由省、自治区、直辖市人民政府卫生行政部门指定的医疗保健机构按照有关规定进行鉴定。

第二十八条　开展产前诊断技术的医疗保健机构应当建立健全技术档案管理和追踪观察制度。

第四章　处　　罚

第二十九条　违反本办法规定,未经批准擅自开展产前诊断技术的非医疗保健机构,按照《医疗机构管理条例》有关规定进行处罚。

第三十条　对违反本办法,医疗保健机构未取得产前诊断执业许可或超越许可范围,擅自从事产前诊断的,按照《中华人民共和国母婴保健法实施办法》有关规定处罚,由卫生行政部门给予警告,责令停止违法行为,没收违法所得;违法所得 5000 元以上的,并处违法所得 3 倍以上 5 倍以下的罚款;违法所得不足 5000 元的,并处 5000 元以上 2 万元以下的罚款。情节严重的,依据《医疗机构管理条例》依法吊销医疗机构执业许可证。

第三十一条　对未取得《母婴保健技术考核合格证书》或者《医师执业证书》中加注母婴保健技术(产前诊断类)考核合格的个人,擅自从事产前诊断或超范围执业的,由县级以上人民政府卫生行政部门给予警告或者责令暂停六个月以上一年以下执业活动;情节严重的,按照《中华人民共和国执业医师法》吊销其医师执业证书。构成犯罪的,依法追究刑事责任。

第三十二条　违反本办法第二十七条规定的,按照《中华人民共和国母婴保健法实施办法》第四十二条规定处罚。

第五章　附　　则

第三十三条　各省、自治区、直辖市人民政府卫生行政部门可以根据本办法和本地实际情况制定实施细则。

第三十四条　本办法自 2003 年 5 月 1 日起施行。

二、《产前诊断技术管理办法》相关配套文件

原卫生部关于印发《产前诊断技术管理办法》相关配套文件的通知(卫基妇发〔2002〕207号)中指出,为贯彻落实《产前诊断技术管理办法》,原卫生部制定了7个相关配套文件,即附件1~7,如下所示:

附件1 开展产前诊断技术医疗保健机构的设置和职责

根据人群对产前诊断技术服务的需求、产前诊断技术的发展,实行产前诊断技术的分级管理,设置开展产前诊断技术服务的医疗保健机构。

一、产前诊断技术服务机构的设置

开展产前诊断技术的医疗保健机构,是指经省级卫生行政部门许可开展产前诊断技术的医疗保健机构。

开展产前诊断技术的医疗保健机构,必须有能力开展遗传咨询、医学影像、生化免疫和细胞遗传等产前诊断技术服务。有条件的机构应逐步开展分子遗传诊断或与能提供分子遗传诊断的机构建立工作联系。

卫生部在全国范围内经省级卫生行政部门许可开展产前诊断技术的医疗保健机构中,经专家评议,指定国家级开展产前诊断技术的医疗保健机构。

省、自治区、直辖市卫生行政部门,根据《产前诊断技术管理办法》的要求,审核、许可、监督、管理各省开展产前诊断技术的医疗保健机构。各省、自治区、直辖市在规划、管理本省、自治区、直辖市产前诊断技术服务工作时应坚持:

1. 严格按《产前诊断技术管理办法》规定的条件和程序对申请开展产前诊断技术的医疗保健机构进行审批。

2. 所有提供产前检查和助产技术服务的医疗保健机构在为孕妇进行早孕检查或产前检查时,应当进行有关孕产期保健和生育健康等知识的普及。遇到《产前诊断技术管理办法》第十七条规定的孕妇时,应当提供咨询服务,并以书面形式如实告知孕妇或其家属,建议孕妇进行产前诊断,并提供经许可进行产前诊断的医疗保健机构的有关信息。

3. 对一般孕妇进行产前筛查,要坚持知情选择。开展产前筛查的医疗保健机构要与经许可开展产前诊断的医疗保健机构建立起转诊联系,并将产前筛查的项目纳入产前诊断质量控制。

卫生部和各省级卫生行政部门应定期公布经指定的国家级和经许可的各省开展产前诊断技术的医疗保健机构的名称、技术特长和其他相关信息。各省卫生行政部门还应定期公布产前诊断和产前筛查质量控制信息。

二、国家级开展产前诊断技术医疗保健机构的职责

1. 接受下级产前诊断机构的转诊,负责产前诊断中疑难病例的诊断。

2. 培训和指导各省产前诊断技术骨干和师资。

3. 对开展产前诊断技术的医疗保健机构进行质量控制。

4. 进行产前诊断新技术及适宜技术的研究与开发、推广与应用工作;收集、汇总、分析全国产前诊断技术有关信息。

5. 追踪产前诊断技术的发展趋势,开展产前诊断技术的国际合作与交流。

6．承担国家卫生健康委交办的其他工作。

三、各省开展产前诊断技术医疗保健机构的职责

1．提供产前诊断技术服务，接受开展产前检查、助产技术的医疗保健机构发现的拟进行产前诊断孕妇的转诊，对诊断有困难的病例转诊。

2．统计和分析产前诊断技术服务有关信息，尤其是确诊阳性病例的有关数据，定期向省级卫生行政部门报告；对确诊阳性病例进行跟踪观察，定期讨论疑难病例。

3．承担本省（自治区、直辖市）产前诊断技术人员的培训和继续教育，负责对开展产前筛查的医疗保健机构的业务指导工作。

4．对本省开展产前诊断技术的医疗保健机构和开展产前筛查的医疗保健机构进行质量控制。

5．有条件的，与国家级开展产前诊断技术的医疗保健机构合作，开展产前诊断新技术及适宜技术的研究与开发、推广与应用工作。

6．承担省级卫生行政部门交办的其他工作。

四、质量控制工作的基本要求

国家级开展产前诊断技术的医疗保健机构负责全国的产前诊断技术的质量控制工作，具体地域工作范围由卫生部指定。各省开展产前诊断技术的医疗保健机构负责本省产前诊断和产前筛查服务的技术管理和质量控制工作，具体地域工作范围由省级卫生行政部门指定，未纳入质量控制的医疗保健机构不得继续进行产前筛查。产前诊断技术质量控制包括：

1．各类实验室技术质量保证。

2．机构间进行实验室的能力比对试验（验证试验）、现场抽样检查和实验室质量评定。

3．诊断试剂的敏感度和特异度标准等制定和执行。

4．产前诊断技术结果的质量监测和评定。

5．公开发布产前诊断质量的有关信息。

附件 2　开展产前诊断技术医疗保健机构的基本条件

根据《产前诊断技术管理办法》，以及开展产前诊断技术的医疗保健机构的职责，制定国家级开展产前诊断技术医疗保健机构的设置原则、各省开展产前诊断技术医疗保健机构的基本条件，作为开展产前诊断技术医疗保健机构建设和审评的参考依据。

一、设置国家级开展产前诊断技术医疗保健机构的基本原则

1．国家级开展产前诊断技术的医疗保健机构，为经省级卫生行政部门许可的开展产前诊断技术的医疗保健机构。产前诊断的各项技术具有全国领先地位和权威性，具备承担国家级产前诊断技术医疗保健机构职责的条件。

2．卫生部根据《产前诊断技术管理办法》有关条款的规定和全国产前诊断实际工作及技术发展的需要，组织专家评议，并征求各省级卫生行政部门和产前诊断技术医疗保健机构的意见后，确定国家级产前诊断技术医疗保健机构。

二、各省开展产前诊断技术医疗保健机构的基本条件

（一）组织设置要求

各省开展产前诊断技术的医疗保健机构，需设立产前诊断诊疗组织，设主任 1 名，负责产前诊断的临床技术服务，下设办公室和资料室，分别负责具体的管理工作和信息档案管理工作。

各省开展产前诊断技术的医疗保健机构应设有遗传咨询、影像诊断（超声）、生化免疫和

细胞遗传等部门,具有妇产科、儿科、病理科、临床遗传专业的技术力量。

鼓励尚未具备分子遗传诊断能力的机构与大学、科研机构等合作,将分子遗传诊断技术应用到产前诊断技术服务中。

(二)产前诊断业务范围要求

各省开展产前诊断技术的医疗保健机构应提供的产前诊断技术服务包括:

1. 进行预防先天性缺陷和遗传性疾病的健康教育和健康促进工作。

2. 开展与产前诊断相关的遗传咨询。

3. 开展常见染色体病、神经管畸形、超声下可见的严重肢体畸形等的产前筛查和诊断。

4. 开展常见单基因遗传病(包括遗传代谢病)的诊断。

5. 接受开展产前检查、助产技术的医疗保健机构发现的拟进行产前诊断的孕妇的转诊,对诊断有困难的病例转诊。

6. 在征得家属同意后,对引产出的胎儿进行尸检及相关遗传学检查。

7. 建立健全技术档案管理和追踪观察制度,信息档案资料保存期 50 年。

(三)规章制度要求

开展产前诊断技术的医疗保健机构必须建立健全各项规章制度和操作常规,包括人员职责、人员行为准则、诊疗常规、实验室操作规范、质量控制管理规定、标本采集与管理制度、专科档案建立与管理制度、疑难病例会诊制度、转诊制度及跟踪观察制度、统计汇总及上报制度以及患者知情同意制度等。

(四)专业技术基本要求

1. 具有遗传咨询的能力。

2. 具有开展血清学标记免疫检测技术的能力。

3. 具有常规开展外周血染色体核型分析的能力。

4. 具有开展中孕期羊水胎儿细胞染色体核型分析的能力。

5. 具有对常见先天性缺陷和遗传性疾病做出风险率估计的能力。

6. 具有对常见的胎儿体表畸形及内脏畸形进行影像诊断的能力。

7. 具有开展常见的单基因遗传病(包括遗传代谢病)诊断的能力。

8. 具有对产前筛查出的多数(95%以上)高风险胎儿做出正确诊断及处理的能力。

9. 具有相关健康教育的能力。

(五)人员配备基本要求

开展产前诊断技术的医疗保健机构应配备至少 2 名具有副高以上职称的从事遗传咨询的临床医师,2 名具有副高以上职称的妇产科医师,1 名具有副高以上职称的儿科医师,1 名具有副高以上职称的从事超声产前诊断的临床医师,2 名具有中级以上职称的细胞遗传实验技术人员和生化免疫实验技术人员。

(六)设备配置基本要求

设备配置基本要求

	设备名称	建议数量
B超室	B型超声仪附穿刺引导装置	1
	彩超	1
	超声工作站(图文管理系统)	1

	设备名称	建议数量
细胞遗传室	普通双目显微镜	2
	三筒研究显微镜附显微照相设备	1
	超净工作台	1
	二氧化碳培养箱	2
	普通离心机	2
	恒温干燥箱	1
	自动纯水蒸馏器	1
	恒温水浴箱	2
	普通电冰箱	2
	倒置显微镜附显微照相设备	1
	荧光显微镜	1
	分析天平	1
	恒温培养箱	1
	普通天平	1
生化免疫室	紫外分光光度计	1
	荧光分光光度计	1
	酶标仪	1
	pH 计	1
	半自动分析仪	1
	电泳仪	1
其他	计算机	2

附件 3　从事产前诊断卫生专业技术人员的基本条件

从事产前诊断技术的卫生专业技术人员,必须经过系统的产前诊断技术专业培训,通过省级卫生行政部门的考核获得从事产前诊断技术的"母婴保健技术考核合格证书",方可从事产前诊断技术服务。从事辅助性产前诊断技术的人员,需在取得产前诊断类"母婴保健技术考核合格证书"的人员指导下开展工作。

一、临床医师

1. 从事产前诊断技术服务的临床医师必须取得执业医师资格,并符合下列条件之一:

(1) 医学院校本科以上学历,且具有妇产科或其他相关临床学科 5 年以上临床经验,接受过临床遗传学专业技术培训。

(2) 从事产前诊断技术服务 10 年以上,掌握临床遗传学专业知识和技能。

2. 从事产前诊断技术的临床医师具备的相关基本知识和技能是指:

(1) 遗传咨询的目的、原则、步骤和基本策略。

(2) 常见染色体病及其他遗传病的临床表现、一般进程、预后、遗传方式、遗传风险及可采取的预防和治疗措施。

（3）常见的致畸因素、致畸原理以及预防措施。

（4）常见遗传病和先天畸形的检测方法及临床意义。

（5）胎儿标本采集（如绒毛膜、羊膜腔或脐静脉穿刺技术）及其术前术后医疗处置。

二、超声产前诊断医师

1. 从事超声产前诊断的医师必须取得执业医师资格，并符合下列条件之一：

（1）大专以上学历，且具有中级以上技术职称，接受过超声产前诊断的系统培训。

（2）在本岗位从事妇产科超声检查工作 5 年以上，接受过超声产前诊断的系统培训。

2. 熟练掌握胎儿发育各阶段脏器的正常与异常超声图像及羊膜腔穿刺定位技术，能鉴别常见的严重体表畸形和内脏畸形。

三、实验室技术人员

1. 产前诊断实验室技术人员必须符合下列条件之一：

（1）大专以上学历，从事实验室工作 2 年以上，接受过产前诊断相关实验室技术培训。

（2）中级以上技术职称，接受过产前诊断相关实验室技术培训。

2. 实验室技术人员具备的相关基本知识和技能包括：

（1）标本采集与保管的基本知识。

（2）无菌消毒技术。

（3）标记免疫检测技术的基本知识与操作技能。

（4）风险率分析技术。

（5）外周血及羊水胎儿细胞培养、制片、显带及染色体核型分析技术。

附件 4   遗传咨询技术规范

本技术规范主要指与产前诊断有关的遗传咨询，是指取得了"母婴保健技术考核合格证书"从事产前诊断的临床医师，对咨询对象就所询问的先天性缺陷和遗传性疾病等情况的诊断。

一、基本要求

（一）遗传咨询机构的设置

凡经卫生行政部门许可的开展产前诊断技术的医疗保健机构均可以开展遗传咨询。

（二）遗传咨询人员的要求

1. 遗传咨询人员应为从事产前诊断的临床医师，必须符合"从事产前诊断卫生专业技术人员的基本条件"中的有关要求。

2. 具备系统、扎实的医学遗传学基础理论知识，能正确推荐辅助诊断手段，对实验室检测结果能正确判断，并能对各种遗传的风险与再现风险做出估计。

（三）场所要求

遗传咨询门诊至少具备诊室 1 间，独立候诊室 1 间，检查室 1 间。

二、遗传咨询应遵循的原则

1. 遗传咨询人员应态度亲和，密切注意咨询对象的心理状态，并给予必要疏导。

2. 遗传咨询人员应尊重咨询对象的隐私权，对咨询对象提供的病史和家族史给予保密。

3. 遵循知情同意的原则，尽可能让咨询对象了解疾病可能的发生风险，以及建议采用的产前诊断技术的目的、必要性、风险等，是否采用某项诊断技术由受检者本人或其家属决定。

三、遗传咨询的对象

1. 夫妇双方或家系成员患有某些遗传病或先天畸形者。

2. 曾生育过遗传病患儿的夫妇。

3. 不明原因智力低下或先天畸形儿的父母。

4. 不明原因的反复流产或有死胎死产等情况的夫妇。

5. 婚后多年不育的夫妇。

6. 35 岁以上的高龄孕妇。

7. 长期接触不良环境因素的育龄青年男女。

8. 孕期接触不良环境因素以及患有某些慢性病的孕妇。

9. 常规检查或常见遗传病筛查发现异常者。

10. 其他需要咨询的情况。

四、技术程序

（一）遗传咨询技术要求

1. 采集信息：遗传咨询人员要全面了解咨询对象的情况，详细询问咨询对象的家族遗传病史、医疗史、生育史（流产史、死胎史、早产史）、婚姻史（婚龄、配偶健康状况）、环境因素和特殊化学物接触及特殊反应情况、年龄、居住地区、民族。收集先证者的家系发病情况，绘制出家系谱。

2. 遗传病诊断及遗传方式的确定：遗传咨询人员根据确切的家系分析及医学资料、各种检查化验结果，诊断咨询对象是哪种遗传病或与哪种遗传病有关，若为单基因遗传病还须确定是何种遗传方式。

3. 遗传病再现风险的估计：染色体病和多基因遗传病以其群体发病率为经验风险，而单基因遗传病根据遗传方式进行家系分析，进一步进行发病风险估计并预测其子代患病风险。

4. 提供产前诊断方法的有关信息：遗传咨询应根据子代可能的再现风险度，建议采取适当的产前诊断方法，充分考虑诊断方法对孕妇和胎儿的风险等。临床应用的主要采集标本方法有绒毛膜穿刺、羊膜腔穿刺、脐静脉穿刺等。产前诊断方法有超声诊断、生化免疫、细胞遗传诊断、分子遗传诊断等。

5. 提供建议：遗传咨询人员应向咨询对象提供结婚、生育或其他建议。

（二）遗传咨询需注意的问题

1. 阐明各种产前诊断技术应用的有效性、局限性，所进行筛查或诊断的时限性、风险和可能结局。

2. 说明使用的遗传学原理，用科学的语言解释风险。

3. 解释疾病性质，提供病情、疾病发展趋势和预防的信息。

4. 在咨询过程中尽可能提供客观、依据充分的信息，在遗传咨询过程中尽可能避免医生本人的导向性意见。

附件 5　21-三体综合征和神经管缺陷产前筛查技术规范

产前筛查，是通过简便、经济和较少创伤的检测方法，从孕妇群体中发现某些怀疑有先天性缺陷和遗传性疾病胎儿的高危孕妇，以便进一步明确诊断。

产前筛查必须符合下列原则：目标疾病的危害程度大；筛查后能落实明确的诊断服务；疾病的自然史清楚；筛查、诊断技术必须有效和可接受。为规范产前筛查技术的应用，根据目前医学技术发展，制定 21-三体综合征和神经管缺陷产前筛查的技术规范。

一、基本要求

（一）机构设置

开展 21-三体综合征和神经管缺陷产前筛查的医疗保健机构必须设有妇产科诊疗科目，若有产前诊断资质许可，应及时对产前筛查的高危孕妇进行相应的产前诊断；若无产前诊断资质许可，应与开展产前诊断技术的医疗保健机构建立工作联系，保证筛查阳性病例在知情选择的前提下及时得到必要的产前诊断。

（二）设备要求

设备配置参照附件 2 有关生化免疫室的要求。

二、管理

（一）产前筛查的组织管理

1. 产前筛查必须在广泛宣传的基础上，按照知情选择、孕妇自愿的原则，任何单位或个人不得以强制性手段要求孕妇进行产前筛查。医务人员应事先详细告知孕妇或其家属 21-三体综合征和神经管缺陷产前筛查技术本身的局限性和结果的不确定性，是否筛查以及对于筛查后的阳性结果的处理由孕妇或其家属决定，并签署知情同意书。

2. 产前筛查纳入产前诊断的质量控制体系。中孕期的筛查，根据各地的具体条件可采取两项血清筛查指标、三项血清筛查指标或其他有效的筛查指标。从事 21-三体综合征和神经管缺陷产前筛查的医疗保健机构所选用的筛查方法和筛查指标（包括所用的试剂）必须报指定的各省开展产前诊断技术的医疗保健机构统一管理。

（二）定期报告

开展产前筛查和产前诊断技术的医疗保健机构应定期将 21-三体综合征和神经管缺陷产前筛查结果，包括筛查阳性率、21-三体综合征（或胎儿其他染色体异常）和神经管缺陷检出病例、假阴性病例汇报给指定的各省开展产前诊断技术的医疗保健机构。

（三）筛查效果的定期评估

国家级和各省开展产前诊断技术的医疗保健机构，应指导、监督 21-三体综合征和神经管缺陷产前筛查工作，并进行筛查质量控制，包括筛查所用试剂、筛查方法，对筛查效果定期进行评估，根据各地的筛查效果提出调整或改进的建议。

三、技术程序与质量控制

（一）筛查的技术程序和要求

1. 筛查结果必须以书面报告形式送交被筛查者，筛查报告应包括经筛查后孕妇所怀胎儿 21-三体综合征发生的概率或针对神经管缺陷的高危指标甲胎蛋白（AFP）的中位数倍数值（AFP MOM），并有相应的临床建议。

2. 筛查报告必须经副高以上职称的具有从事产前诊断技术资格的专业技术人员复核后，才能签发。

3. 筛查结果的原始数据和血清标本必须保存至少一年，血清标本须保存于 -70 ℃ 的环境中，以备复查。

（二）筛查后高危人群的处理原则

1. 应将筛查结果及时通知高危孕妇，并由医疗保健机构的遗传咨询人员进行解释和给予相应的医学建议。

2. 对 21-三体综合征高危胎儿的染色体核型分析和对神经管畸形高危胎儿的超声诊断应在经批准开展产前诊断的医疗保健机构进行。具体技术规范参考附件 7 和附件 6。

3. 对筛查出的高危病例,在未做出明确诊断前,不得随意为孕妇做终止妊娠的处理。

4. 对筛查对象进行跟踪观察,直至胎儿出生,并将观察结果记录。

四、产前筛查及产前诊断工作流程图

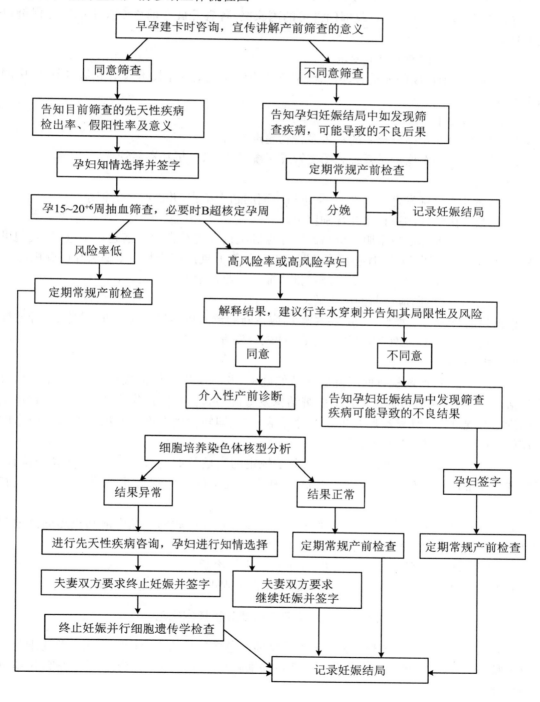

附件6 超声产前诊断技术规范

超声产前诊断是产前诊断的重要内容之一,它包括对胎儿生长发育的评估、对高危胎儿在超声引导下的标本采集和对某些先天性缺陷的诊断。

一、基本要求

(一)超声产前诊断机构的设置

超声产前诊断应在卫生行政部门许可的国家级、各省开展产前诊断技术的医疗保健机构开展。

(二)超声产前诊断人员的要求

从事超声产前诊断的人员必须符合《从事产前诊断卫生专业技术人员的基本条件》中的有关要求。

(三)设备要求

1. 超声室应配备高分辨率的彩色多普勒超声诊断仪。

2. 具有完整的图像记录系统和图文管理系统,供图像分析和资料管理。

二、管理

1. 对胎儿有可疑发育异常者,必须进行全面的超声检查,并做必要的记录。

2. 严禁非医疗目的进行胎儿性别鉴定。

3. 未取得产前诊断技术服务资格的医疗保健机构在进行常规产前超声检查时,发现可疑病例,应出具超声报告,同时必须将可疑病例转诊至开展产前诊断技术的医疗保健机构。

4. 产前诊断超声报告应由2名经审批认证的专业技术人员签发。

三、超声产前诊断应诊断的严重畸形

根据目前超声技术水平,妊娠16～24周应诊断的致命畸形包括无脑儿、脑膨出、开放性脊柱裂、胸腹壁缺损内脏外翻、单腔心、致命性软骨发育不全等。

四、技术程序

1. 对孕妇进行产前检查的医院应在孕妇妊娠16～24周进行常规超声检查,主要内容应包括:胎儿生长评估和胎儿体表及内脏结构发育的检查。具体操作步骤应按医院超声检查的诊疗常规进行。如疑有胎儿生长发育异常,应立即转诊到经许可开展产前诊断技术的医疗保健机构进行进一步检查诊断。

2. 对《产前诊断技术管理办法》第十七条规定的高危孕妇,应进行早期妊娠超声检查,对发现的异常病例应转诊到经许可开展产前诊断技术的医疗保健机构进行进一步检查诊断。

3. 开展产前诊断技术的医疗保健机构对转诊来的可疑病例以及产前筛查出的高危孕妇,应在妊娠24周前对胎儿进行全面的超声检查并做详细记录。

4. 对无结构异常的腔室容积改变,需随访后再做诊断。

5. 胎儿标本采集应严格按照介入性超声操作常规进行。

附件7 胎儿染色体核型分析技术规范

对胎儿细胞进行染色体核型分析是产前诊断染色体异常的主要诊断方法。胎儿细胞可通过羊膜腔、脐血管和绒毛膜穿刺获取。获得的细胞经体外培养后收获、制片、显带,做染色体核型分析。

一、基本要求

（一）机构设置

只有在经卫生行政部门许可的开展产前诊断技术的医疗保健机构才能实施。

（二）人员要求

从事胎儿染色体核型分析的人员必须符合"从事产前诊断卫生专业技术人员的基本条件"中的有关要求。

（三）场所要求

场所应包含小手术室、接种培养室、标本制备室、实验室、暗室和洗涤室。各工作室应具备恒温设施，小手术室和接种培养室还应具备空气消毒设施。

（四）设备要求

设备配置参照附件 2 有关要求。

二、管理

（一）建立规章制度

1. 各级工作人员分工和职责。

2. 各项技术操作常规。

3. 消毒隔离制度。

4. 设备仪器和材料管理制度。

5. 资料信息档案和管理。

（二）所有的操作必须在孕妇及其家属了解该技术的目的、局限性和风险，并签订了知情同意书后方可进行。

（三）所有操作必须按常规进行，手术操作后应做好手术记录。

（四）染色体核型分析报告应由 2 名经认证审批的专业技术人员签发，审核人员必须具有副高以上专业技术职称。

三、产前诊断适应证、适宜检查时间及手术禁忌证

（一）产前诊断适应证

1. 35 岁以上的高龄孕妇。

2. 产前筛查后的高危人群。

3. 曾生育过染色体病患儿的孕妇。

4. 产前检查怀疑胎儿患染色体病的孕妇。

5. 夫妇一方为染色体异常携带者。

6. 孕妇可能为某种 X 连锁遗传病基因携带者。

7. 其他，如曾有不良孕产史者或特殊致畸因子接触史者。

（二）产前诊断时间

1. 早孕绒毛采样检查宜在孕 8～11 周进行。

2. 羊水穿刺检查宜在孕 16～21 周进行。

3. 脐血管穿刺检查宜在孕 18～24 周进行。

（三）穿刺禁忌证

1. 术前感染未治愈或手术当天感染及可疑感染者。

2. 中央性前置胎盘或前置、低置胎盘有出血现象。

3. 先兆流产未治愈者。

四、技术质量标准

（一）技术程序

1. 正确选择产前诊断适应证、时间和相关技术。

2. 在超声监护下做各种穿刺，2 次穿刺均未获标本者，2 周后再进行穿刺。

（二）质量标准

1. 各种穿刺成功率不得低于 90%。

2. 羊水细胞培养成功率不得低于 90%。

3. 脐血细胞培养成功率不得低于 95%。

4. 在符合标准的标本、培养、制片、显带情况下，核型分析的准确率不得低于 98%。

5. 绒毛染色体核型分析异常，必要时做羊水或脐血复核。

自 测 题

一、名词解释

1. 产前筛查

2. 产前诊断

3. 严重遗传性疾病

4. 遗传咨询

二、选择题

1.《产前诊断技术管理办法》自（　　）开始实施。

A. 2003 年 5 月 1 日　B. 2002 年 5 月 1 日　C. 2005 年 5 月 1 日　D. 2004 年 5 月 1 日

2. 对怀疑胎儿可能为伴性遗传病，需要进行性别鉴定的，由（　　）。

A. 国家卫生行政部门指定的医疗保健机构按照有关规定进行鉴定

B. 省、自治区、直辖市人民政府卫生行政部门指定的医疗保健机构按照有关规定进行鉴定

C. 市级人民政府卫生行政部门指定的医疗保健机构按照有关规定进行鉴定

D. 县级人民政府卫生行政部门指定的医疗保健机构按照有关规定进行鉴定

3. 依据《中华人民共和国母婴保健法》，对未取得国家颁发的有关合格证书，施行终止妊娠手术或者采取其他方法终止妊娠，致人死亡、残疾、丧失或者基本丧失劳动能力的，应（　　）。

A. 依照刑法有关规定追究刑事责任

B. 由卫生行政部门给予警告，责令停止违法行为，没收违法所得

C. 违法所得 5000 元以上的，并处违法所得 3 倍以上 5 倍以下的罚款

D. 没有违法所得或者违法所得不足 5000 元的，并处 5000 元以上 2 万元以下的罚款

4.《中华人民共和国母婴保健法》中的指定传染病，是指（　　）。

A.《中华人民共和国传染病防治法》中规定的艾滋病、淋病、梅毒、麻风病以及医学上认为影响结婚和生育的其他传染病

B. 所有传染病

C. 性接触传染病

D. 乙类传染病

5.《中华人民共和国母婴保健法》中提到的严重遗传性疾病,是指(　　　)。

　A. 由于遗传因素先天形成,患者全部或者部分丧失自主生活能力,后代再现风险高,医学上认为不宜生育的遗传性疾病

　B. 染色体异常相关的遗传病

　C. X 连锁或 Y 连锁的遗传性疾病

　D. 多基因遗传性疾病

6.《中华人民共和国母婴保健法》中提到的有关精神病,是指(　　　)。

　A. 精神分裂症、躁狂抑郁型精神病以及其他重型精神病

　B. 严重的失眠症

　C. 所有的抑郁症

　D. 专指精神分裂症

7.《中华人民共和国母婴保健法》中提到的产前诊断,是指(　　　)。

　A. 对胎儿进行先天性缺陷的诊断

　B. 对胎儿进行遗传性疾病的诊断

　C. 对胎儿进行先天性缺陷和遗传性疾病的诊断

　D. 对胎儿进行所有可能疾病的诊断

8. 对未取得产前诊断类母婴保健技术考核合格证书的个人,擅自从事产前诊断或超越许可范围的,由县级以上人民政府卫生行政部门(　　　);情节严重的,按照《中华人民共和国执业医师法》吊销其医师执业证书。构成犯罪的,依法追究刑事责任。

　A. 给予警告或者责令暂停一个月以上三个月以下执业活动

　B. 给予警告或者责令暂停三个月以上六个月以下执业活动

　C. 给予警告或者责令暂停六个月以上一年以下执业活动

　D. 给予警告或者责令暂停一年以上两年以下执业活动

9. 根据《中华人民共和国母婴保健法实施办法》,对以营利为目的进行胎儿性别鉴定的处分是(　　　)。

　A. 由卫生行政部门给予警告,责令停止违法行为

　B. 由原发证机关撤销相应的母婴保健技术执业资格或者医师执业证书

　C. 处违法所得 3 倍以上 5 倍以下的罚款

　D. 处 5000 元以上 2 万元以下的罚款

10. 医疗机构只对(　　　)做产前筛查。

　A. 已签署知情同意书,同意参加产前筛查的孕妇

　B. 没有署知情同意书,同意参加产前筛查的孕妇

　C. 拒绝签署知情同意书的孕妇

　D. 所有孕妇

11. 下列哪项不符合确定产前诊断重点疾病的条件?(　　　)

　A. 疾病危害严重,社会、家庭和个人疾病负担大

　B. 疾病可以获得有效的临床治疗方法

　C. 诊断技术成熟、可靠、安全和有效

　D. 疾病发生率较高

12. 下列有关母婴保健医学技术鉴定委员会和成员应当符合的任职条件,说法错误的

是(　　)。

  A. 母婴保健医学技术鉴定委员会分为省、市、县三级

  B. 县级母婴保健医学技术鉴定委员会成员应当具有主治医师以上专业技术职务

  C. 县级母婴保健医学技术鉴定委员会成员应当具有副主任医师以上专业技术职务

  D. 设区的市级和省级母婴保健医学技术鉴定委员会成员应当具有副主任医师以上专业技术职务

  13. 当事人对婚前医学检查、遗传病诊断、产前诊断结果有异议,需要进一步确诊的,下列有关说法错误的是(　　)。

  A. 可以自接到检查或者诊断结果之日起 15 日内向所在地县级或者设区的市级母婴保健医学技术鉴定委员会提出书面鉴定申请

  B. 母婴保健医学技术鉴定委员会应当自接到鉴定申请之日起 30 日内给出医学技术鉴定意见,并及时通知当事人

  C. 当事人对鉴定意见有异议的,可以自接到鉴定意见通知书之日起 15 日内向上一级母婴保健医学技术鉴定委员会申请再鉴定

  D. 母婴保健医学技术鉴定委员会进行医学鉴定时须有 3 名以上相关专业医学技术鉴定委员会成员参加

  14. 卫生部制定的《产前诊断技术标准》中规定的羊水穿刺检查时间为(　　)。

  A. 9~12 周   B. 13~15 周   C. 16~21 周   D. 21~24 周

  15. 按照胎儿染色体核型分析的质量标准规定羊水穿刺的成功率不得低于(　　)。

  A. 90%   B. 93%   C. 95%   D. 98%

  16. 按照胎儿染色体核型分析的质量标准规定各类型穿刺的成功率不得低于(　　)。

  A. 90%   B. 93%   C. 95%   D. 98%

  17. 按照胎儿染色体核型分析的质量标准规定脐血细胞培养的成功率不得低于(　　)。

  A. 90%   B. 93%   C. 95%   D. 98%

  18. 在符合标准的标本、培养、制片、显带情况下,核型分析的准确率不得低于(　　)。

  A. 90%   B. 93%   C. 95%   D. 98%

  19. 产前诊断实验室技术人员应具备的相关基本知识和技能不包括(　　)。

  A. 标本采集与保管的基本知识

  B. 风险率分析技术

  C. 标记免疫检测技术的基本知识与操作技能

  D. 亲子鉴定

三、简答题

  1. 根据《中华人民共和国母婴保健法》,出现哪些情形时,医师应当向夫妻双方说明情况,并提出终止妊娠的医学意见?

  2. 根据《中华人民共和国母婴保健法》,产前诊断的适应证有哪些?

  3. 根据卫生部印发的《产前诊断技术管理办法》相关配套文件内的《超声产前诊断技术规范》,妊娠 16~24 周超声产前诊断应诊断的严重畸形包括哪些?

  4. 遗传咨询的对象有哪些?

  5. 遗传咨询应遵循哪些原则?

6. 什么是产前筛查？产前筛查必须符合哪些原则？

7. 根据卫生部印发的《产前诊断技术管理办法》相关配套文件内的《胎儿染色体核型分析技术规范》，产前诊断适应证有哪些？

8. 产前诊断绒毛采样、羊水穿刺和脐血管穿刺的时间分别是多少孕周？

9. 简述产前诊断绒毛采样、羊水穿刺和脐血管穿刺禁忌证。

10. 卫生部印发的《产前诊断技术管理办法》相关配套文件内的《胎儿染色体核型分析技术规范》中规定的技术程序和质量标准是什么？

四、论述题

1. 根据《中华人民共和国母婴保健法》，医疗、保健机构应当为孕产妇提供哪些医疗保健服务？

2. 请叙述遗传咨询技术要求和遗传咨询需要注意的问题。

参 考 答 案

一、名词解释

1. 产前筛查：通过简便、经济和较少创伤的检测方法，从孕妇群体中发现某些怀疑有先天性缺陷和遗传性疾病胎儿的高危孕妇，以便进一步明确诊断。

2. 产前诊断：对胎儿进行先天性缺陷和遗传性疾病的诊断。

3. 严重遗传性疾病：由于遗传因素先天形成，患者全部或者部分丧失自主生活能力，后代再现风险高，医学上认为不宜生育的遗传性疾病。

4. 遗传咨询：取得了"母婴保健技术考核合格证书"从事产前诊断的临床医师，对咨询对象就所询问的先天性缺陷和遗传性疾病等情况的诊断。

二、选择题

1. A　2. B　3. A　4. A　5. A　6. A　7. C　8. C　9. B　10. A　11. B　12. C　13. D　14. C　15. A　16. A　17. C　18. D　19. D

三、简答题

1. 根据《中华人民共和国母婴保健法》，出现下列情形时，医师应当向夫妻双方说明情况，并提出终止妊娠的医学意见：(1) 胎儿患严重遗传性疾病的；(2) 胎儿有严重缺陷的；(3) 因患严重疾病，继续妊娠可能危及孕妇生命安全或者严重危害孕妇健康的。

2. 产前诊断的适应证包括：(1) 羊水过多或者过少；(2) 胎儿发育异常或者胎儿有可疑畸形；(3) 早孕期接触过可能导致胎儿先天缺陷的物质；(4) 有遗传病家族史或者曾经分娩过先天性严重缺陷婴儿；(5) 初产妇年龄超过 35 周岁。

3. 根据目前超声技术水平，妊娠 16～24 周应诊断的致命畸形包括无脑儿、脑膨出、开放性脊柱裂、胸腹壁缺损内脏外翻、单腔心、致命性软骨发育不全等。

4. (1) 夫妇双方或家系成员患有某些遗传病或先天畸形者；(2) 曾生育过遗传病患儿的夫妇；(3) 不明原因智力低下或先天畸形儿的父母；(4) 不明原因的反复流产或有死胎死产等情况的夫妇；(5) 婚后多年不育的夫妇；(6) 35 岁以上的高龄孕妇；(7) 长期接触不良环境因素的育龄青年男女；(8) 孕期接触不良环境因素以及患有某些慢性病的孕妇；(9) 常规

检查或常见遗传病筛查发现异常者;(10) 其他需要咨询的情况。

5.(1) 遗传咨询人员应态度亲和,密切注意咨询对象的心理状态,并给予必要疏导;(2) 遗传咨询人员应尊重咨询对象的隐私权,对咨询对象提供的病史和家族史给予保密;(3) 遵循知情同意的原则,尽可能让咨询对象了解疾病可能的发生风险,以及建议采用的产前诊断技术的目的、必要性、风险等,是否采用某项诊断技术由受检者本人或其家属决定。

6. 产前筛查是通过简便、经济和较少创伤的检测方法,从孕妇群体中发现某些怀疑有先天性缺陷和遗传性疾病胎儿的高危孕妇,以便进一步明确诊断。

产前筛查必须符合下列原则:目标疾病的危害程度大;筛查后能落实明确的诊断服务;疾病的自然史清楚;筛查、诊断技术必须有效和可接受。

7. 根据卫生部印发的《产前诊断技术管理办法》相关配套文件内的《胎儿染色体核型分析技术规范》,产前诊断适应证包括:(1) 35 岁以上的高龄孕妇;(2) 产前筛查后的高危人群;(3) 曾生育过染色体病患儿的孕妇;(4) 产前检查怀疑胎儿患染色体病的孕妇;(5) 夫妇一方为染色体异常携带者;(6) 孕妇可能为某种 X 连锁遗传病基因携带者;(7) 其他,如曾有不良孕产史者或特殊致畸因子接触史者。

8.(1) 早孕绒毛采样检查宜在孕 8~11 周进行;(2) 羊水穿刺检查宜在孕 16~21 周进行;(3) 脐血管穿刺检查宜在孕 18~24 周进行。

9. 产前诊断绒毛采样、羊水穿刺和脐血管穿刺禁忌证主要包括:(1) 术前感染未治愈或手术当天感染及可疑感染者;(2) 中央性前置胎盘或前置、低置胎盘有出血现象;(3) 先兆流产未治愈者。

10.(1) 技术程序:① 正确选择产前诊断适应证、时间和相关技术;② 在超声监护下做各种穿刺,2 次穿刺均未获标本者,2 周后再进行穿刺。

(2) 质量标准:① 各种穿刺成功率不得低于 90%;② 羊水细胞培养成功率不得低于 90%;③ 脐血细胞培养成功率不得低于 95%;④ 在符合标准的标本、培养、制片、显带情况下,核型分析的准确率不得低于 98%;⑤ 绒毛染色体核型分析异常,必要时做羊水或脐血复核。

四、论述题

1. 根据《中华人民共和国母婴保健法》,医疗、保健机构应当为孕产妇提供下列医疗保健服务:(1) 为孕产妇建立保健手册(卡),定期进行产前检查;(2) 为孕产妇提供卫生、营养、心理等方面的医学指导与咨询;(3) 对高危孕妇进行重点监护、随访和医疗保健服务;(4) 为孕产妇提供安全分娩技术服务;(5) 定期进行产后访视,指导产妇科学喂养婴儿;(6) 提供避孕咨询指导和技术服务;(7) 对产妇及其家属进行生殖健康教育和科学育儿知识教育;(8) 其他孕产期保健服务。

2. 遗传咨询技术要求包括:(1) 采集信息:遗传咨询人员要全面了解咨询对象的情况,详细询问咨询对象的家族遗传病史、医疗史、生育史(流产史、死胎史、早产史)、婚姻史(婚龄、配偶健康状况)、环境因素和特殊化学物接触及特殊反应情况、年龄、居住地区、民族。收集先证者的家系发病情况,绘制出家系谱。(2) 遗传病诊断及遗传方式的确定:遗传咨询人员根据确切的家系分析及医学资料、各种检查化验结果,诊断咨询对象是哪种遗传病或与哪种遗传病有关,若为单基因遗传病还须确定是何种遗传方式。(3) 遗传病再现风险的估计:染色体病和多基因遗传病以其群体发病率为经验风险,而单基因遗传病根据遗传方式进行家系分析,进一步进行发病风险估计并预测其子代患病风险。(4) 提供产前诊断方法的有关信息:遗传咨询应根据子代可能的再现风险度,建议采取适当的产前诊断方法,充分考虑诊断方法对孕妇和胎儿的风险等。临床应用的主要采集标本方法有绒毛膜穿刺、羊膜腔穿刺、脐静脉穿刺等。产前诊断方法有超声诊断、生化免疫、细胞遗传诊断、分子遗传诊断等。

(5)提供建议:遗传咨询人员应向咨询对象提供结婚、生育或其他建议。

遗传咨询需注意的问题有:(1)阐明各种产前诊断技术应用的有效性、局限性,所进行筛查或诊断的时限性、风险和可能结局;(2)说明使用的遗传学原理,用科学的语言解释风险;(3)解释疾病性质,提供病情、疾病发展趋势和预防的信息;(4)在咨询过程中尽可能提供客观、依据充分的信息,在遗传咨询过程中尽可能避免医生本人的导向性意见。

母婴保健技术(产前超声)资格考试模拟试题

模拟试题(一)

一、名词解释(每题 3 分,共 15 分)

1. 出生缺陷　　　　　　　　3. NIPT　　　　　　　　5. FGR

2. 21-三体综合征　　　　　　4. NT

二、单项选择题(每题 2 分,共 50 分)

1. 下列 21-三体综合征染色体核型中哪项是最常见的?(　　　)

A. 46,XX(XY),－14,＋t(14q 21q)　　　B. 45,XX(XY),－14,－21＋t(14q 21q)

C. 46,XX(XY),－21,＋t(14q 21q)　　　D. 47,XX(XY),＋21

2. 产前筛查 Down 综合征时检测数值通常出现"两低一高"现象,下列哪项是正确的?
(　　　)

A. AFP 低,f-β-hCG 低,uE3 高　　　B. f-β-hCG 低,uE3 低,AFP 高

C. AFP 低,uE3 低,f-β-hCG 高　　　D. AFP 低,uE3 低,PAPP-A 高

3. 产前诊断实验室技术人员应具备的相关基本知识和技能不包括(　　　)。

A. 标本采集与保管的基本知识　　　B. 亲子鉴定

C. 标记免疫检测技术的基本知识与操作技能　　D. 风险率分析技术

4. 下列哪项不属于常染色体显性遗传系谱的特点?(　　　)

A. 性状的传递与性别无关

B. 系谱一般看不到连续传递

C. 患者双亲中必有一人为患者,患者绝大多数为杂合体,患者的同胞中约有 1/2 的可
能性也为患者

D. 双亲无病时,子女一般不会患病

5. 下列哪项不属于产前诊断技术?(　　　)

A. 遗传咨询　　　　　　　　B. 医学影像

C. 羊水穿刺　　　　　　　　D. 细胞遗传和分子遗传

6. 下列哪项不是产前筛查的对象?(　　　)

A. 所有小于 35 岁孕 7～20 周的孕妇

B. 羊水过多或者过少的孕妇

C. 早孕期时接触过可能导致胎儿先天缺陷的物质的孕妇

D. 有遗传病家族史或者曾经分娩过先天性严重缺陷婴儿的孕妇

7. 下列哪项不符合确定产前诊断重点疾病的条件?(　　　)

A. 疾病危害严重,社会、家庭和个人疾病负担大

B. 疾病可以获得有效的临床治疗方法

C. 诊断技术成熟、可靠、安全和有效　　　D. 疾病发生率较高

8. 一般认为为了避免绒毛活检所致的肢体发育缺陷(LRD),绒毛活检的时间至少应在妊娠(　　)。

A. 见心管搏动时　　　　　　　　　　B. 6 周

C. 确认胎儿四肢已发育后　　　　　　D. 10 周

9. 原卫生部制定的《产前诊断技术标准》中规定的羊水穿刺检查时间为(　　)。

A. 9~12 周　　　　B. 13~15 周　　　C. 16~21 周　　　D. 21~24 周

10. 下列哪项不是唐氏综合征中期妊娠时的筛查指标?(　　)

A. AFP　　　　　　　　　　　　　　B. hCG

C. 抑制素 A　　　　　　　　　　　　D. 超声波颈膜透明度或厚度

11. 从事产前诊断的临床专业技术人员必须取得(　　)。

A. 执业医师资格

B. 母婴保健专项技术合格证

C. 执业医师资格与母婴保健专项技术合格证

D. 以上都不是

12. 在超声引导下做各种穿刺,2 次穿刺均未获得标本者,再次穿刺的时间是(　　)。

A. 3 天后　　　　　　B. 5 天后　　　　　C. 一周后　　　　　D. 两周后

13. 关于产前筛查风险率的意义,下列哪项是错误的?(　　)

A. 风险率用 1/n 来表示(有 1/n 的可能生育一个异常新生儿)

B. n 越大,风险率越大

C. n 越小,风险率越大

D. 只有 35 岁以上的孕妇才有胎儿畸形的风险

14. 按照胎儿染色体核型分析的质量标准规定羊水穿刺的成功率不得低于(　　)。

A. 90%　　　　　　B. 93%　　　　　　C. 95%　　　　　　D. 98%

15. 不属于观察胎儿形态的产前诊断是(　　)。

A. 羊膜穿刺　　　　B. 超声诊断　　　　C. 胎儿镜检　　　D. X 线诊断

16. 在穿刺取样做胎儿染色体核型分析时,以下哪项不是穿刺技术禁忌证?(　　)

A. 全身或局部感染未控制　　　　　　B. 中央性前置胎盘无出血现象

C. 胎盘位于子宫前壁　　　　　　　　D. 先兆流产未治愈

17. 对怀疑胎儿可能为伴性遗传病,需要进行性别鉴定的,由(　　)。

A. 国家卫生行政部门指定的医疗保健机构按照有关规定进行鉴定

B. 省、自治区、直辖市人民政府卫生行政部门指定的医疗保健机构按照有关规定进行鉴定

C. 市级人民政府卫生行政部门指定的医疗保健机构按照有关规定进行鉴定

D. 县级人民政府卫生行政部门指定的医疗保健机构按照有关规定进行鉴定

18. 中、晚孕期常规 B 超发现羊水过多,下一步应做的检查是(　　)。

A. 彩超检查排除胎儿心血管系统畸形　　B. B 超系统胎儿(产前诊断超声)检查

C. 羊水穿刺染色体检查　　　　　　　　D. 血清 AFP 测定

19. 早孕期间 B 超检查的项目包括（　　）。

　　A. 胎囊的大小、形态及位置　　　　　　B. 有无胎心搏动

　　C. 胚芽的长度或胎儿头臀长度　　　　　D. 以上都是

20. 产前筛查 18-三体时出现"三低"现象，下列说法哪项是正确的？（　　）

　　A. AFP 低，uE3 低，f-β-hCG 低　　　　　B. AFP 低，uE3 低，PAPP-A 低

　　C. uE3 低，f-β-hCG 低，PAPP-A 低　　　D. AFP 低，f-β-hCG 低，PAPP-A 低

21. 关于产前超声诊断的优点，下列哪项是错误的？（　　）

　　A. 目前认为其是安全的辅助检查方法　　B. 操作简单，报告迅速

　　C. 可重复进行检查　　　　　　　　　　D. 准确性高，可以发现所有的胎儿畸形

22. 产前筛查血清 AFP 值＞3 MOM 值时，首先应进一步做下列哪项检查？（　　）

　　A. B 超检查　　　　　　　　　　　　　B. 血清 PAPP

　　C. 血清 f-β-hCG　　　　　　　　　　　D. 羊水穿刺染色体检查

23. 白化病是（　　）。

　　A. 常染色体显性遗传（AD）　　　　　　B. 常染色体隐性遗传（AR）

　　C. X 连锁显性遗传　　　　　　　　　　D. Y 连锁显性遗传

24. 在描述染色体结构中"inv"表示（　　）。

　　A. 缺失　　　　　　B. 易位　　　　　　C. 插入　　　　　　D. 倒位

25. 无脑儿超声诊断最重要的声像图特点是（　　）。

　　A. 颅内探查不到脑组织回声　　　　　　B. 可见颅内有大量积液

　　C. 缺少圆形的颅骨光环　　　　　　　　D. 有时可合并脊柱裂

三、简答题（每题 10 分，共 20 分）

1. 从事产前诊断技术的临床医师必须具备哪些相关基本知识和技能？

2. 目前常用的介入产诊方法有哪些？

四、实践技能题（15 分）

简述双胎输血综合征的超声表现和 Quintero 分级标准。

参 考 答 案

一、名词解释

1. 出生缺陷：出生缺陷（birth defects）也称先天异常（congenital anomalies），是指婴儿出生前发生的身体结构、功能或代谢异常。出生缺陷可由染色体畸变、基因突变等遗传因素或环境因素引起，也可由这两种因素交互作用或其他不明原因所致，通常包括先天畸形（congenital malformation）、染色体异常、遗传代谢性疾病、功能异常（如盲、聋和智力障碍等）。先天性的解剖结构畸形可能在胎儿出生时即有临床表现，是目前出生缺陷监测的主要对象。先天性生理功能及精神行为障碍，多于出生后多年才发病，因而很难被准确监测。

2. 21-三体综合征：21-三体综合征（21-trisomy syndrome）又称先天愚型，是最常见、最早能诊断的染色体病，也是导致先天性中度智力障碍最常见的遗传学原因。新生儿发生率为 1/800～1/600。早在 1866 年，英国医生 Langdon Down 首次对此病做过临床描述，所以

又称唐氏综合征(Down's syndrome)。临床表现:(1) 特殊面容:包括扁平枕部、短头畸形、面部扁平、鼻梁低平、眼距宽、外眦上斜、内眦赘皮、低耳位、耳轮有角而重叠以及张口吐舌等。(2) 智力障碍:患者智商(IQ)通常为 30～60。(3) 生长发育迟缓和肌张力减退:出生体重偏低,肌张力低下,身材矮小、短颈,颈背皮肤松垂,手短而宽、通贯掌、小指弯曲以及有特征性的皮肤纹理(十指尺箕、掌远轴三射线等)。(4) 至少有 1/3 的患者伴发先天性心脏缺陷。十二指肠闭锁和气管食管瘘等伴发症也较其他疾病常见。患白血病的风险是正常人群的 15 倍。21-三体综合征患者按核型可分为四种类型,即标准型、易位型、嵌合型、部分 21-三体型。

3. NIPT:无创产前检测技术(noninvasive prenatal test,NIPT),是指根据孕妇血浆中胎儿来源的游离 DNA 信息筛查常见的非整倍体染色体异常的方法。目前绝大部分采用二代测序和信息生物学技术,筛查的准确性高,对 21-三体、18-三体和 13-三体筛查的检出率分别为 99％,97％和 91％,假阳性率在 1％以下。但在可能存在胎儿其他染色体或基因疾病风险的孕妇、胎儿结构畸形、孕妇本身存在染色体异常、胎盘嵌合体等特殊情况下,不宜采用 NIPT。NIPT 目前仅用于高危人群的次级筛查,但是否可用于低危人群的一级筛查,还需要卫生经济学的进一步评价。

4. NT:胎儿颈项透明层(nuchal translucency,NT),早孕期非整倍体胎儿的颈部常有液体积聚,因而利用超声观察胎儿颈后的皮下积液层的厚度,即 NT 厚度测量,是早孕期筛查胎儿非整倍体畸形的重要指标。NT 测量常在妊娠 $11～13^{+6}$ 周(胎儿 CRL 为 45～84 mm)时进行。非整倍体患儿 NT 明显增宽,常处于相同孕周胎儿的第 95 百分位数以上。通过严格质控的早孕期 NT 筛查,21-三体胎儿的检出率可超过 80％,其他染色体异常检出率超过 70％。如果结合母血清 PAPP-A、f-β-hCG 检测,可进一步提高检出率、降低假阳性率。

5. FGR:胎儿生长受限(FGR)又称宫内生长受限(IUGR),是指胎儿大小异常,在宫内未达到其遗传的生长潜能。其多表现为胎儿出生体重低于同孕龄平均体重的两个标准差,或低于同龄正常体重的第 10 百分位数。鉴于并非所有低于第 10 百分位数的胎儿均为病理性生长受限,也有人提出以低于第 3 百分位数为准。我国的发生率为 6.39％,是围生儿死亡的第二大原因。其死亡率为正常发育儿的 6～10 倍。在死亡中约占围生儿的 30％,产时宫内缺氧围生儿中 50％为 FGR。

二、单项选择题

1. D 2. C 3. B 4. B 5. C 6. A 7. B 8. D 9. C 10. D 11. C 12. D 13. B 14. A 15. A 16. C 17. B 18. C 19. D 20. A 21. D 22. A 23. B 24. D 25. C

三、简答题

1. (1) 从事临床工作的,应取得执业医师资格;(2) 从事医技和辅助工作的,应取得相应卫生专业技术职称;(3) 符合《从事产前诊断卫生专业技术人员的基本条件》;(4) 经省级卫生行政部门批准,取得从事产前诊断的"母婴保健技术考核合格证书"。

2. 主要有绒毛穿刺取样、羊膜腔穿刺术、脐血穿刺取样。

四、实践技能题

答案略。

模拟试题(二)

一、名词解释(每题 3 分,共 15 分)

1. LHR
2. TORCH
3. 阳性预测值
4. DMW
5. 法洛四联症

二、单项选择题(每题 2 分,共 50 分)

1. DMD 是( )。

A. 唐氏综合征
B. 胎儿神经管畸形
C. 地中海贫血
D. 假性肥大性肌营养不良症

2. 产前筛查有开放性神经管缺陷时,下列哪项数值高?( )

A. f-β-hCG
B. uE3
C. PAPP-A
D. AFP

3. 下列哪项不属于常染色体隐性遗传系谱的特点?( )

A. 它的发生与性别有关,男女发病机会不等

B. 致病基因只有在纯合状态下才会致病

C. 患者的双亲表型往往正常,但都是致病基因的携带者,出生患儿的概率是 1/4,患儿的正常同胞中有 2/3 的可能性为携带者

D. 系谱中患者的分布是散在的,通常看不到连续遗传现象,有时系谱中甚至只有先症者一个患者

4. 下列哪项不属于多基因遗传病的特点?( )

A. 血缘亲属关系愈近,发病率愈高

B. 病情越严重,子女再发风险越高

C. 多基因遗传病的发病率与种族及性别无关

D. 在同一家庭中患同一种多基因遗传病的人数越多,再发风险就越高

5. 产前诊断实验室技术人员具备的相关基本知识和技能不包括( )。

A. 标本采集与保管的基本知识
B. 风险率分析技术
C. 标记免疫检测技术的基本知识与操作技能
D. 亲子鉴定

6. 关于染色体分组,下列哪项说法是不正确的?( )

A. 按照各对染色体大小、着丝粒位置的不同进行分组

B. X 属于 G 组,Y 属于 C 组

C. A,B 组为大染色体

D. C,D 组为中等大染色体

7. 临床细胞遗传实验室必须用什么标准来描述核型?( )

A. ISCN(1978)
B. ISCN(1981)
C. ISCN(1995)
D. ISCN(2001)

8. 下列哪项不属于 FDA 药物分类中的 B 类药物?( )

A. 制霉菌素
B. 阿奇霉素
C. 伊曲康唑
D. 乙胺丁醇

9. 产前诊断对染色体核型显带技术的要求正确的是( )。

A. 400 条带水平对于结构异常是基本要求,550 条带水平应该作为理想目标

B. 350 条带水平对于结构异常是基本要求,400 条带水平应该作为理想目标

C. 300 条带水平对于结构异常是基本要求,450 条带水平应该作为理想目标

D. 250 条带水平对于结构异常是基本要求,400 条带水平应该作为理想目标

10. hCG 是由哪里合成的?( )

A. 胎盘滋养叶细胞　　 B. 母体　　　　　　 C. 胎儿肝脏　　　　 D. 胎儿肾上腺

11. 在描述染色体结构中"del"表示( )。

A. 缺失　　　　　　 B. 易位　　　　　　 C. 插入　　　　　　 D. 倒位

12. 按照临床细胞遗传实验室产前诊断质量管理的要求,重要的遗传实验记录应保存( )年。

A. 5　　　　　　　 B. 10　　　　　　　 C. 15　　　　　　　 D. 20

13. NIPT 因检测失败需再次采样时,通知时间不超过( )个工作日。

A. 7　　　　　　　 B. 10　　　　　　　 C. 14　　　　　　　 D. 15

14. NIPT 会有假阳性结果的原因不包括( )。

A. 局限性胎盘嵌合(CPM)　　　　　　 B. 母体染色体嵌合异常

C. 胎儿染色体异常　　　　　　　　　 D. 母体肿瘤携带

15. NIPT 质量管理指标要求 21-三体综合征的检出率不低于( )。

A. 70%　　　　　　 B. 85%　　　　　　 C. 90%　　　　　　 D. 95%

16. NIPT 的优势不包括( )。

A. NIPT 作为二线筛查大大减少不必要的介入性产前诊断

B. NIPT 抓住临界风险,高龄孕妇的后续诊断减少漏诊

C. 21-三体、18-三体、13-三体综合征临床效能满意

D. 开放性神经管畸形临床效能满意

17. 下列哪项是自然流产的最主要原因?( )

A. 胚胎染色体异常　 B. 母体激素原因　　 C. 胎盘发育异常　　 D. 宫颈机能不全

18. 下列哪项不符合羊膜腔穿刺术中穿刺点的选择?( )

A. 尽量避开胎盘　　　　　　　　　　 B. 穿过胎盘并不增加操作风险

C. 应辨认并避开脐带经过的位置　　　 D. 可穿过母亲的肠道或膀胱

19. 一般认为,妊娠 23 周左右脐带穿刺取血量可达( )mL,对胎儿循环无影响。

A. 4~6　　　　　　 B. 6~8　　　　　　 C. 8~10　　　　　　 D. 10~12

20. 在先证者所患遗传病较严重且难于治疗,再发风险高,但患儿父母又迫切希望有一个健康孩子的情况下,可运用( )。

A. 产前诊断　　　　 B. 遗传咨询　　　　 C. 产前咨询　　　　 D. 婚前咨询

21. 孕妇自行提出进行产前诊断的,经治医师可根据其情况提供医学咨询,由( )决定是否实施产前诊断技术。

A. 医生　　　　　　 B. 孕妇　　　　　　 C. 医院　　　　　　 D. 计生部门

22. 对未取得"产前诊断类母婴保健技术考核合格证书"的个人,擅自从事产前诊断或超越许可范围的,由县级以上人民政府卫生行政部门( );情节严重的,按照《中华人民共和国执业医师法》吊销其医师执业证书。构成犯罪的,依法追究刑事责任。

A. 给予警告或者责令暂停一个月以上三个月以下执业活动

B. 给予警告或者责令暂停三个月以上六个月以下执业活动

C. 给予警告或者责令暂停六个月以上一年以下执业活动

D. 给予警告或者责令暂停一年以上两年以下执业活动

23.《产前诊断技术管理办法》自（　　）开始实施。

A. 2003 年 5 月 1 日　　B. 2002 年 5 月 1 日　　C. 2005 年 5 月 1 日　　D. 2004 年 5 月 1 日

24. 医疗机构只对（　　）做产前筛查。

A. 已签署知情同意书，同意参加产前筛查的孕妇

B. 没有签署知情同意书，同意参加产前筛查的孕妇

C. 拒绝签署知情同意书的孕妇

D. 所有孕妇

25. 开放性神经管缺陷筛查结果的风险率表达方法不包括（　　）。

A. $1/n$　　　　　　B. $x\%$　　　　　　C. 高风险　　　　　　D. 低风险

三、简答题（每题 10 分，共 20 分）

1. 遗传咨询应遵循的原则有哪些？

2. 简述二联法、三联法和四联法对产前筛查检出率的要求。

四、实践技能题（15 分）

简述心脏筛查中标准四腔心切面应观察的内容。

参 考 答 案

一、名词解释

1. LHR：用心脏后方右肺的两垂直径的乘积除以头围，单位是 mm，仅可用于左侧膈疝。LHR<1.0 的胎儿均死亡，LHR>1.4 均存活，而居中的（LHR 为 1.1～1.39）则有 38% 的存活率。

2. TORCH：指可导致先天性宫内感染及围产期感染而引起围产儿畸形的病原体。它是一组病原微生物的英文名称首字母的缩写，其中 T（Toxoplasma）是弓形体，O（Others）是其他病原微生物，如梅毒螺旋体、带状疱疹病毒、细小病毒 B19、柯萨奇病毒等，R（Rubella Virus）是风疹病毒，C（Cytomegalo Virus）是巨细胞病毒，H（Herpes Virus）是单纯疱疹 Ⅰ/Ⅱ型。

3. 阳性预测值：指筛查试验检出的全部阳性例数中真正"有病"的例数（真阳性）所占的比例，反映筛查试验结果阳性者患目标疾病的可能性。

4. DWM（Dandy-Walker malformation）：是 Dandy-Walker 畸形的简写，DWM 是一种伴有多种先天性异常的复合畸形。DWM 有以下几个特点：(1) 小脑蚓部先天性发育不良或发育不全，伴小脑向前上方移位；(2) 第四脑室极度扩张，或颅后窝巨大囊肿与第四脑室相通；(3) 并发脑积水；(4) 第四脑室出口即外侧孔和正中孔先天性闭锁。但上述的第(3)(4)特点并不一定都存在。

5. 法洛四联症：法洛四联症（TOF）是一种常见的先天性心脏畸形。其基本病理为室间隔缺损、肺动脉狭窄、主动脉骑跨和右心室肥厚。法洛四联症在儿童发绀型心脏畸形中居首位。法洛四联症患儿的预后主要取决于肺动脉狭窄程度及侧支循环情况，重症者有 25%～

35%在1岁内死亡,50%的病人死于3岁内,70%～75%的病人死于10岁内,90%的病人会夭折。主要是由慢性缺氧引起的红细胞增多症,进而导致继发性心肌肥大和心力衰竭而死亡。

二、单项选择题

1. D 2. D 3. A 4. C 5. D 6. B 7. C 8. C 9. A 10. A 11. A 12. D 13. B 14. C 15. D 16. D 17. A 18. D 19. B 20. A 21. B 22. C 23. A 24. A 25. B

三、简答题

1. (1)遗传咨询人员应态度亲和,密切注意咨询对象的心理状态,并给予必要疏导。

(2)遗传咨询人员应尊重咨询对象的隐私权,对咨询对象提供的病史和家族史给予保密。

(3)遵循知情同意的原则,尽可能让咨询对象了解疾病可能的发生风险,以及建议采用的产前诊断技术的目的、必要性和风险等,是否采用某项诊断技术由受检者本人或其家属决定。

2. 二联法:对唐氏综合征的检出率大于等于60%,假阳性率小于8%;对18-三体综合征的检出率大于等于80%,假阳性率小于5%;对开放性神经管缺陷(ONTD)的检出率大于等于85%,假阳性率小于5%。

三联法:对唐氏综合征的检出率大于等于70%,假阳性率小于5%;对18-三体综合征的检出率大于等于85%,假阳性率小于5%;对开放性神经管缺陷(ONTD)的检出率大于等于85%,假阳性率小于5%。

四联法:对唐氏综合征的检出率大于等于80%,假阳性率小于5%;对18-三体综合征的检出率大于等于85%,假阳性率小于1%;对开放性神经管缺陷(ONTD)的检出率大于等于85%,假阳性率小于5%。

四、实践技能题

答案略。

参 考 文 献

［1］ 李胜利,罗国阳.胎儿畸形产前超声诊断学[M].2版.北京:科学出版社,2017.

［2］ 李胜利,邓学东.产前超声检查指南[J].中华医学超声杂志(电子版),2012,9(7):574-580.

［3］ 徐加英,韩绯,张亦青,等.胎儿脐动脉及大脑中动脉阻力参数正常值[J].中华围产医学杂志,2007,10(3):166-169.

［4］ 边旭明.实用产前诊断学[M].北京:人民军医出版社,2008.

［5］ 谢幸,孔北华,段涛.妇产科学[M].9版.北京:人民卫生出版社,2018.

［6］ Ghi T,Sotiriadis A,Calda P,et al. ISUOG Practice Guidelines:Invasive Procedures for Prenatal Diagnosis[J]. Ultrasound Obstet Gynecol,2016,48(2):256-268.

［7］ 姜玉新,张运.超声医学高级教程[M].北京:人民军医出版社,2012.

［8］ 宋桃桃,解丽梅.超声评价子痫前期患者胎儿主动脉峡部血流指数[J].中国医学影像技术,2018,34(11):1667-1671.

［9］ 李诗慧,宋桃桃,周厚妊,等.子痫前期胎儿主动脉峡部血流指数与胎儿不良围产结局关系的临床研究[J].中国超声医学杂志,2019,35(2):157-160.

［10］ Tynan D,Alphonse J,Henry A,et al. The Aortic Isthmus:A Significant yet Underexplored Watershed of the Fetal Circulation[J]. Fetal Diagn Ther,2016,40(2):81-93.

［11］ Mari G,Deter R L,Carpenter R L,et al. Noninvasive Diagnosis by Doppler Ultrasonography of Fetal Anemia due to Maternal Red-Cell Alloimmunization. Collaborative Group for Doppler Assessment of the Blood Velocity in Anemic Fetuses[J]. N Engl J Med,2000,342(1):9-14.

［12］ Bhide A,Acharya G,Bilardo C M,et al. ISUOG Practice Guidelines:Use of Doppler Ultrasonography in Obstetrics[J]. Ultrasound Obstet Gynecol,2013,41(2):233-239.

［13］ Khalil A,Rodgers M,Baschat A,et al. ISUOG Practice Guidelines:Role of Ultrasound in Twin Pregnancy[J]. Ultrasound Obstet Gynecol,2016,47(2):247-263.

［14］ Salomon L J,Alfirevic Z,Bilardo C M,et al. ISUOG Practice Guidelines:Performance of First-Trimester Fetal Ultrasound Scan[J]. Ultrasound Obstet Gynecol,2013,41(1):102-113.

［15］ 严英榴,杨秀雄.产前超声诊断学[M].2版.北京:人民卫生出版社,2012.

［16］ 邓学东.产前超声诊断与鉴别诊断[M].北京:人民军医出版社,2015.

［17］ 谢红宁.妇产科超声诊断学[M].北京:人民卫生出版社,2005.

［18］ 左伋.医学遗传学[M].7版.北京:人民卫生出版社,2018.